MR認定試験対策 要点整理

医薬品情報と医薬概論

下川 徹 著

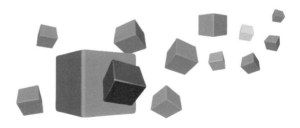

本書を発行するにあたって，内容に誤りのないようできる限りの注意を払いましたが，本書の内容を適用した結果生じたこと，また，適用できなかった結果について，著者，出版社とも一切の責任を負いませんのでご了承ください．

本書に掲載されている会社名，製品名は，一般に各社の登録商標または商標です．

本書は，「著作権法」によって，著作権等の権利が保護されている著作物です．本書の複製権・翻訳権・上映権・譲渡権・公衆送信権（送信可能化権を含む）は著作権者が保有しています．本書の全部または一部につき，無断で転載，複写複製，電子的装置への入力等をされると，著作権等の権利侵害となる場合があります．また，代行業者等の第三者によるスキャンやデジタル化は，たとえ個人や家庭内での利用であっても著作権法上認められておりませんので，ご注意ください．

本書の無断複写は，著作権法上の制限事項を除き，禁じられています．本書の複写複製を希望される場合は，そのつど事前に下記へ連絡して許諾を得てください．

(社)出版者著作権管理機構
(電話 03-3513-6969，FAX 03-3513-6979，e-mail：info@jcopy.or.jp)

JCOPY ＜(社)出版者著作権管理機構 委託出版物＞

はじめに

　本書は，MR認定試験合格を目指す皆さん，MRテキストを学ぶ皆さんのための参考書としてまとめました．

　通常，新しい内容を初めて学ぶときは，内容を読むことはできても，何がポイントなのかを理解することができません．自分が理解できるところだけを読みとって，全体を理解したつもりになってしまうのです．本書では，MRとして重要な「ポイント」を講師の目から見て列挙しました．ポイントごとに詳細な解説と図がありますので，よく読めば理解が深まるようになっています．そのうえで，確認のためのテストを行ってみてください．より理解が深まるはずです．さらに実力を試したい方に，「練習問題」を各章の最後に用意しました．ポイントを十分に理解していれば答えを導けるはずです．是非，何度でもチャレンジしてMR認定試験対策として活用してみてください．

　本書の特徴である「ポイント」は，各章10〜50項目程度でまとめてあります．自分では気づかない意外な内容に出会うはずです．

　各ポイントの解説をよく読んだうえで内容を覚えるのではなく，考えるくせをつけてください．たとえば，疾病では基礎で学んだ各臓器の解剖と生理をもとに，臨床ではなぜこの疾病が起こるのか，何が原因か，どうすればよくなるのかなど．概論では社会保障という全体のなかで，今の医療制度には何が求められているのか，医薬品医療機器等法（旧：薬事法）改正によって何が起ころうとしているのか，医療法改正によって日本の医療行政はどの方向に向かおうとしているのか，などです．

　MR認定試験は，知識を聞いているのではありません．考え方を問うているのです．本書を大いに活用して理解を深め，MR認定試験合格，さらには医師から信頼されるMRとして活躍していただけることを願っています．

2015年7月

下川　徹

目 次

第Ⅰ編 医薬品情報

1章 MRとしての医薬品情報とは ……… 2
1. 医薬品の社会性，公共性について考えを述べよ．_2
2. 「医療とは」の内容を整理せよ．_3
3. 国民皆保険制度の根拠となる法律はなにか．_4
4. アドヒアランスとはなにか．_5
5. チーム医療におけるMRの位置づけはなにか．_6
6. マナーに反する行為をするとどうなるのか．_7
7. 医療用医薬品と比較して，一般用医薬品の特徴はなにか．_8
8. 薬剤師法第25条の2のポイントをまとめよ．_9
9. 患者に対するMRの責務について考えを述べよ．_10
10. 添付文書の法的根拠とはなにか．_11
11. MRのレベルについて，各レベルのポイントはなにか．_13
12. 医薬品にとって情報とはなにか．_14
13. MRの仕事とはなにか，MRの定義に基づいて述べよ．_15
14. プレゼンテーションの目的はなにか．_16
15. 適正使用とはなにか，だれが定義したか．_17
16. 適正使用の定義を簡潔に表現せよ．_19
17. 医師とMRの必要としている情報は合致しているか．_20
18. PDCAサイクルとはなにか．_21
19. MRの果たすべき役割とはなにか，3点にまとめよ．_22
20. 適正使用の過程を6項目列挙せよ．_24

練習問題 ……… 25
解答・解説 ……… 31

2章 MRとしての創出と活用 ……… 32
1. 創薬の開発過程を整理するとどうなるか．_32
2. 創薬に要する期間はどれくらいか．_33
3. 動物実験の意義について，その重要性を述べよ．_34
4. 臨床試験の各相を何というか，またそのポイントを整理せよ．_35
5. 創薬段階で得られた医薬品情報とはどういうものか，特徴を述べよ．_36
6. 医薬品作用の個人差と被験者の選定についての考え方を述べよ．_37
7. 規格試験の要点をまとめよ．_38
8. 自主回収のクラス分類とはなにか．_39
9. ジェネリック医薬品ついて，先発品との「同一」と「同等」について説明せよ．_40
10. ジェネリック医薬品の「育薬」とはなにか．_41
11. 創薬の成功率はどれくらいか．_42
12. 非臨床試験のうちGLPに従って実施される試験はなにか．_43
13. テーラーメード医療について用法・用量の考え方を述べよ．_45
14. 育薬におけるMRの役割について要点をまとめよ．_46
15. 規格試験や安定性試験を規定しているのはなにか．_47
16. クレーム処理の手順を簡略に述べよ．_48
17. ジェネリック医薬品の条件を3つ述べよ．_49
18. 新薬開発に関するポイントをまとめよ．_50
19. 治験の限界について述べよ．_51
20. ジェネリック医薬品の承認に必要な資料はなにか．_52

練習問題 ……… 53
解答・解説 ……… 59

3章 くすりの添付文書とは ……… 61
1. 医療用医薬品の添付文書は，だれを対象につくられるのか．_61
2. 医療用医薬品と一般用医薬品の添付文書の違いはなにか，簡潔に述べよ．_63
3. MRの情報源のなかでの添付文書の位置づけを端的に述べよ．_64
4. 添付文書への記載禁止事項を正確に述べよ．_66
5. 日本標準商品分類番号欄への記載項目を列挙せよ．_67

6 国際一般名とはなにか，どこが管理しているのか．__68
7 警告および禁忌の記載の仕方を説明せよ．__69
8 組成・性状欄になにを記載するのかまとめよ．__70
9 効能・効果および用法・用量欄の記載内容はなにか正確に述べよ．__71
10 使用上の注意には承認範囲外のことも記載できるのか．__73
11 医療用医薬品添付文書の記載項目・内容等を規定しているのはなにか．__74
12 特定生物由来製品に指定されるのは，どんなものか．__75
13 ジェネリックが先発品の添付文書を引用するときの要点を述べよ．__76
14 規制区分の記載について正確に述べよ．__77
15 後発医薬品の薬物動態欄にはなにを記載するのか．__78
16 他剤との比較を記載する場合はどうするのか，正確に述べよ．__79
17 小児について，とくに記載すべき情報とはなにか．__80
18 添付文書記載要領の内容を，列挙せよ．__81
19 臨床成績の根拠となるデータに該当するものはなにか．__83
20 慎重投与に記載する場合の例7つを列挙せよ．__84

練習問題 ・・・・・・・・・・・・・・・・・・・・・・・・・・・・・・・・・ 85
解答・解説 ・・・・・・・・・・・・・・・・・・・・・・・・・・・・・・・・・ 92

4章　MRとしての薬学の基礎 ・・・・・・・・・・・・・・・ 94

1 市販後に初めて明らかになった副作用の例を挙げよ．__94
2 投与経路について注射の問題点をまとめよ．__95
3 投与経路「吸入」における薬物の吸収はよいのか悪いのか，まとめよ．__96
4 なぜさまざまな剤形が存在するのか，説明せよ．__97
5 軟カプセルには，どのような薬剤を封入するのか．__98
6 医薬品の容器の4つの特徴と具体例をそれぞれ説明せよ．__99

7 AUC，C_{max}，T_{max} とはなにか，説明せよ．__101
8 特殊輸送とはなにか．__102
9 水溶性と脂溶性薬物の分布特性を述べよ．__103
10 速効性・遅効性と一過性・持続性との関係を説明せよ．__104
11 アゴニストとはなにか，アンタゴニストとはなにか．__105
12 薬物感受性を，年齢と性別について述べよ．__106
13 AST，ALT とはなにか，説明せよ．__107
14 注目されている副作用を5つ挙げよ．__108
15 P-糖タンパク質とはなにか．どのような働きをするのか．__109
16 酵素誘導とはなにか，具体例を挙げよ．__110
17 タキフィラキシーのメカニズムを説明せよ．__111
18 MRにとって薬剤疫学とはなにか，端的に答えよ．__112
19 観察研究と介入研究について，例を挙げて説明せよ．__113
20 エンドポイントについて説明せよ．また有効性と有用性の違いはなにか．__114
21 経口投与された薬物は，どこから吸収されるのか．__115
22 散剤，細粒剤，顆粒剤を比較して特徴を述べよ．__116
23 注射剤の滅菌法および種類について説明せよ．__117
24 代表的なDDSを述べ，各々ポイントを簡潔に説明せよ．__119
25 ADMEとはなにか．__120
26 初回通過効果を受ける投与経路はなにか列挙せよ．__121
27 酸化，還元，加水分解，抱合とはなにか，各々簡潔に述べよ．__122
28 細胞膜受容体の種類を述べよ．__123
29 ED_{50}，LD_{50}，TD_{50}，治療係数とはなにか．__124
30 副作用の分類について説明せよ．__125
31 組合せ散剤，組合せ水剤とはなにか．__126
32 耐性とはなにか．__127
33 EBMと診療ガイドラインの関係について，説明せよ．__128

34 無作為化割り付けを行うのはだれか. _129
35 投与経路として，皮膚への投与の特徴をまとめよ. _130
36 錠剤の種類を列挙して特徴を述べよ. _131
37 バイオアベイラビリティとはなにか. _132
38 有害反応のWHOの定義を述べよ. _133
39 消化管内pHの変化が薬物動態に与える影響についてまとめよ. _134
40 EBMの定義を正確に述べよ. _136

練習問題 ………………………………… 138
解答・解説 ……………………………… 150

第II編　医薬概論

1章　MRとしての倫理 …………… 154

1 MRが常に学び続けなければならない理由を述べよ. _154
2 偏った情報や正しい知識をもたないMRを医療関係者はどう考えているか. _155
3 連邦量刑ガイドラインとはなにか. _156
4 製薬企業倫理綱領および製薬協企業行動憲章の制定された経緯を説明せよ. _157
5 IFPMAコードとはなにか説明せよ. _158
6 プロモーションコードは，どういう場面で求められる倫理基準か. _160
7 公競規に反しない行為や，線引きされていない行為は，どのように判断したらよいのか. _161
8 景品表示法とはなにか，どこが運用しているのか. _162
9 公正競争規約は，だれがどのようにして認定するのか. _163
10 行政指導およびソフト・ローとはなにか，簡潔に述べよ. _164
11 使用者責任および両罰規定とはなにかを説明せよ. _165
12 法的責任と倫理的責任の関係を述べよ. _166
13 大慈惻隠の心とはなにか説明せよ. _167
14 生命倫理学誕生の経緯をポイントを絞って説明せよ. _168
15 モラルディレンマとはなにか，またどうすればよいのか. _169
16 MRに求められる資質について，倫理観，知識，スキルのポイントを述べよ. _170
17 製薬企業倫理綱領の内容を，簡潔に述べよ. _172
18 プロモーションコードの主な内容をポイントを絞って列挙せよ. _174
19 公競規と医療機関との関係を説明せよ. _176
20 ジュネーブ宣言，ヘルシンキ宣言，リスボン宣言は各々なにを宣言したか. _178
21 ベルモント・レポートとはなにか. _179
22 生命倫理・医療倫理の4原則とはなにか，正確に述べよ. _180
23 MRの行動基準の7項目を，列挙せよ. _181
24 公競規の主な内容（例）を7項目挙げよ. _182
25 現代の医療倫理は，パターナリズムをどう考えているのか. _183

練習問題 ………………………………… 184
解答・解説 ……………………………… 189

2章　医薬品の概論 ……………… 191

1 医療用医薬品の定義を正確に述べよ. _191
2 一般用医薬品はなにを重視して，成分や分量を決めるのか. _193
3 ヒスタミンH_2受容体拮抗薬の出現は，医療にどのような影響を与えたか. _194
4 日本の医薬品市場は，世界のなかでどれくらいか. _195
5 アンメットメディカルニーズとはなにか. _196
6 新薬創出・適応外薬解消等促進加算とはなにか，いつ導入したのか. _197
7 世界の新薬創出国を順に列挙せよ. _198
8 わが国の医薬品生産額についてポイントをまとめよ. _199
9 薬効大分類別生産金額の順位を5位まで列挙せよ. _200
10 医薬品卸の販売先は，医薬品医療機器等法によってどのように規定されているか. _201
11 医薬品卸の機能を3つ説明せよ. _202
12 医薬品薬価形成の特殊性を説明せよ. _203
13 MRとMSの協力関係について，説明せよ. _204
14 総価取引とはなにか. _205
15 医薬品の特性を4つ列挙して各々説明せよ. _206

16 医療用医薬品の処方せんを発行できるのはだれか，獣医師はどうか．__207
17 医薬品の医療への貢献で，満足度および貢献度の高い疾患と低い疾患を各々10ずつ挙げよ．__208
18 最近の創薬技術はどうなっているか，例を示せ．__209
19 治験の空洞化が問題になっている，その内容を説明せよ．__210
20 ドラッグ・ラグ問題とはなにか．__211
21 特許権についてポイントをまとめよ．__212
22 わが国の医薬品の輸出入はどうなっているか説明せよ．__213
23 後発医薬品，オーファンドラッグとはなにか．__214
24 1992年（平成4年）に新仕切価制が導入されたいきさつを説明せよ．__215
25 ICHの機能と構成を述べよ．__217

練習問題 ………………………………… **218**
解答・解説 ………………………………… **223**

3章　関連法規 ………………………………… **224**

1 医薬品医療機器等法の規制対象となっているものを，医薬品以外に3つ挙げよ．__224
2 医薬品の定義を正確に述べよ．__225
3 薬用化粧品は，どのような規制を受けるか．__226
4 製造販売業の許可基準を述べよ．__227
5 製造業の許可権限が知事に委任されていない医薬品を6種述べよ．__228
6 後発医薬品の承認は，どのようにして与えられるか．__229
7 特例承認の要件を述べよ．__230
8 医療関係者の情報活動に対する努力義務とはなにか，簡潔に述べよ．__231
9 販売方法の制限について，要点をまとめよ．__232
10 毒薬，劇薬の表示方法を正確に述べよ．__233
11 適正広告基準とはなにか，広告規制についてまとめよ．__234
12 家庭麻薬とはなにか，正確に述べよ．__235
13 覚せい剤原料で，規制対象外となるのはなにか．__236
14 総合機構による副作用救済の除外例はなにか．__237

15 拠出金についてのルールをまとめよ．__239
16 PL法の欠陥責任とはなにか，民法とどう違うのか．__240
17 PL法において，医療行為はどう扱われるのか．__241
18 国家公務員に禁止されている行為を9項目挙げよ．__242
19 医薬品医療機器等法の根拠となっている憲法第25条の内容を再度確認せよ．__243
20 GLP，GCP，GVP，GQP，GMP，GPSPを各々日本語にせよ．__244
21 製造販売業の許可についてポイントをまとめよ．__245
22 製造業者の定義について，ポイントをまとめよ．__246
23 3つの製造販売後評価制度とはなにか，簡潔に説明せよ．__247
24 薬局の定義，許可について，要点をまとめよ．__248
25 医薬品の記帳義務とはなにか．__249
26 現在定められている医薬品の基準を4つ列挙せよ．__250
27 処方箋医薬品に指定されるものを7つ列挙せよ．__251
28 特定生物由来製品の記録の保存について，起点と期間を述べよ．__252
29 品質情報を入手したときの品質保証責任者の業務をまとめよ．__253
30 回収報告に関する規定を説明せよ．__254
31 命令のレベルと，各々の命令権者を整理せよ．__255
32 医薬品医療機器等法（旧：薬事法）改正の経緯について，各々の改正のポイントを簡潔に述べよ．__256
33 承認審査の手順について，要点をまとめよ．__257
34 店舗販売業者のリスク区分と情報提供について，述べよ．__259
35 添付文書の記載義務事項とはなにか，記載禁止事項とはなにか．__260

練習問題 ………………………………… **262**
解答・解説 ………………………………… **267**

4章　関連制度 ………………………………… **269**

1 社会保障制度の変遷を，大きく4つに分けてまとめよ．__269

② 社会保障制度の財源総額はいくらか，またその構成はなにか．__270
③ 医療圏とはなにか，一次，二次，三次医療圏について述べよ．__272
④ 医師などの再教育制度について，述べよ．__273
⑤ 医療法とはなにか，内容のポイントを述べよ．__274
⑥ 医療法では，保健・福祉との連携をどのように述べているか．__275
⑦ 医薬分業について，分業元年はいつのことか．__276
⑧ 分業に関連した薬剤師の義務を述べよ．__277
⑨ 医療保障制度の概要をまとめよ．__278
⑩ 医療保険のしくみを，簡潔にまとめよ．__279
⑪ 国民健康保険組合とはなにか，だれの認可が必要か．__280
⑫ 後期高齢者の医療費はどれくらいか，いくつかの数値でこたえよ．__281
⑬ 高額療養費とはなにか．__282
⑭ 薬価決定のプロセスを説明せよ．__283
⑮ 薬価再算定の対象となる基準を述べよ．__284
⑯ 包装単位についての，指導内容を説明せよ．__285
⑰ 介護サービス提供者の指定を受けるにはどうしたらよいか．__286
⑱ 介護サービスの利用者負担は，どれくらいか正確に述べよ．__287
⑲ 要介護認定の手順を述べよ．__288
⑳ 介護認定の一次判定はどのように行われるか．__289
㉑ 介護審査会の委員は，だれが任命するのか．__290
㉒ 介護認定結果に不服がある場合は，どうするのか．__291
㉓ 社会保障給付の内容を説明し，課題を指摘せよ．__292
㉔ 地域医療計画とはなにか，基準病床数とはなにか．__293
㉕ 新臨床研修医制度を概説せよ．__294
㉖ 病院の類型について説明せよ．__296
㉗ 医療施設の整備状況についてポイントをまとめよ．__297
㉘ 5疾病5事業とはなにか，列挙せよ．__298
㉙ 被保険者資格証明書とはなにか．__299
㉚ 協会けんぽおよび組合健保の保険料はどうなっているか．__300
㉛ 在留外国人の健康保険について，説明せよ．__302
㉜ 後期高齢者医療制度の仕組みを説明せよ．__303
㉝ 国民医療費とはなにか，また総額はいくらか．__304
㉞ 医療機関が保険指定を受ける際の過程を説明せよ．__305
㉟ 保険医療で使える医薬品規定の，例外を説明せよ．__306
㊱ 保険給付の種類と範囲について要点をまとめよ．__307
㊲ 診療報酬の改定は，どのように行われるか．__308
㊳ 薬価基準はだれが定めたものか，また品目表と価格表とはなにか．__309
㊴ 薬価基準の収載方式について，ポイントを述べよ．__310
㊵ 薬価基準の収載手続きを説明せよ．__311
㊶ 類似薬効比較方式を説明せよ，類似薬を選定する観点はなにか．__312
㊷ 地域包括支援センターとはなにか．__314
㊸ 介護保険の保険者，保険料について概説せよ．__315
㊹ わが国の社会保障制度の，基本的な考え方を概説せよ．__316
㊺ 医療制度改革大綱とはなにか．__317
㊻ 医療安全対策について，ポイントを5つ挙げよ．__318
㊼ 5疾病・5事業および在宅医療の医療連携ネットワークとはなにか．__319
㊽ 保険外併用療養費とはなにか，説明せよ．__320
㊾ DPC制度とはなにか，概要を述べよ．__322
㊿ 診療報酬の審査支払機関とはなにか，また電子レセプトを説明せよ．__324

練習問題 …………………………………… 326
解答・解説 ………………………………… 334

5章　MRとしてのPMS …………… 336

① 治験の限界について，ポイントを列挙せよ．__336

② PMS 制度の3本柱とはなにか．__337
③ 再審査制度が導入されたのはいつか．__338
④ 再審査の対象となる新医薬品等とはなにか．__339
⑤ 再審査制度の必要性を説明せよ．__340
⑥ PBRER とはなにか．__342
⑦ 第一次再評価の対象となった医薬品はなにか，なぜか．__343
⑧ 品質再評価のポイントを述べよ．__344
⑨ 感染症定期報告を行わなければならないのは，だれか．__345
⑩ 医薬品・医療機器等安全性情報報告制度とはなにか，報告者はだれか．__346
⑪ 副作用に基づく安全対策にはどのようなものがあるか，6つ列挙せよ．__348
⑫ 医薬品・医療機器等安全性情報はどこが発行しているのか．__349
⑬ 行政が行う定点観測事業とはなにか．__350
⑭ 製造販売後安全管理業務手順書はだれが作成するのか，どこに配備するのか．__352
⑮ 安全確保措置の実施において，MR はだれの指示に従うのか．__353
⑯ GPSP 適合性調査の対象者はなにか，列挙せよ．__354

⑰ GPSP 遵守状況調査とはなにか，いつ行われるのか．__355
⑱ 使用成績調査実施前の留意点をまとめよ．__356
⑲ PMS の目的を簡潔に述べよ．__357
⑳ 医薬品安全対策の推移を，ポイントに絞って述べよ．__358
㉑ 再審査期間の延長について説明せよ．__359
㉒ 再審査の手順を述べよ．__360
㉓ 再評価指定するのはだれか．__361
㉔ DSU とはなにか．__362
㉕ 市販直後調査とはなにか．__363
㉖ 調査等管理責任者の要件を述べよ．__364
㉗ 6つの薬害事件とその安全対策についてまとめよ．__365
㉘ 再審査期間について，簡潔にまとめよ．__367
㉙ 副作用情報の収集と評価について，ポイントをまとめよ．__368
㉚ 緊急安全性情報への対応の要点をまとめよ．__370

練習問題 ･････････････････････････････････ 372
解答・解説 ･･･････････････････････････････ 377

付録　重要用語一覧 ･･････････････････････ 379

MR教育研修の変遷

　昭和40年代後半は，わが国の医薬品産業界はいまだ発展初期段階であり，制度的な欠陥もあり流通が極端に乱れていた．この時代は高度経済成長期の時代であって，成長こそが社会的価値の最大のものであった．この影響は医薬品業界にも現れ，安全よりも成長を重視したために医薬品副作用による薬害が多発する結果となってしまった．

　スモン事件の発生を受けて，昭和54年薬事法（現：医薬品医療機器等法）が大改正された．ここからMR教育の改革が始まる．薬事法（現：医薬品医療機器等法）改正案の付帯決議にプロパーの資格化・活動の適正化が盛り込まれた．同時に，昭和58年には医療用医薬品流通近代化協議会（流近協）が発足し，流通改善も動き始める．昭和54年，日本製薬工業協会（製薬協）は「製薬協教育研修要綱」を制定した．それまで各企業がばらばらに行っていたプロパー教育を，統一した考え方で実施することになった．その後，平成3年製薬協により，製薬企業の営業担当者はそれまでのプロパーからMR（Medical Representatives）へと呼称が変更された．MRは英国の呼称にならったものである．

　平成6年，厚生省薬務局長の私的な諮問機関である「医療におけるMRのあり方に関する検討会」から報告書が出され，その中で「医薬品情報に関する専門家としてのMRの地位の確立を図るためには，社内の教育研修の一層の充実に加えて，公正な民間機関による客観的な資質の評価に基づく資格認定制度が必要である」と提言された．それを受けて平成8年，製薬協の教育委員会が独立する形で「医薬情報担当者教育センター」が設立され，平成9年12月からいよいよ第1回MR認定試験がスタートした．その後順調に回を重ね，平成25年には第20回MR認定試験が行われた．この間，平成20年からはMR制度改革の流れの中で「個人受験制度」が始まり，一般社会人にもMR資格制度の門戸が開かれた．平成23年にはMRセンターが，公益財団法人「MR認定センター」となり，平成24年にMRテキストが全面改訂となった．

医薬情報教育研究所

第Ⅰ編
医薬品情報

1章　MRとしての医薬品情報とは ……… p.2
2章　MRとしての創出と活用 ………… p.32
3章　くすりの添付文書とは ………… p.61
4章　MRとしての薬学の基礎 ………… p.94

1 医薬品の社会性,公共性について考えを述べよ.

医薬品は人間の生命,健康に直接影響を及ぼす社会性,公共性のきわめて高い製品である.そのため「製薬企業倫理綱領」の基本理念には,①生命の尊厳を第一義とし社会の信頼に応える,②新しい知識と技術に挑戦し真摯な努力を続ける,③高い倫理的な自覚のもとに健全な発展を図ると規定している.

また,医薬品は社会性,公共性が高いがゆえに,①承認審査制度,②製造販売管理制度,③流通管理制度,④製造販売後の評価制度において諸規制が課せられている.

医療関連法規	業界自主規制	倫理	医療制度
医薬品医療機器等法 医療法 医師法 薬剤師法 PL法 金融商品取引法 ほか	公正競争規約 コード・オブ・プラクティス コンプライアンス・プログラム ガイドライン ほか	倫理綱領 行動憲章 透明性ガイドライン ほか	医療制度 診療報酬制度 薬価制度 介護保険制度 ほか

医薬品の社会性,公共性

Step1. 正しいものには○,間違っているものには×を( )に記入せよ.

医薬品は,個人が服用するものであり,社会性,公共性は低い.( )

> 正解へのヒント
> 「製薬企業倫理綱領」,「製薬協企業行動憲章」,「医薬品にかかる諸規制の体系図」などを参照

Step2. ( )に適切な語句を記入せよ.

医薬品は,人間の生命・健康に直接影響を及ぼす( ),公共性のきわめて高い製品である.

答え 【Step1】×(低い→高い),【Step2】社会性

2 「医療とは」の内容を整理せよ．

医療法第1条には包括医療の考え方が記されている．すなわち医療とは，「単に治療のみならず，疾病の予防のための措置及びリハビリテーションを含む」（医療法第1条の2），また「医療を提供する施設，医療を受ける患者の居宅等において，福祉サービスその他の関連するサービスとの有機的な連携を図りつつ提供されなければならない」（医療法第1条の2第2項）と述べられている．

ここでは「治療」のみならず「予防」も「リハビリテーション（リハビリ）」も医療であり，また「医療提供施設（病院など）」だけではなく「患者の居宅」も医療現場であると述べている．

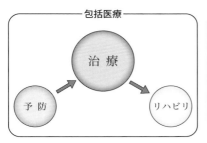
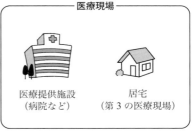

医療とは

Step1. 正しいものには○，間違っているものには×を（　）に記入せよ．

医療にリハビリテーションは含まれない．（　）

> 正解へのヒント
> 「医療法第1条の2」を参照

Step2. （　）に適切な語句を記入せよ．

医療は単に治療のみならず，疾病の予防のための措置および（　）をも含む良質かつ適切なものでなければならない．

答え 【Step1】× （予防，治療，リハビリテーションを含む），【Step2】リハビリテーション

3 国民皆保険制度の根拠となる法律はなにか．

　わが国の健康保険は強制加入であり，そのカバー率は100％に近く，カバー率の高さは世界に誇る制度となっているが，国民健康保険料が支払えず無保険者となっているものが2003年（平成15年）で15万人ほどいた．また，国民皆保険の高いカバー率やフリーアクセス制度がもとになって，わが国の保健システムは世界第1位（もっとも優れている）と評価されている．

　国民健康保険を規定している法律は国民健康保険法であるが，その根拠となっているのは，日本国憲法第25条（生存権）である．とくに第2項では社会福祉，社会保障，公衆衛生にについて規定している．

> 第25条　すべて国民は，健康で文化的な最低限度の生活を営む権利を有する．
> 2　国は，すべての生活部面について，社会福祉，社会保障及び公衆衛生の向上及び増進に努めなければならない．

日本国憲法第25条（生存権）

Step1. 正しいものには○，間違っているものには×を（　）に記入せよ．
わが国の医療は，国民皆保険制度により運用されている．（　）

Step2. （　）に適切な語句を記入せよ．
わが国の医療は，国民（　）制度により運用されている．

Memo

答え　【Step1】○，【Step2】皆保険

4 アドヒアランスとはなにか.

　アドヒアランスという言葉は，服薬コンプライアンスに対峙する概念として生まれてきた．コンプライアンスは本来「遵法精神，従うこと」などと訳され，社会的な価値としては今でも重要な意味をもっている．

　服薬に関しては，「患者が指導に従う」という意味に解釈され，「患者中心の医療」に反する内容となっている．

　英国王立薬剤師会が行った調査で，患者の半数は指示されたとおりには服薬していないことが明らかになった．その理由は「患者は納得していなかった」のである．なぜそうなるのかについてさまざまな研究が行われたが，もっとも大きな原因は，「患者が服薬に関して判断に参加していなかった」からであった．患者自らが判断し，選択した（＝アドヒアランス）ならば，その結論に従うはずである．そのため，英国保健省と英国王立薬剤師会が連携して，アドヒアランスの普及に努めた．

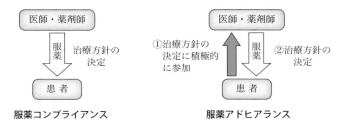

Step1. 正しいものには○，間違っているものには×を（　）に記入せよ．
「患者中心の医療」では，コンプライアンスという概念が広がっている．（　）

Step2. （　）に適切な語句を記入せよ．
「患者中心の医療」では，（　）という概念が広がっている．

答え ☞【Step1】×（コンプライアンス → アドヒアランス），【Step2】アドヒアランス

5 チーム医療におけるMRの位置づけはなにか.

　MRの仕事の目的は，医療用医薬品の適正な使用と普及であり，「企業を代表して」情報提供活動にあたる．また，医薬品医療機器等法第68条の2（情報の提供等）および医薬品医療機器等法第66〜68条（医薬品等の広告）により，MRは「医療関係者に直接面談」して情報提供することになる．そのような状況のなかで，MRは医療関係者から「薬物治療のパートナー」としてチーム医療の一端を担うことが期待されている．

　パートナーとは，一般的にいって，社会的な人間関係の最高のものである．大学を卒業して社会に出たばかりの状態をフレッシュマンといい，一生懸命社会の勉強をすることになる．その後，メッセージが伝えられるようになった状態がメッセンジャー，さらに顧客の相談に応じられるようになった状態をコンサルタントという．パートナーとはその上に位置する人間関係であって，一緒に生きていくという姿になる．

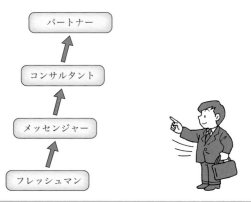

Step1. 正しいものには○，間違っているものには×を（　）に記入せよ．
　MRは，「薬物治療のアドバイザー」としてチーム医療の一端を担うことが期待されている．（　）

Step2. （　）に適切な語句を記入せよ．
　MRは，「薬物治療の（　）」としてチーム医療の一端を担うことが期待されている．

答え　【Step1】×（アドバイザー→パートナー），【Step2】パートナー

6 マナーに反する行為をするとどうなるのか.

　マナーとか良識とか品位というものは，非常にレベルの高い内容である．日本はいろいろな意味で世界でも上位5位以内に入る先進国であるが，そのような国にあって，法律さえ守っていればよいとか，違法なことはやっていないなどという言い訳はもはや通用しない．我々は皆，お互いにより高いレベルのマナーを求めている．マナーレベルの低い人とはかかわり合いになりたくないはずである．友達になるなら，より良識的でより品位の高い人のほうが良い．

　マナー，良識，品位などは線引きができない．したがってレベルの問題である．褒め言葉は「さすが○○製薬のMR！」お互いにより高いレベルのものを求めている．

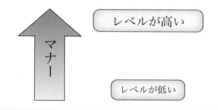

Step1. 正しいものには○，間違っているものには×を（　）に記入せよ.

　マナーに反する行為をすると，自分では気づかないうちに信頼を失うことがある．（　　）

Step2. （　）に適切な語句を記入せよ.

　マナーに反する行為をすると，自分では（　　）うちに信頼を失うことがある．

答え☞【Step1】○（余程のことがないと人から注意されることはない），【Step2】気づかない

7 医療用医薬品と比較して，一般用医薬品の特徴はなにか．

　医薬品医療機器等法第4条の5第4項では，一般用医薬品について「医薬品のうち，その効能及び効果において人体に対する作用が著しくないものであって，薬剤師その他の医薬関係者から提供された情報に基づく需要者の選択により使用されることが目的とされているもの（要指導医薬品を除く）をいう」と規定している．これは，専門家が医薬品を取り扱うことを前提とするそれまでの薬事法の体系から，2004年（平成16年）3月19日の閣議決定（医薬品販売に関する規制緩和の逐次実施）に照らし，利用者の立場に立った一般用医薬品の定義づけをしたものと考えられる（「ケンコーコム裁判」高裁判決より）．

　上記のように一般用医薬品は需要者の選択によって使用されるため，①とくに安全性を重視して成分や量が決められる，②効能・効果は症状名を表示する，③注射剤などは使用されない，などの特徴がある．

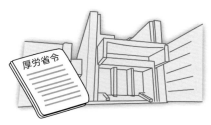

※ **ケンコーコム裁判**：最高裁は高裁判決を支持し，一般用医薬品のネット販売を禁止した厚労省令の違法性を指摘した（2013年（平成25年）1月11日）裁判のこと．

Step1. 正しいものには○，間違っているものには×を（　）に記入せよ．

一般用医薬品は，とくに有効性を重視して成分などが決められている．（　）

> 正解へのヒント
> 医薬品医療機器等法第4条の5第4項

Step2. （　）に適切な語句を記入せよ．

一般用医薬品は，とくに（　）を重視して成分などが決められている．

答え☞【Step1】×（有効性 → 安全性），【Step2】安全性

8 薬剤師法第25条の2のポイントをまとめよ．

　薬剤師法第25条の2には，服薬指導という文言はない．「必要な情報を提供し」および「必要な薬学的知見に基づく指導」を行うとしている．この内容が「薬の飲み方を指示する」という意味に変わってしまい，「服薬コンプライアンスが悪い」という言い方が生まれてしまった．

　「患者中心の医療」の考え方からすれば，患者は情報提供を受ける権利があり，判断するのはあくまでも患者本人である．医療関係者による情報提供は，患者の判断を手助けするものでなければならない．また，適正使用が確保されるためには，医薬品に関する情報が患者に適切に提供され，十分に理解されることが必須の条件である．

> （情報の提供及び指導）
> 第25条の2　薬剤師は，調剤した薬剤の適正な使用のため，販売又は授与の目的で調剤したときは，患者又は現にその看護に当たっている者に対し，必要な情報を提供し，及び必要な薬学的知見に基づく指導を行わなければならない．

薬剤師法第25条の2（情報の提供及び指導）

Step1. 正しいものには〇，間違っているものには×を（　）に記入せよ．

　薬剤師法第25条の2には，薬剤師は患者に対し，服薬指導しなければならないと規定されている．（　）

Step2. （　）に適切な語句を記入せよ．

　薬剤師法第25条の2には，薬剤師は患者または看護者に対し，（　）しなければならないと規定されている．

答え　【Step1】×（患者に対し，服薬指導→患者または看護者に情報を提供），【Step2】情報を提供

9 患者に対するMRの責務について考えを述べよ．

　MRが自らの仕事に誇りと責任をもって臨むとき，「くすりの向こうには患者がいる」のであって，製薬企業もMRも「最優先事項は患者のヘルスケアと健康の充足」である（IFPMAコード・オブ・プラクティス）．

　MRが直接患者に接触することはなく，医薬品の適正使用による安全性の確保は医師や薬剤師の責務であるが，医薬品の供給と情報提供は製薬企業とMRが行っている．また，MRはチーム医療の一端を担うという自覚と認識から，医薬品の適正使用には医師や薬剤師と同様の重要な責務があることは間違いない．医薬品に関しては製薬企業が圧倒的に多くの情報をもっている．

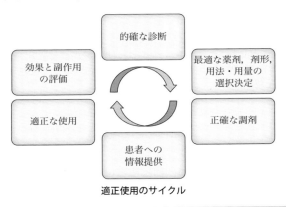

適正使用のサイクル

Step1. 正しいものには○，間違っているものには×を（　）に記入せよ．
　医薬品使用による安全性確保の責務は医師や薬剤師にあり，MRには二次的な責務しかない．（　）

Step2. （　）に適切な語句を記入せよ．
　医薬品使用による安全性確保の責務は医師や薬剤師にあり，MRには（　）責務がある．

答え　【Step1】×（医師，薬剤師と同様の重要な責務がある），【Step2】医師，薬剤師と同様の重要な

10　添付文書の法的根拠とはなにか．

　医薬品添付文書は唯一の法的根拠をもつ公的文書である．したがって，裁判でも添付文書に記載があったか，なかったか，が争われる．法的根拠は，医薬品医療機器等法第52条（添付文書等の記載事項），第53条（記載方法），第54条（記載禁止事項），第55条（販売，授与等の禁止）である．とくに第52条1項では，①用法，用量，②使用上の注意，③取扱い上の注意，が記載義務として明記されている．

　また，第54条（記載禁止事項）には，①虚偽または誤解を招くおそれのある事項，②承認を受けていない効能・効果，③危険がある用法，用量または使用期間，が記載禁止事項として記載されている．

> （添付文書等の記載事項）
> 第52条　医薬品は，これに添付する文書又はその容器若しくは被包（以下この条において「添付文書等」という．）に，当該医薬品に関する最新の論文その他により得られた知見に基づき，次に掲げる事項（次項及び次条において「添付文書等記載事項」という．）が記載されていなければならない．ただし，厚生労働省令で別段の定めをしたときは，この限りでない．
> 1　用法，用量その他使用及び取扱い上の必要な注意
> 2　日本薬局方に収められている医薬品にあっては，日本薬局方において添付文書等に記載するように定められた事項
> 3　第41条第3項の規定によりその基準が定められた体外診断用医薬品にあっては，その基準において添付文書等に記載するように定められた事項
> 4　第42条第1項の規定によりその基準が定められた医薬品にあっては，その基準において添付文書等に記載するように定められた事項
> 5　前各号に掲げるもののほか，厚生労働省令で定める事項

医薬品医療機器等法第52条（添付文書等の記載事項）

> （記載方法）
> 第53条　第44条第1項若しくは第2項又は第50条から第52条までに規定する事項の記載は，他の文字，記事，図画又は図案に比較して見やすい場所にされていなければならず，かつ，これらの事項については，厚生労働省令の定めるところにより，当該医薬品を一般に購入し，又は使用する者が読みやすく，理解しやすいような用語による正確な記載がなければならない．

医薬品医療機器等法第53条（記載方法）

> **（記載禁止事項）**
> **第 54 条** 医薬品は，これに添付する文書，その医薬品又はその容器若しくは被包（内袋を含む．）に，次に掲げる事項が記載されていてはならない．
> 1　当該医薬品に関し虚偽又は誤解を招くおそれのある事項
> 2　第 14 条，第 19 条の 2，第 23 条の 2 の 5 又は第 23 条の 2 の 17 の承認を受けていない効能，効果又は性能（第 14 条第 1 項，第 23 条の 2 の 5 第 1 項又は第 23 条の 2 の 23 第 1 項の規定により厚生労働大臣がその基準を定めて指定した医薬品にあつては，その基準において定められた効能，効果又は性能を除く．）
> 3　保健衛生上危険がある用法，用量又は使用期間
>
> **（販売，授与等の禁止）**
> **第 55 条** 第 50 条から前条までの規定に触れる医薬品は，販売し，授与し，又は販売若しくは授与の目的で貯蔵し，若しくは陳列してはならない．ただし，厚生労働省令で別段の定めをしたときは，この限りでない．

医薬品医療機器等法第 54 条，第 55 条

Step1. 正しいものには○，間違っているものには×を（　）に記入せよ．

添付文書は，医薬品医療機器等法（第 52 条）を根拠とする唯一の法的根拠のある医薬品情報である．（　）

> **正解へのヒント**
> 医薬品医療機器等法第 53 条（記載方法），第 54 条（記載禁止事項），第 55 条（販売，授与等の禁止）を参照

Step2. （　）に適切な語句を記入せよ．

添付文書は，（　）を根拠とする唯一の法的根拠のある医薬品情報である．

答え　【Step1】○（医薬品医療機器等法第 52 条は「添付文書等の記載事項」である），
　　　【Step2】医薬品医療機器等法第 52 条

11 MRのレベルについて，各レベルのポイントはなにか．

　MRには，専門性の高い情報活動によって医療の一端を担うことが期待され，高い倫理観，高度な知識およびスキルが求められているが，生涯教育を通じてそのレベルアップをしていかなければならない．求められるレベルはAレベル，Bレベル，Cレベルと徐々に高くなる．そのうちAレベルが導入教育に求められるレベルであり，ミニマム・リクワイアメントといわれている．

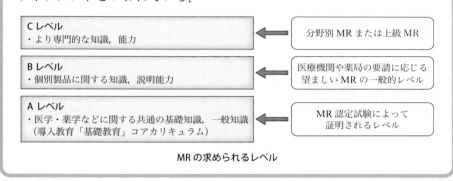

MRの求められるレベル

Step1. 次の選択肢のうち，正解の番号を（　）に記入せよ．

　MRの資質に関して「個別製品に関する知識，説明能力」が求められるのはどのレベルか．（　）

　　1．Aレベル　　2．Bレベル　　3．Cレベル

Step2. （　）に適切な語句を記入せよ．

　MRの資質に関して「個別製品に関する知識，説明能力」が求められるのは（　）レベルである．

答え　【Step1】2（Aは基礎知識，Cは専門的な知識，能力），【Step2】B

12 医薬品にとって情報とはなにか.

　医薬品は情報を付加されてはじめて機能を発揮する．情報を伴わない医薬品は，単なる白い粉である．その白い粉は生体に対する機能をもっているため，食べ物であるウドン粉より怖い存在である．また，「この粉は肝臓病によく効くから飲んでみたら？」といわれても，ほとんどの人は飲まないだろう．国家が保証した効能書きを見せてもらったら，飲むかもしれない．それほど医薬品にとって「情報」は重要なのである．

　さらに，MRが提供する情報は，よく検討された高いレベルの情報でなければならない．添付文書に書いてある内容は，詳細を確認し，引用文献は最低限でもすべて抄読し検討されたうえで提供されなければならない．単なるスライドの説明だけでは，MRの提供する情報とはいえない．

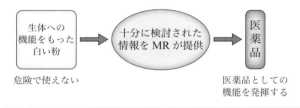

Step1. 次の選択肢のうち，正解の番号を（　）に記入せよ．
　医薬品は，（　）が付与されてはじめてその機能を発揮する．
　　1．価格　　2．情報　　3．名称

Step2. （　）に適切な語句を記入せよ．
　医薬品は，（　）が付与されてはじめてその機能を発揮する．

答え　【Step1】2，【Step2】情報

13 MRの仕事とはなにか，MRの定義に基づいて述べよ．

　MRの定義は，MR認定センター「MR教育研修要綱」によるものと，「GVP（Good Vigilance Practice）省令」によるものとがある．文言に多少の違いはあるものの，両者の内容はほぼ同じであると解釈されているが，いずれにおいてもMRの仕事は，企業を代表して，医療用医薬品の適正な使用と普及を図ることである．

　文部科学省が行った「医師とMRとの関係」の調査においては，「MRは臨床医の生涯教育に必要な存在である」と答えた医師73％，「MRは新しい薬について正確な情報を提供している」と答えた医師73％であった．このように高い知識に裏打ちされた正確な情報提供を心がけることが信頼関係の構築に結びつくといえる．

> 「MR」とは，企業を代表し，医療用医薬品の適正な使用と普及を目的として，医療関係者に面接の上，医薬品の品質・有効性・安全性などに関する情報の提供・収集・伝達を主な業務として行う者をいう．

MR教育研修要綱第2条（定義）より

> 「医薬情報担当者」とは，医薬品の適正な使用に資するために，医療関係者を訪問すること等により安全管理情報を収集し，提供することを主な業務として行う者をいう．

GVP省令第2条の4（定義）より

Step1. 次の選択肢のうち，正解の番号を（　）に記入せよ．
MRの仕事の目的について，正しいのはどれか．（　）
1. 医薬品を会社のために，できるだけ多く販売すること．
2. 患者に，できるだけ多くの医薬品情報を提供すること．
3. 医療用医薬品の適正な使用と普及．

正解へのヒント
「GVPによるMRの定義」を参照

Step2. （　）に適切な語句を記入せよ．
MRの仕事は，医療用医薬品の適正な使用と（　）を目的とする．

答え 【Step1】3，【Step2】普及

14　プレゼンテーションの目的はなにか．

　プレゼンテーションの目的は，相手に行動を促すことである．これを，行動変容という．社会的行為におけるエンドポイントは，相手に理解を求めることでもなく，相手に同意を求めることでもなく，情報を伝えた結果として，その情報に基づき聞き手が判断と意思決定を行い，行動を促すことである．

　そして，「個人のコミュニケーション能力は先天的に備わったものではなく，後天的に身につけるもの」である．生まれつきプレゼンテーションが上手い人はいない．上手く聞こえるのは，その人が1人で繰り返し練習をしているからである．繰り返し訓練することによってその技量は向上する．医薬品の普及がMRの仕事である以上，プレゼンテーションスキルの習得と向上は必須の事柄なのである．

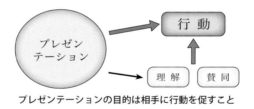

プレゼンテーションの目的は相手に行動を促すこと

Step1. 次の選択肢のうち，正解の番号を（　）に記入せよ．
　プレゼンテーションの目的は，相手に（　）を促すことである．
　1．理解　　2．行動　　3．賛同

Step2. （　）に適切な語句を記入せよ．
　プレゼンテーションの目的は，相手に（　）を促すことである．

答え☞【Step1】2，【Step2】行動

15　適正使用とはなにか，だれが定義したか．

「21世紀の医薬品のあり方に関する懇談会」は，今後の薬務行政のあり方について検討するため，1992年（平成4年）10月に当時の薬務局長の私的懇談会として設置されたものである．最終報告書では「医薬品の適正使用の推進」をメインテーマに，数々の提言がなされているが，とくに医薬品と情報との関係について「医薬品は情報と一体となってはじめてその目的が達成できる」ものであり，「適正使用が確保されるためには，医薬品に関する情報が医療関係者や患者に適切に提供され，十分理解されることが必須の条件である」と述べられ，適正使用推進のための前提として，医薬品情報の重要性が指摘されている．

適正使用は，「21世紀の医薬品のあり方に関する懇談会」最終報告（1993年（平成5年）5月）の中で定義された．

最終報告　目次
I　医薬品の適正使用の推進
1　医薬品の適正使用とは何か
2　医薬品の使用をめぐる環境の変化と適正使用の重要性の高まり
3　医薬品の使用をめぐる問題点
4　適正使用のための方策
　（1）基本的考え方
　（2）具体的方策
　　1）医薬品情報の収集及び提供システムの充実
　　2）医療現場における医薬品適正使用の推進
　　3）医薬分業の推進（かかりつけ薬局の育成）
　　4）不適正な医薬品使用を助長する経済的インセンティブの排除
　　5）医療関係者の教育及び研修の充実と研究の推進
　　　ア　医師及び薬剤師の教育・研修
　　　イ　MRの教育・研修体制の充実及びMRの資格化
　　　ウ　研究の推進

「21世紀の医薬品あり方に関する懇談会」最終報告の目次より

Step1. 次の選択肢のうち，正解の番号を（　）に記入せよ．

「適正使用」を定義したのは，次のうちのどれか．（　）
1. 流通改善に関する懇談会
2. 薬効問題懇談会
3. 21世紀の医薬品のあり方に関する懇談会

Step2. （　）に適切な語句を記入せよ．

「適正使用」を定義したのは，（　）である．

Memo

答え 【Step1】3，【Step2】21世紀の医薬品のあり方に関する懇談会

16 適正使用の定義を簡潔に表現せよ.

　医薬品の適正使用とは，①的確な診断に基づき患者の状態にかなった最適の薬剤，剤形と適切な用法・用量が決定され，これに基づき調剤されること，②患者に薬剤についての説明が十分理解され，正確に使用された後，その効果や副作用が評価され，処方にフィードバックされるという一連のサイクルと言える．

　この適正使用のサイクルが1回転すると，次の診断にはこの医薬品使用の効果と副作用の評価が生かされ，より高いレベルの「的確な診断」へと進化することができる．そしてサイクルは回転し，進化を続ける．

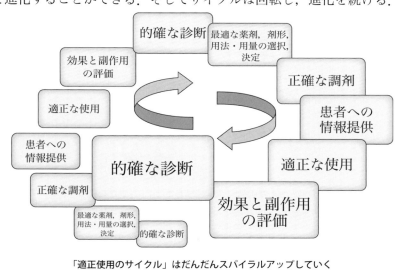

「適正使用のサイクル」はだんだんスパイラルアップしていく

Step1. 次の選択肢のうち，正解の番号を（　）に記入せよ．
正しいのはどれか．（　）
1. 適正使用とは，用法・用量どおりに服薬することである．
2. 適正使用とは，承認事項を守ることである．
3. 適正使用とは，診断，調剤，説明，使用，評価など一連のサイクルの実現である．

Step2. （　）に適切な語句を記入せよ．
適正使用とは，診断，調剤，説明，使用，評価など（　）の実現である．

答え 【Step1】3（「適正使用のサイクル」という），【Step2】一連のサイクル

17 医師とMRの必要としている情報は合致しているか.

　医師が必要とする情報とMRが必要とする情報にはギャップがあるといわれている．「医師は患者個々の症例ベースで治療を考えているが，MRは製品軸で薬の特徴や副作用を考えている」とされる．MRは相手のニーズを考え，そのニーズに合った情報提供をする必要がある．

　医師は，「ほかの治療法と比較して，処方した医薬品を用いた治療が優れていることを客観的に示す情報」を必要としている．医師が必要とする主な医薬品情報は，①同種同効薬剤の公平な比較，②小児，妊産婦，高齢者への使用に対する注意，③インフォームド・コンセントに必要な情報，④EBMや診療ガイドラインに則した情報などである．

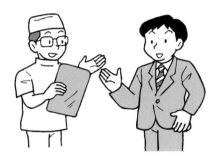

医師とMRの必要としている情報にはギャップがある

Step1. 次の選択肢のうち，正解の番号を（　）に記入せよ．
　正しいのはどれか．（　）
　　1. 医師は製品軸で薬の特徴や副作用を考えている．
　　2. MRは患者個々の症例ベースで治療を考えている．
　　3. 医師とMRの間には，必要とする情報に関してギャップがある．

Step2. （　）に適切な語句を記入せよ．
　医師は患者個々の症例ベースで（　）を考えている．

答え　【Step1】3（1. 医師 → MR，2. MR → 医師），【Step2】治療

18　PDCAサイクルとはなにか.

　PDCAサイクルは，1945年頃，米国の社会学者シューハート (Shewhart) らによって構築された品質管理のマネジメントサイクルである．

> Plan（計画）：従来の実績や将来の予測などをもとにして業務計画を作成する．
> Do（実施，実行）：計画に沿って業務を行う．
> Check（点検，評価）：業務の実施が計画に沿っているかどうかを確認する．
> Act（処置，改善）：実施が計画に沿っていない部分を調べて処置をする．

　PDCAサイクルのもっとも重要な点は，人が社会的に行動するときは意識するしないにかかわらず，皆PDCAサイクルの過程を繰り返しているということである．したがって，それを意識上にあげたうえで共有して，社会的行為を進めていくことが大切なのである．

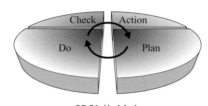

PDCAサイクル

Step1. 次の選択肢のうち，正解の番号を（　）に記入せよ．

マネジメントサイクルに関する記述うち，正しいのはどれか．（　）

1. 計画 → 評価 → 処置 → 実行
2. 評価 → 計画 → 実行 → 処置
3. 処置 → 評価 → 計画 → 実行
4. 計画 → 実行 → 評価 → 処置
5. 実行 → 計画 → 処置 → 評価

Step2. （　）に適切な語句を記入せよ．

PDCAとは，計画 → 実行 →（　）→ 処置のことである．

答え　【Step1】4（PDCAサイクル），【Step2】評価

19　MRの果たすべき役割とはなにか，3点にまとめよ．

　MRの果たすべき役割は，激動する流通改善の流れの中から生まれてきた．

> ①医薬品が患者にとって適正に使用されるための情報活動を通じ，医薬品を普及させること．
> ②市販後の有効性，安全性および品質に関する情報の収集と伝達（フィードバック）をすること．
> ③創薬，適応拡大などに役立つ幅広い情報入手にも努め，新薬の誕生ならびに適応拡大に寄与すること．

　ここに書かれている3項目は，非常に単純な内容に見えるかもしれない．しかし「MRの果たすべき役割−求められるMR像」のもつ本当の意味は，これまで業界になかった「MRのあるべき姿」（ビジョン）を示したことである．あるべき姿が示されないと社会は利潤追求へと商法の求める方向へと進んでしまう．医薬品は人の生命に深くかかわるゆえ，強く倫理的行動が求められる．「あるべき姿」が示されるとゆっくりではあっても，そこに向かって収束していくことになる．ビジョンがないと混沌，混乱が続いてしまう．

1992年 （平成4年）	流通改善によりMRは価格交渉には関与しないことになった
1993年 （平成5年）	「21世紀懇談会」によるMR資格制度導入の提案
1994年 （平成6年）	「MRの資質向上とMR活動の改善に向けて」厚労省
1997年 （平成9年）	「MRの果たすべき役割」製薬協
1999年 （平成11年）	「MR病院業務改善懇談会報告書」製薬協
2002年 （平成14年）	「求められるMR像に向けて」製薬協
2005年 （平成17年）	「MRの果たすべき役割−求められるMR像に向けて」MRセンター

流通改善におけるMRのあるべき姿のあゆみ

Step1. 次の選択肢のうち，正解の番号を（　）に記入せよ．

「MRの果たすべき役割」について，正しいのはどれか．（　）
- a. 医薬品を普及させる．
- b. 情報の収集と伝達をする．
- c. 育薬・適応拡大に関する情報は収集対象外とする．
- d. 営業成績をつねに優先させる．

1.（a, b）　2.（a, c）　3.（a, d）　4.（b, c）　5.（c, d）

Step2.（　）に適切な語句を記入せよ．

「MRの果たすべき役割」とは，医薬品を普及させ，情報の収集と伝達をし，（　）・適応拡大に関する情報入手に努めることである．

Memo

答え　【Step1】1，【Step2】創薬

20 適正使用の過程を6項目列挙せよ．

　適正使用とは一連のサイクル「**医薬品適正使用のサイクル**」の実現である．このサイクルが適切に回るためには，「薬剤選択，剤形，用法・用量，調剤，患者への情報提供，副作用，相互作用，効果」などさまざまな医薬品情報が必要となる．適正使用のサイクルは，①的確な診断，②最適な薬剤，剤形，用法・用量の選択，決定，③正確な調剤，④患者への情報提供，⑤適正な使用，⑥効果と副作用の評価，により，処方にフィードバックされるというサイクルである．

　この①〜⑥のすべての過程には，医薬品情報が適切に提供されていることが前提となる．「医薬品の有効性を最大限に発揮させ，リスクを最小限にする」ことが適正使用の目的であり，MR の果たすべき役割は大きい．

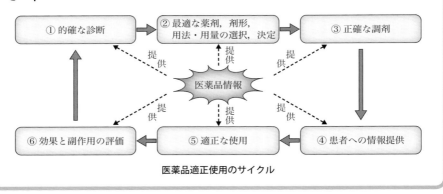

医薬品適正使用のサイクル

Step1. 次の選択肢のうち，正解の番号を（　）に記入せよ．
　適正使用のサイクルに関して，誤りはどれか．（　）
　　1．的確な診断　　　2．最適な薬剤　　3．迅速な製剤
　　4．患者への情報提供　5．効果と副作用の評価

Step2. （　）に適切な語句を記入せよ．
　適正使用のサイクルに関して，適切な言葉はなにか．
　　1．的確な診断　　　2．最適な薬剤　　3．（　）
　　4．患者への情報提供　5．効果と副作用の評価

答え　【Step1】3（迅速な製剤 → 正確な調剤），【Step2】正確な調剤

練習問題

■ 次の文章で，正しいものには1，間違っているものには2と（　）内に記入せよ．

問1　コンプライアンスという概念には，「医療関係者の指示に患者を服従させる」という意味がある．（　）

問2　文科省の調査によると，「MR は，新しい薬について正確な情報を提供している」と答えた医師はわずか6％であった．（　）

問3　医薬品製造販売業者などには情報提供義務が課されているが，その根拠条文は医薬品医療機器等法第68条の2である．（　）

問4　緊急安全性情報は，製薬企業が作成する．（　）

問5　医師は治療ガイドラインを基本として，自身の経験は加味することなく医薬品を処方する．（　）

問6　医薬品医療機器等法には，製造販売業者の情報提供義務のほか，医療関係者にも協力するよう努力義務が課されている．（　）

問7　一般用医薬品と異なり，要指導医薬品は機能性を重視して審査される．（　）

問8　医薬品・医療機器等安全性情報は，厚労省が医療関係者に対してほぼ毎月発信している．（　）

問9　処方せんの使用期間は，3日間である．（　）

問10　MR センターが行った調査では，MR は「医療関係者のニーズをしっかり把握している」という結果が得られた．（　）

問11　適正使用の目的は，医薬品の有効性を最大限に発揮させることである．（　）

問12　要指導医薬品は，薬剤師または登録販売者による対面販売が義務づけられている．（　）

問13　禁忌とは，医薬品の使用がその疾患に悪影響を及ぼす可能性があるので，注意して使用することという意味である．（　）

問14　MR が提供すべき「自社医薬品およびそれに関連した情報」には，同効・類似薬との比較に関する情報は含まれない．（　）

問15　要指導医薬品の効能・効果には，症状名を記載する．（　）

問16　薬剤師の業務のうち，調剤した薬剤に調剤ミスがないかどうかをチェックするのは，処方せん監査という．（　）

問17　医療関係者にとって，ジェネリック医薬品や診療報酬に関する情報は MR が貴重な情報源になっている．（　）

問18　メガスタディー（大規模臨床試験）は，経験的な使用情報よりもはるかに信頼性が高いとされている．（　）

■ 次の問いに答えよ．

問19　継続教育に必要な教育期間は，下記のうちどれか．（　）
　　1．1ヵ月　　2．3ヵ月　　3．9か月

問20 適正使用のサイクルに関して，誤りはどれか．（　　）
1．的確な診断　　2．最適な薬剤　　3．迅速な製剤
4．患者への情報提供　　5．効果と副作用の評価

問21 正しいのはどれか．（　　）
医療は，国民自らの健康の保持増進のための努力を基礎として，（　　）を十分に尊重し，（省略）提供されなければならない．（医療法第1条の2第2項）
1．患者家族の意向　　2．医療を受ける者の意向
3．医療関係者の意向

問22 正しいのはどれか．（　　）
インフォームド・コンセントには，「（　　）に基づいて同意する」ことが必要である．
1．患者と患者家族の意思　　2．患者の自由な意思
3．患者と医療者の同意

問23 クリニカルパスとは，なにか．（　　）
1．危機管理のこと．
2．患者が入院してから退院するまでの診療の流れを記入したもの．
3．トリアージのこと．

問24 正しいのはどれか．（　　）
MRは企業のなかでは，（　　）に属する．
1．開発部門　　2．生産部門　　3．営業部門

問25 院内活動をするにあたっての留意点について，誤りはどれか．（　　）
1．身だしなみは，医療現場にふさわしいものか．
2．待合室など患者がいる前で仕事や薬の話をしていないか．
3．エレベーターや廊下などでは医師を優先しているか．

問26 導入教育および継続教育の修了認定を行うのは，次のうちどこか．（　　）
1．MRセンター　　2．厚労省　　3．日薬連

問27 正しいのはどれか．（　　）
薬剤師法第25条の2「薬剤師は…調剤したときは，患者またはその看護にあたっているものに対し…必要な（　　）しなければならない」
1．服薬を指導　　2．患者を教育　　3．情報を提供

問28 医薬品情報の活用法について，正しいのはどれか．（　　）
a．医師が求めている情報とMRが提供する情報にはギャップはない．
b．疾病や薬物療法に対する深い理解が必要である．
c．求められている情報を明確にする．
1．(a, b)　　2．(a, c)　　3．(b, c)

問29 DSUについて，正しいのはどれか．（　　）
a．使用上の注意の改訂を定期的に発行している．
b．日薬連が機構の指示で発行している．　　c．通常は年10回発行している．
1．(a, b)　　2．(a, c)　　3．(b, c)

問30 正しいのはどれか．（　　）
「患者中心の医療」においては，患者自身の治療への積極的な参加が治療成功の鍵伝達あるとの考えから（　　）という概念が広がった．
1．コンプライアンス　　2．コンコーダンス　　3．アドヒアランス
4．デシジョンメイキング　　5．コンプロマイズ

問31 マナーについて，正しいのはどれか．（　　）
a．マナーとは，人が社会生活を営むうえで身につけるべき礼節・態度である．
b．人格や教養，気品とは切り離して考えるものである．
c．社会的地位が高くなるほど必要性が高まる．
d．マナー違反には，厳しい罰則がある．
1．(a, b)　　2．(a, d)　　3．(a, c)　　4．(b, c)　　5．(c, d)

問32 正しいのはどれか．（　　）
医薬品は，外観からその価値を判断することができないため，（　　）が付加されて初めて医薬品として機能する．
1．情報　　2．剤形　　3．薬価

問33 正しいのはどれか．（　　）
セカンド・オピニオンとは，診断や治療方針について（　　）の意見を聞くことをいう．
1．親兄弟　　2．学識経験者　　3．主治医以外の医師

問34 EBMについて，誤りはどれか．（　　）
1．医療は科学的根拠に基づいて行われる．
2．EBMに基づいた治療ガイドラインがつくられている．
3．医師は自身の経験に頼って医療を行っている．

問35 求められるMR像について，誤りはどれか．（　　）
1．医療関係者は，処方促進などMRの依頼に応じるためにも時間を割いている．
2．医療関係者はMRとの情報交換から医療に役立つ情報を得たいと考えている．
3．訪問するに当たり，MRは医療機関の方針や理念を理解する．

問36 正しいのはどれか．（　　）
プレゼンテーションの目的は，相手に（　　）ことである．
1．理解を求める　　2．同意を求める　　3．行動を促す

問37 正しいのはどれか．（　　）
MR認定証の有効期限は，（　　）である．
1．3年　　2．5年　　3．無期限

問38 医薬品適正使用について，誤りはどれか．（　　）
1．医薬品の有効性を最大限に発揮させる．
2．医薬品のリスクを最小限に抑える．
3．医療関係者および患者による情報の収集が必須である．

問39 正しいのはどれか．（　　）
情報活用能力とは，情報が必要とされるときに，情報を効果的・効率的に，①探し

出し，②（　　），③使うことができる能力のことをいう．
　　1．精査し　　2．記録し　　3．分類し

問40 マネジメントサイクルのうち，「測定結果を評価し，結果と目標と比較するなど分析を行う」はどの過程に相当するか．（　　）
　　1．Plan　　2．do　　3．check　　4．action　　5．review

問41 適正使用のサイクルについて，正しいのはどれか．（　　）
的確な診断 → 用法・用量の決定 → 正確な調剤 →（　a　）→（　b　）→ フィードバック

	a	b		a	b
1．	十分な説明	指示通りの服薬	4．	十分な理解	正確な使用
2．	十分な説明	正確な使用	5．	服薬指導	良好なコンプライアンス
3．	十分な理解	指示通りの服薬			

問42 正しいのはどれか．（　　）
医薬品卸のMSは，販売機能に加えて（　　）の提供や収集活動も担っている．
　　1．マーケティング情報　　2．経営情報　　3．医薬品情報

問43 正しいのはどれか．（　　）
　　a．「医師中心の医療」の時代は，コンプライアンスの概念で患者を評価した．
　　b．アドヒアランスでは，患者が積極的に治療方針決定に参加する．
　　c．ノンコンプライアンスは，医療者の服薬指導に問題があるとされる．
　　1．(a, b)　　2．(a, c)　　3．(b, c)

問44 正しいのはどれか．（　　）
処方せんは，（　　）に指示する文書として交付される．
　　1．薬剤師　　2．患者　　3．患者の介護者

問45 「MRの果たすべき役割」について，（　　）に入る正しい文章はどれか．（　　）
・医薬品を普及させる．
・情報の収集と伝達を行う．
・（　　）
　　1．安全管理情報を提供する．
　　2．創薬・適応拡大に役立つ情報入手に努める．
　　3．学術・情報管理を行う．

問46 MRの仕事の目的について，正しいのはどれか．（　　）
　　1．医薬品を会社のために，できるだけ多く販売すること．
　　2．患者さんに，できるだけ多くの医薬品情報を提供すること．
　　3．医療用医薬品の適正な使用と普及．

問47 正しいのはどれか．（　　）
医療用医薬品は，（　　）の処方せん，指示により使用される．
　　1．医師　　2．医師，歯科医師　　3．医師，歯科医師，獣医師

問48 正しいのはどれか．（　　）
過去には（　　）による医薬品の適正使用情報の伝達の不徹底などによる，副作用

被害の発生が大きな問題となったことがあった．
1．製薬企業　　2．MR　　3．行政当局

問49　添付文書について，正しいのはどれか．（　　）
　　a．医薬品医療機器等法を根拠とする，唯一の法的根拠のある医薬品情報である．
　　b．添付文書は定期的に改訂される．
　　c．添付文書は要約された情報である．
　1．(a, b)　　2．(a, c)　　3．(b, c)

問50　正しいのはどれか．（　　）
「MRとは，企業を代表し，（　a　）の適正な使用と普及を目的として，（　b　）のうえ，医薬品の品質・有効性・安全性などに関する情報の提供・収集・伝達を行う者をいう」

	a	b
1.	一般用および医療用医薬品	医師と面談
2.	一般用および医療用医薬品	医療関係者と面談
3.	一般用医薬品	薬剤師および医師と面談
4.	医療用医薬品	医療関係者と面談
5.	医療用医薬品	薬剤師と面談

問51　医薬品情報について，正しいのはどれか．（　　）
　　a．医薬品情報はおもに開発の過程で存在する．
　　b．製薬企業は医薬品情報を提供することで薬物療法を支援する．
　　c．製薬企業は情報の提供を通じて医療の向上と効率化に寄与することができる．
　　d．医薬品情報は，医療機関が圧倒的に多くの情報をもっている．
　1．(a, b)　　2．(a, b)　　3．(a, c)　　4．(b, c)　　5．(c, d)

問52　正しいのはどれか．（　　）
　パターナリズムとは，（　　）の間のような保護・支配関係のことで，温情主義などともいう．
　1．父と子　　2．母と子　　3．先生と生徒

問53　正しいのはどれか．（　　）
　MRは，医療関係者からは薬物治療の（　　）として，チーム医療の一端を担うことが期待されている．
　1．メッセンジャー　　2．コンサルタント　　3．パートナー

問54　正しいのはどれか．（　　）
　MRセンターの定義によれば，MRは「…医薬品の品質・有効性・安全性などに関する情報の（　　）を主な業務として行う」
　1．提供・収集　　2．提供・伝達　　3．提供・収集・伝達

問55　正しいのはどれか．（　　）
　MRは自社医薬品の情報提供に当たっては，適正使用情報を（　　）提供するよう心がける．
　1．安全性に重点を置いて　　2．有効性に重点を置いて　　3．バランスよく

問56 正しいのはどれか．（　　）
　プレゼンテーションの目的は，相手に（　　）を促すことである．
　1．理解　　2．行動　　3．賛同

問57 医療用医薬品と一般用医薬品についての記述で，正しいのはどれか．（　　）
　a．一般用医薬品は，とくに安全性を重視して成分などが決められる．
　b．効能・効果について，一般用医薬品は疾病名ではなく症状名を表示している．
　c．注射剤は，医療用だけでなく一般用医薬品にも使用される．
　1．(a, b)　　2．(a, c)　　3．(b, c)

問58 医薬品情報の品質に関する情報は，次のうちどれか．（　　）
　a．薬効薬理作用　　b．規格試験の結果　　c．安定性試験の結果
　1．(a, b)　　2．(a, c)　　3．(b, c)

問59 医薬品医療機器等法第52条（添付文書等の記載事項）について，「1．（　　）その他使用および取扱い上の必要な注意」の（　　）に入る正しい語句はどれか．
　1．用法・用量　　2．効能・効果　　3．名称

問60 MRセンターが実施したMRの情報活動に関する調査で，指摘された問題点のうち誤りはどれか．（　　）
　a．自社の利益に偏らない情報を提供している．
　b．売り込みたいという意図が見えすぎている．
　c．知識はある程度十分であるといえる．
　d．MRの都合で訪問してくる．
　1．(a, b)　　2．(a, d)　　3．(a, c)　　4．(b, c)　　5．(c, d)

解答・解説

問1　1:「医師中心の医療」の考え方
問2　2:6% → 73%
問3　1:第68条の2（情報の提供等）で規定
問4　1:厚労省から指示された場合であってもメーカーが作成する
問5　2:医師の経験を加味して処方する
問6　1:努力義務
問7　2:一般用・要指導医薬品は安全性を重視して審査される
問8　1:メールのほか医師会雑誌や機構のホームページなどにも掲載している
問9　2:4日間
問10　2:医療関係者のニーズを把握していない
問11　2:さらにリスクを最小限に抑えて患者への良質な医療を提供すること
問12　2:薬剤師による対面販売が義務
問13　2:注意して使用する → 使用してはいけない
問14　2:比較に関する情報や配合に関する情報も含まれる
問15　1:一般用医薬品と同じ考え方
問16　2:薬剤監査という
問17　1:医薬品の経済性など医療現場に役立つ情報
問18　1:メガスタディなどはEBMと呼ばれる
問19　3:年間のべ9か月以上にわたって行う必要がある
問20　3:迅速な製剤 → 正確な調剤
問21　2:患者の自由意思を尊重する
問22　2:十分な説明，患者の納得，患者の同意が必要である
問23　2:プロジェクトの工程表としての意味をもつ
問24　3:上記および研究部門は互いに連携し，連鎖的に付加価値を生み出す
問25　3:医師 → 患者
問26　1:計画と修了の認定をおこなっている
問27　3:情報提供が義務づけられている
問28　3:a.医師は症例ベースで治療を考える，MRは製品軸で考えている
問29　2:b.機構の指示 → 厚労省の監修のもと
問30　3:1.医師中心の医療，2.アドヒアランスの根底にある考え方，4.意思決定，5.妥協
問31　3:b.人格・教養・気品が表出したもの，d.マナーには罰則がなく，よほどのことがない限り注意されない
問32　1
問33　3:欧米では一般的になっている
問34　3:3.はパターナリズムの医療
問35　1:1.は明らかに誤り
問36　3:行動変容という
問37　2:5年ごとに更新する
問38　3:収集 → 理解
問39　1:システマティックレビューの考え方に近い
問40　3:5.はPDCAサイクルにはない文言
問41　4:医薬品適正使用のサイクルを参照
問42　3:医薬品医療機器等法第68条の2
問43　1:c.医療者の服薬指導 → 患者
問44　1:調剤は薬剤師の独占的業務である
問45　2:果たすべき役割に明記されている
問46　3:MRの定義より
問47　2:獣医師は動物薬
問48　1:1.が最も適切
問49　2:b.不定期に改訂される
問50　4:MRセンターによる定義
問51　4:a.開発，製造，使用のあらゆる過程で存在する，d.医療機関 → 製薬メーカー
問52　1:父権主義ともいう
問53　3:社会的人間関係の段階，フレッシュマン → メッセンジャー → コンサルタント → パートナー
問54　3:1.はGVPの定義，2.は提供と同義
問55　3:バランスよく提供する
問56　2:プレゼンテーションスキル参照
問57　1:c.注射剤は一般用では使用されない
問58　3:a.は有効性に関する情報
問59　1:1.には用法・用量，使用上の注意，取扱い上の注意の3つが明記されている
問60　3:a.自社に都合のよい情報に偏っている，c.パートナーというには知識が十分ではない

1 創薬の開発過程を整理するとどうなるか.

　医薬品が厚生労働大臣による承認を受け，発売されるまでの開発過程を創薬といい，承認以降の過程を育薬という．創薬の過程は一般に①基礎研究，②非臨床試験，③臨床試験，④製造販売承認申請・審査の4つの過程に分けられる．

　開発目標が決まると，まず基礎研究が始まるが，基礎研究ではリード化合物の探索が行われる．かつては抽出物からの探索が主であったが，現在ではゲノム創薬と呼ばれる手法が主体となりつつある．とくに抗体医薬品とか核酸医薬品とかの最前線の創薬には目を見張るものがあり，タンパク質や遺伝子が標的分子となり，まさに日進月歩の開発が行われている．

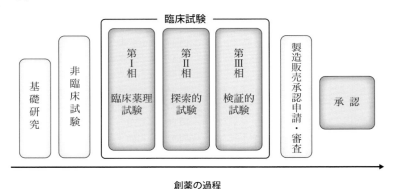

創薬の過程

Step1. 正しいものには○，間違っているものには×を（　）に記入せよ．

創薬の開発過程は，大きく基礎研究，臨床試験，製造販売承認申請・審査の3つ段階に分けられる．（　）

Step2. （　）に適切な語句を記入せよ．

創薬の開発過程は，大きく基礎研究，（　），臨床試験，製造販売承認申請・審査の4つの段階に分けられる．

答え 【Step1】×（非臨床試験が抜けている），【Step2】非臨床試験

2　創薬に要する期間はどれくらいか．

　一般に新薬開発が決まってから各段階の開発過程を経て，承認取得するまでには9～17年かかるとされている．

　まず，基礎研究（2～3年）では標的分子の探索，スクリーニング，最適化のための化合物修飾が行われ，この段階で特許が出願される．次に非臨床試験（3～5年）では，薬効薬理試験，薬物動態試験，副次的薬理試験，安全性薬理試験，一般毒性試験，特殊毒性試験が行われ，最後にヒトを対象にした臨床試験（3～7年）がある．第Ⅰ相が健常人を対象に，第Ⅱ相は少数の患者，第Ⅲ相では多数の患者を対象に試験が行われる．

　無事に第Ⅲ相まで通過できたものだけが承認審査（1～2年）を受けることになる．

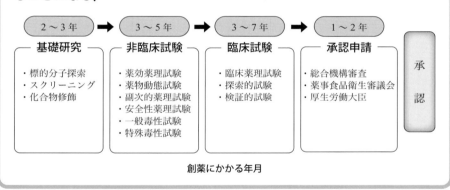

創薬にかかる年月

Step1. 正しいものには○，間違っているものには×を（　）に記入せよ．
　リード化合物から承認を得るまでのプロセスには9～17年もかかる．（　）

Step2. （　）に適切な語句を記入せよ．
　リード化合物から承認を得るまでのプロセスには（　）年もかかる．

答え 【Step1】○，【Step2】9～17

3 動物実験の意義について,その重要性を述べよ.

　マウス,ラットなどの動物を使って新規物質のさまざまな作用などを調べることを非臨床試験という.「ヒトと動物には種差が存在するため,動物実験の結果がヒトに当てはまる場合はむしろ少ない」といわれている.しかし,ヒトへの適応可能性を検討する研究として,非常に重要な試験といえる.

　とくに毒性試験は,ヒトに投与するための情報を得るもので,ヒトへの適応可能性は動物での毒性試験の結果をもとに判断される.毒性試験には下記がある.

> **一般毒性試験**:単回投与試験,反復投与試験
> **特殊毒性試験**:生殖発生毒性試験,依存性試験,抗原性試験,局所刺激性試験,
> 　　　　　　　　遺伝毒性試験,がん原性試験

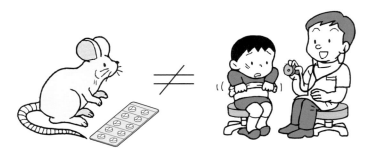

動物実験の結果がヒトに当てはまる場合はむしろ少ない

Step1. 正しいものには○,間違っているものには×を( )に記入せよ.
　動物実験の結果は,ほとんどの場合,ヒトにもそのまま当てはまる.( )

Step2. ( )に適切な語句を記入せよ.
　ヒトと動物には( )があるため,動物実験の結果がヒトに当てはまる場合はむしろ少ない.

答え ☞ 【Step1】× (ヒトに当てはまる場合はむしろ少ない),【Step2】種差

4 臨床試験の各相を何というか，またそのポイントを整理せよ．

　ヒトを対象とした臨床試験を治験というが，治験は第Ⅰ相，第Ⅱ相，第Ⅲ相に分かれている．第Ⅰ相試験は，少数の健常人男性を対象に安全性を確認する．体内薬物動態が検討されるが，治療効果の判定は目的としていない．第Ⅱ相試験は，少数の患者を対象に用量設定試験が行われる．前期と後期に分かれているが，前期に用量の推定が行われ，後期で用量が決定される．第Ⅲ相試験は多数の患者が対象で，二重盲検比較試験などにより有効性と安全性が確認される．

　なお，臨床評価に関してもっとも重要視されるのは第Ⅲ相試験の結果であり，治験薬の有効性と安全性の両面から，有用性の評価を行う．

第Ⅰ相 臨床薬理試験	・忍容性評価，薬力学的検討 ・薬物代謝の検討 ・薬物代謝と薬物相互作用の探索 ・ヒトにおける薬理活性の推測
第Ⅱ相 探索的試験	・薬効に対する探索的使用 ・第Ⅲ相のための用法・用量の推測 ・第Ⅲ相のデザイン，エンドポイント，方法論を探る
第Ⅲ相 検証的試験	・有効性の証明と確認 ・安全性プロファイルの確立 ・承認取得のためのエビデンスを得る ・用量—反応関係の確立

臨床試験各相のポイント

Step1. 正しいものには○，間違っているものには×を（　）に記入せよ．
　治験の第Ⅱ相試験は，検討的試験と呼ばれる．（　）

Step2. （　）に適切な語句を記入せよ．
　治験の第Ⅱ相試験は，（　）試験と呼ばれる．

答え　【Step1】×（検討的 → 探索的），【Step2】探索的

5 創薬段階で得られた医薬品情報とはどういうものか，特徴を述べよ．

　医薬品の開発段階（創薬段階）で得られる有効性・安全性情報は十分とはいえない．治験の限界に示すとおり，被験者数が少ない，投与期間が短い，併用薬が禁止されているなど，限られた条件のもとで行われたデータによる承認である．しかし，実際には承認後，多数の患者に使用される，合併症のある患者が多い，併用薬を用いる，長期に投与されるなど，治験段階とは大いに異なる状況下で使用されることになる．治験は「個々人に最善の治療・疾病管理を効率よく提供する」とされる実際の医療とは異なった研究的側面をもっている．

　そのため，承認後に多様な患者に使われた大量の情報を集積し，適正使用情報の質と量を増大させていかなければならない．

1	検討症例数が少ない．
2	年齢，合併症，併用薬などに制限が加えられている．
3	使用期間が長期でない．
4	試験成績が集団としての評価である．
5	専門医による評価である．

治験の限界

Step1. 正しいものには○，間違っているものには×を（　）に記入せよ．

創薬段階で得られた医薬品情報は，質的には十分だが，量的には十分ではない．（　）

Step2. （　）に適切な語句を記入せよ．

創薬段階で得られた医薬品情報は，質，（　）ともに十分ではない．

答え　【Step1】×（質，量ともに十分ではない），【Step2】量

6 医薬品作用の個人差と被験者の選定についての考え方を述べよ.

　一般に医薬品作用の現れ方は個人差が大きいといわれている．体質や遺伝子変異，遺伝子多型などによるものと考えられるが，被験者個々人の背景が異なると臨床試験のデータに個人差による影響が現れ，試験結果にゆがみが出てくる可能性がある．そのため治験にはすべての希望者が参加できるのではなく，年齢や合併症，併用薬の有無などによる制限がある．

　また，最近の抗がん剤などでは遺伝子変異の有無が医薬品の効果に大きく影響することもあり，その確認のための治験が設定されることもある．たとえば，ゲフィチニブのNEJ002試験は，チロシンキナーゼ受容体に変異がある患者での効果を確認するものであった．

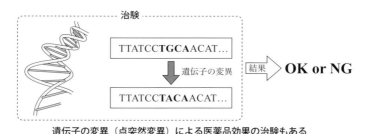

遺伝子の変異（点突然変異）による医薬品効果の治験もある

Step1. 正しいものには○，間違っているものには×を（　）に記入せよ．
一般に，医薬品作用の現れ方は，個人差が少ない．（　）

Step2. （　）に適切な語句を記入せよ．
一般に，医薬品作用の現れ方は，（　）が大きい．

答え　【Step1】×（少ない → 大きい），【Step2】個人差

7 規格試験の要点をまとめよ．

　医薬品の品質を評価するためには，製造時の品質を保証するための規格試験と，保存時の品質を保証するための安定性試験とがある．その標準的な試験法は，日本薬局方に一般試験法としてまとめられている．

　主な規格試験には，確認試験，純度試験，定量法がある．確認試験は，医薬品に有効成分が含まれているかどうかを確かめるもの，純度試験は，医薬品中の混在物の種類と量を確かめるものである．また定量法は，医薬品中の成分の量を測定して確認するものである．

　新薬などは，承認申請時には「規格および試験方法」に関する資料を提出するが，規格試験の方法として適切なものがあれば，局方の一般試験法を利用する．

確認試験	医薬品または医薬品中に含有されている主成分などを，その特性に基づいて確認するために必要な試験．
純度試験	医薬品中の混在物を試験するために行うもので，医薬品の純度を規定する試験でもあり，その混在物の種類と量の限度を規定する．この試験の対象となる混在物には，たとえば重金属やヒ素などがある．
定量法	医薬品の組成，成分の含量，含有単位などを物理的，化学的または生物学的方法によって測定する試験法．

主な規格試験

Step1. 正しいものには○，間違っているものには×を（　）に記入せよ．
　規格試験は，確認試験と純度試験の2つで構成される．（　）

Step2. （　）に適切な語句を記入せよ．
　規格試験は，確認試験と純度試験と（　）の3つで構成される．

答え　【Step1】×（定量法が抜けている），【Step2】定量法

8 自主回収のクラス分類とはなにか.

　医薬品の回収はほとんどが自主回収（一部回収命令によるものがある）であるが，回収に着手したとき，回収に着手した旨とともに，回収の状況について都道府県に報告する．その際，都道府県より個別回収ごとに I，II，IIIの数字（クラス分類）が割り当てられる．

　回収に当たっては，基本的にクラスIIに該当するものと考え，健康被害発生の原因になるとはまず考えられないとする積極的な理由があればクラスIIIに，クラスIIよりも更に重篤な健康被害発生のおそれがある場合にはクラス I と判断すると指示されている（「医薬品・医療機器等の回収情報の提供方法に関する要領」2011年（平成23年）3月22日）．

クラス I	その製品の使用などが，重篤な健康被害または死亡の原因となりうる状況をいう．
クラス II	その製品の使用などが，一時的なもしくは医学的に治癒可能な健康被害の原因となる可能性がある状況，または，その製品の使用などによる重篤な健康被害のおそれはまず考えられない状況をいう．
クラス III	その製品の使用などが，健康被害の原因となるとはまず考えられない状況をいう．

自主回収のクラス分類

Step1. 正しいものには○，間違っているものには×を（　）に記入せよ．
　自主回収について，重篤な健康被害または死亡の原因となりうるのは，クラスIIIに分類される．（　）

Step2. （　）に適切な語句を記入せよ．
　自主回収について，重篤な健康被害または死亡の原因となりうるのは，クラス（　）に分類される．

答え　【Step1】×（クラスIII → クラス I），【Step2】I

9 ジェネリック医薬品ついて，先発品との「同一」と「同等」について説明せよ．

　ジェネリック医薬品（後発医薬品）とは，先発医薬品と治療学的に同等で，先発医薬品の代替品となる医薬品である．ジェネリック医薬品は先発医薬品と「同一」ではなく，「同等」であって，剤形が異なることもある．

　生物学的利用能（バイオアベイラビリティ）を比較して，製剤間に差が認められないとき生物学的に両剤は同等であるという．1997年（平成9年）の「後発医薬品の生物学的同等性ガイドライン」以降，生物学的同等性試験では健康成人を被験者として，クロスオーバー法による有効成分の薬物血中濃度が測定され，それが同等であれば生物学的同等性が確認されたことになる．

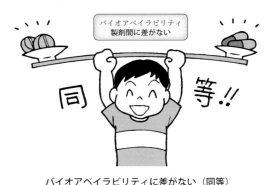

バイオアベイラビリティに差がない（同等）

Step1. 正しいものには○，間違っているものには×を（　）に記入せよ．
　ジェネリック医薬品は，先発医薬品と剤形が異なることは認められない．（　）

Step2. （　）に適切な語句を記入せよ．
　ジェネリック医薬品は，先発医薬品と（　）が異なる場合もある．

答え☞【Step1】×（異なる場合もある．たとえば，カプセルから錠剤など），【Step2】剤形

10 ジェネリック医薬品の「育薬」とはなにか.

　ジェネリック医薬品の有効成分の血中濃度推移は先発医薬品と同様である．したがって，その臨床効果も同等であり，有効成分に関する情報は大部分が先発医薬品の情報をそのまま用いることができる．しかし，「ジェネリック医薬品は先発医薬品と添加剤や原末供給元が異なることがあり（製剤的な差異），濃度非依存的なアレルギー性副作用の発生頻度が異なる」可能性がある．

　医師，薬剤師らは，その製剤的差異がどのような治療上，製剤上の違いをもたらすかなどの情報を求めている．ジェネリック医薬品と先発医薬品の違いに関する情報は承認時にはきわめ少なく，このような情報を収集し，医療現場にフィードバックする育薬がジェネリック医薬品においても必要になるといえる．

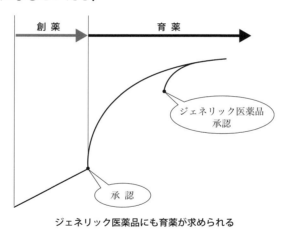

ジェネリック医薬品にも育薬が求められる

Step1. 正しいものには○，間違っているものには×を（　）に記入せよ．
　ジェネリック医薬品ついても，「育薬」は必要である．（　）

Step2. （　）に適切な語句を記入せよ．
　ジェネリック医薬品ついても，（　）は必要である．

答え ☞【Step1】○，【Step2】育薬

11 創薬の成功率はどれくらいか．

　医薬品の開発成功率はきわめて低い．日本製薬工業協会（製薬協）の調査によれば，2003〜2007年（平成15〜19年）の集計で成功率は2万分の1よりも低い．また，1992〜1996年（平成4〜8年）の成功率が約6千分の1だったのと比べても，次第に成功率は下がっており，開発が難しい現状を示している．

　その一方で，開発にかかる費用は増大する一方であり，1970年代では1品目の開発費用が約150億円，80年代が350億円，90年代では900億円といわれていたものが，最近では1,000億円に達するといわれている．

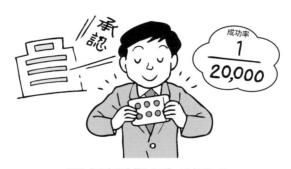

開発成功率は次第に下がってきている

Step1. 次の選択肢のうち，正解の番号を（　）に記入せよ．
創薬過程で，最終的に新薬として市販される成功率は，次のうちどれか．
（　）
　　1. 1/5,000　　2. 1/20,000　　3. 1/100,000

Step2. （　）に適切な語句を記入せよ．
創薬過程で，最終的に新薬として市販されるのは（　）程度である．

答え　【Step1】2，【Step2】2万分の1

12 非臨床試験のうち GLP に従って実施される試験はなにか.

　非臨床試験のうち，とくに**毒性試験**と**安全性薬理試験**は GLP（医薬品の安全性に関する非臨床試験の実施の基準）に従って実施される．「毒性試験は，動物の健康状態，飼育条件で大きく左右されるため，飼育条件を最良に保つ」必要があり，野良犬や野良猫を試験に用いる訳にはいかない．また「十分な教育訓練を受けた研究者」が実施する必要があり，GLP に則り施設基準と人的基準が満たされていなければならない．

　一般に「安全性薬理試験の目的は，ヒトの安全性に関連のあると思われる被験物質の望ましくない薬力学的特性を特定し，その用量（濃度）反応関係を特徴づけること」とされ，とくに心血管系，呼吸器系および中枢神経系に対する薬物の有害な作用を非臨床で評価することはきわめて重要である．

非臨床試験			
薬物動態試験		薬物の ADME（吸収，分布，代謝，排泄）を評価する．代謝物の薬理作用の有無も評価する．	
薬効薬理試験		治療対象とする疾病に対する薬理作用を評価する．	
安全性薬理試験		とくに心血管系，呼吸器系，中枢神経系に対する有害性を評価する．	
毒性試験		ヒトへの適応の可能性を評価する．	
	一般毒性試験	単回投与毒性試験	単回投与による毒性を評価する．50% 致死量 LD_{50}，50% 有効量 ED_{50}，治療（安全域）係数 LD_{50}/ED_{50}．
		反復投与毒性試験	反復投与された場合の毒性を評価する．2 種類の哺乳類と雌雄での実施が求められる．
	特殊毒性試験	生殖発生毒性試験	雌雄の生殖機能への毒性，細胞，受精，周産期，授乳期までの毒性，催奇形性を評価する．
		依存性試験	薬物の依存性を調べる．中枢薬理作用を有する薬物が対象となる．
		抗原性試験	薬物が抗原性をもつか，薬物アレルギーを惹起するかを調べる．
		局所刺激性試験	皮膚，筋肉，血管，粘膜などに対する刺激性の有無と強さを評価する．
		遺伝毒性試験	DNA への毒性を評価する．DNA 毒性がある場合は発がん性物質，遺伝的障害物質の可能性がある．
		がん原性試験	ラットでは 2 年間，マウスでは 1 年半という動物のほぼ一生に近い長期間にわたり被験物質を投与して，その物質に発がん性や発がんを誘導する性質があるかを調べる．
製剤化試験		臨床応用可能な製剤化を検討する．	

非臨床試験の種類とポイント

Step1. 次の選択肢のうち，正解の番号を（ ）に記入せよ．

毒性試験と安全性薬理試験は，（ ）に従って実施される．
  1. GMP　　2. GCP　　3. GLP

Step2. （ ）に適切な語句を記入せよ．

毒性試験と安全性薬理試験は，（ ）に従って実施される．

Memo

答え 【Step1】3，【Step2】GLP「医薬品の安全性に関する非臨床試験の実施の基準」

13 テーラーメード医療について用法・用量の考え方を述べよ.

　多くの医薬品は集団による評価によって有効性，安全性が検討されているため，承認後は臨床試験で決定され，厚生労働大臣より承認を受けた用法・用量で使用されることになる．多くの薬物は患者個々に分けて投与量が設定されることはなく，高齢者，太っている，痩せているなどの条件で適宜増減する程度の差別化が行われているだけである．

　ところが，ゲノム創薬の発展には目を見張るものがあり，「解析されたヒトゲノム情報をもとに，病気や病態に効果を示す」創薬が行われている．分子標的薬は「病気の発症や原因となる変異遺伝子や変異タンパク質を特定し，それらに直接作用する」ように設計された薬剤である．ゲフィニチブは 10 年にわたる臨床研究の結果，*EGFR* 遺伝子変異のある腺がん，東洋人，女性，非喫煙者に高い効果のあることがわかった．

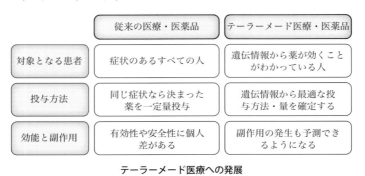

テーラーメード医療への発展

Step1. 次の選択肢のうち，正解の番号を（　）に記入せよ．

　正しいのはどれか．（　）
　1．多くの薬物は，患者個々に分けて投与量を決定する．
　2．承認された用法・用量にて投与される．
　3．今後も，個々の患者の適切な投与量の設定は不可能である．

Step2. （　）に適切な語句を記入せよ．

　多くの薬物は，患者個々に分けて投与量を決定するのではなく，（　）用法・用量にて投与される．

答え　【Step1】2,【Step2】承認された

14　育薬におけるMRの役割について要点をまとめよ.

　育薬におけるMRの役割は大きいといわれる．医薬品の承認時点での情報は，「治験の限界」で示したように十分なものとはいえない．製造販売後，安全対策の体制，手順は，医薬品医療機器等法および行政指導により市販後調査（PMS）の一環として定められている．

　市販後調査は，2001年（平成13年）に始められたもので，販売開始後6ヵ月間にわたり「重篤な副作用などを迅速に把握する」ために注意喚起を行うものである．製造販売直後はとくに安全性情報が不足している．そのため市販直後調査は承認条件として支持され，直後調査が販売直後の安全性確保に果たしている役割は大きい．そしてMRは直後調査のみならず副作用・感染症報告においても大きな責任を担っている．

	治験の限界	MRによる情報活動
1	被験者数が少ない	発生頻度の低い副作用に関して情報を収集
2	投与期間が短い	長期投与で顕在化する副作用情報を収集
3	除外規定がある	小児，高齢者，妊産婦，腎機能障害，肝機能障害患者に関する安全性に関する情報を収集
4	併用薬禁止	併用患者に関する有効性・安全性に関する情報を収集
5	専門医による評価	適正使用情報を収集し伝達

育薬におけるMRの役割

Step1. 次の選択肢のうち，正解の番号を（　）に記入せよ．
　正しいのはどれか．（　）
　　a. 育薬におけるMRの役割は大きい．
　　b. 新薬の発売直後は，その有効性に注目が集まる．
　　c. 発売直後は，とくに有効性情報が不足している．
　　1.（a, b）　　2.（a, c）　　3.（b, c）

Step2.（　）に適切な語句を記入せよ．
　育薬におけるMRの役割は大きく，発売直後は，とくに（　）情報が不足している．

答え　【Step1】1（c. 有効性情報 → 安全性情報），【Step2】安全性

15　規格試験や安定性試験を規定しているのはなにか．

　規格試験や安定性試験で用いられる標準的な試験方法が，日本薬局方に一般試験法としてまとめられている．「規格及び試験方法」とは，「原薬及び製剤の品質を確保するための試験方法及び試験をしたときの適否の判定基準を示したもの」であり，規格および試験方法の設定に際しては，日本薬局方の通則，製剤総則，一般試験法，標準品および試薬・試液などを準用することを原則とする．

　また，安定性試験は，「安定性試験ガイドライン」に基づき実施され，製剤については，貯蔵条件および有効期間の設定に必要な情報を得るための試験である．

長期保存試験	$25\pm2℃／60\pm5\%RH$※，12ヵ月
加速試験	$40\pm2℃／75\pm5\%RH$※，6ヵ月
苛酷試験	保存条件は，原薬の特性に応じて設定するが，通常，加速試験より苛酷な条件で実施する．

※ 温度／湿度
※ RH(Relative Humidity)

安定性試験の種類：長期保存試験，加速試験，苛酷試験
（原薬と製剤はほぼ同じ条件）

Step1. 次の選択肢のうち，正解の番号を（　）に記入せよ．
規格試験や安定性試験が規定されているのは，次のうちどれか．（　）
1．医薬品医療機器等法　　2．医薬品医療機器等法施行規則
3．日本薬局方

Step2. （　）に適切な語句を記入せよ．
規格試験や安定性試験は（　）にて規定されている．

答え　【Step1】3，【Step2】日本薬局方

16 クレーム処理の手順を簡略に述べよ．

医薬品医療機器等法および厚生労働省令（GVP：Good Vigilance Practice, GQP：Good Quality Practice）により製造販売業三役の設置が義務づけられている．MRが品質情報（クレーム）を入手したときは，GQP，GVPの規定により，迅速に「品質保証部門」へ報告しなければならない．また，品質保証業務手順書に従いクレーム情報を記した「連絡書」を記載する．当該クレームに関する措置は総括製造販売責任者が決定するが，その決定に則り，安全管理実施責任者の指示に従って，MRは措置を実施することになる．

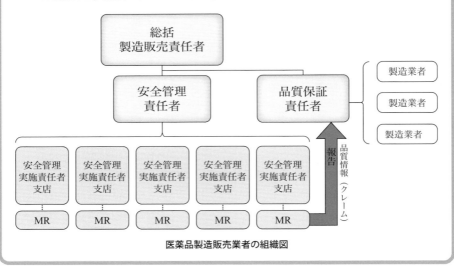

医薬品製造販売業者の組織図

Step1. 次の3つの選択肢うち，正しいのはどれか．

クレームにより品質情報を得た場合は，社内ルールに従い迅速に（　　）に連絡する．

1. 安全管理統括部門　　2. 品質保証部門　　3. 営業管理部門

Step2. （　　）に適切な語句を記入せよ．

クレームにより品質情報を得た場合は，社内ルールに従い迅速に（　　）に連絡する．

答え　【Step1】2，【Step2】品質保証部門

17 ジェネリック医薬品の条件を3つ述べよ．

ジェネリック医薬品は次の3条件を満たしていることが求められる．

①先発医薬品の再審査期間が終了し再評価の指定中でないこと．
②先発医薬品の特許期間が満了していること．
③生物学的同等性試験により有効成分の血中濃度推移が先発医薬品と同等と認められること．

ジェネリック医薬品の定義は，法的には明確ではないが，2009年（平成21年）薬食発第0304004号において，「臨床試験の成績に関する資料を必要としない医薬品」とされている．

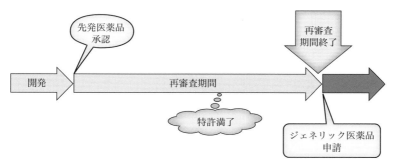

※ジェネリック医薬品は，先発医薬品の特許が満了していても再審査期間終了まで承認申請を出せないため，再審査期間は事実上先発医薬品の独占販売期間となる（先発医薬品の独占販売）．

Step1. 次の選択肢のうち，正解の番号を（ ）に記入せよ．
ジェネリック医薬品の条件として，正しいのはどれか．（ ）
　a. 再審査期間が終了している（再評価指定を受けていてもかまわない）．
　b. 特許期間が満了している．
　c. 生物学的同等性が認められる．
　1.（a, b）　　2.（a, c）　　3.（b, c）

Step2. （ ）に適切な語句を記入せよ．
ジェネリック医薬品の条件は，再審査期間が終了しており（再評価指定中でないもの），特許期間が満了していて，（ ）同等性が認められることが必要である．

答え 【Step1】3（a. 再評価指定を受けているものはダメ），【Step2】生物学的

18 新薬開発に関するポイントをまとめよ．

　新薬開発の過程は，大きく基礎研究，非臨床試験，臨床試験，製造販売承認申請・審査の4段階に分けられる．まず基礎研究の段階ではリード化合物の探索から始まる．この過程では現在，プロテオーム解析やハイスループットスクリーニングなどの手法が用いられ，非常に高度な技術となっている．とくに抗体医薬や核酸医薬の技術的進歩はめざましく，何人ものノーベル賞受賞者が生まれている．1984年抗体医薬におけるハイブリドーマ法の発見によりミルシュタイン（Milstein）とケラー（Keller）がノーベル生理学・医学賞，1993年PCR法の発見によりマリス（Mullis）がノーベル化学賞，2006年RNA干渉の発見によりファイアー（Fire）とメロー（Mello）がノーベル生理学・医学賞を受賞している．

　医薬品の開発には莫大な費用（数100億〜1,000億円）がかかり，9〜17年もの長い時間がかかる．また，成功率は合成された化合物のうち2万分の1程度といわれている．

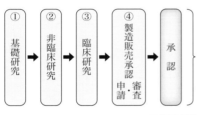

医薬品開発の現状

Step1. 次の選択肢のうち，正解の番号を（　）に記入せよ．
正しいのはどれか．（　）
a. 医薬品医療機器総合機構から承認を受けた医薬品のみが上市される．
b. 新薬開発コストは，数億〜100億円に達するといわれる．
c. 研究開発に要する時間は長期化する傾向がある．
d. 製薬企業では，売上高に対する研究開発費の割合が高い．
1.（a, b）　2.（a, c）　3.（a, d）　4.（b, c）　5.（c, d）

Step2.（　）に適切な語句を記入せよ．
新薬を発売するために必要なコストは（　）に達するといわれる．

答え ☞【Step1】5（a. 医薬品医療機器総合機構 → 厚生労働大臣，b. 数億〜100億円 → 数100億〜1,000億円），【Step2】数100億〜1,000億円

19 治験の限界について述べよ．

一般に治験には5つの限界があるといわれる．①検討症例数が少ない（多くても数千例），②投与期間が短い（数年にわたる長期投与例はない），③除外規定がある（小児，高齢者，妊産婦，腎機能障害者，肝機能障害者），④併用薬禁止，⑤専門医による評価，である．また治験のもっとも大きな特徴は，「治験は個々人に最善の治療・疾患管理を効率よく提供するという，実際の医療とは異なった状況で実施される」という点である．さらに抗がん剤の治験では，国（厚生労働省）が定めた基準に従って，健康な方や限られた条件の一部の患者を対象に安全性や効果などを調べるため，治験薬でしか生命を保てない患者が除外されてしまうという問題も生じている．

治験参加  臨床試験 治験に参加できない
小児，高齢者，妊産婦，腎機能障害者，肝機能障害者

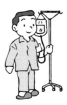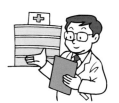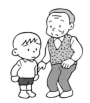

治験には除外規定がある

Step1. 次の選択肢のうち，正解の番号を（　）に記入せよ．
治験について，正しいのはどれか．（　）
a. 被験者の安全を優先して行われる．
b. 治験薬の有効性を立証するという目的がある．
c. 個々人に最善の治療・疾病管理を効率よく提供することを目標とした状況で行われる．
d. 原則，併用薬は禁止されていない．
1.（a, b）　2.（a, c）　3.（a, d）　4.（b, c）　5.（c, d）

Step2. （　）に適切な語句を記入せよ．
治験は，被験者の安全を優先して行われ，治験薬の（　）を立証するという目的がある．

答え 【Step1】1（c. は実際の医療のこと，d. 併用禁止薬が存在する），【Step2】有効性

20 ジェネリック医薬品の承認に必要な資料はなにか.

　先発医薬品は承認後再審査期間（有効性・安全性の再確認）が義務づけられており，この間ジェネリックは承認申請ができないため，再審査期間は実質上，独占販売期間となっている．ジェネリック医薬品は，規格および試験方法，安定性試験，生物学的同等性試験の項目で審査され，先発医薬品と同等であることによって承認が与えられる．

　このうち生物学的同等性試験とは，ジェネリック医薬品と対応する先発医薬品を同じ健康成人に期間をおいて交互に服用させ，その血中薬物濃度推移が同一であることを確認する試験（クロスオーバー試験）であり，生物学的同等性が確認できれば臨床試験は不要であるという考え方は，FDA（アメリカ食品医薬品局），EMA（欧州医薬品庁）など欧米審査機関の共通の原則である．

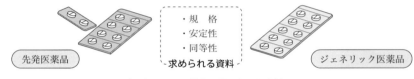

ジェネリック医薬品承認に必要な資料

Step1. 次の選択肢のうち，正解の番号を（　）に記入せよ．
ジェネリック医薬品の承認に必要な資料はどれか．（　）
　　a. 規格　　b. 安定性　　c. 生物学的同等性　　d. 毒性

	a	b	c	d
1.	正	正	正	誤
2.	正	誤	誤	正
3.	誤	正	正	誤
4.	誤	誤	正	正
5.	誤	誤	誤	正

Step2. （　）に適切な語句を記入せよ．
　ジェネリック医薬品の承認に必要な資料は，規格，（　），同等性に関する資料のみでよい．

答え ☞【Step1】1,【Step2】安定性

練習問題

■ 次の文章で，正しいものには 1，間違っているものには 2 と（　）内に記入せよ．

問1　育薬の代表的な成功例として，アスピリンは抗血小板作用の効能追加や川崎病への適応拡大がされている．（　）

問2　iPS 細胞は，胚性幹細胞と呼ばれ受精卵からつくられる．（　）

問3　クレーム情報を受けた場合は，安全管理統括部門に連絡する．（　）

問4　外国で開発された医薬品では，厚生労働大臣の承認を得なくても，わが国で上市される場合がある．（　）

問5　治験は「個々人に最善の治療・疾患管理を効率よく提供すること」を目標としている．（　）

問6　ジェネリック医薬品は，医薬品医療機器等法により明確に定義されている．（　）

問7　創薬とは，医薬品が承認を受けるまでの過程をいう．（　）

問8　患者は，投与された医薬品の相互作用や保存方法に関する情報なども欲している．（　）

問9　先発品との違いに関する情報を医療現場にフィードバックする「育薬」が，ジェネリックについても必要である．（　）

問10　プロテオーム解析とは，ある条件において発現，機能しているタンパク質のすべてを網羅的に解析することをいう．（　）

問11　治験審査委員会は，医学・薬学の専門家のみで構成される．（　）

問12　看護師は，注射剤調製時の注意事項，配合変化，点滴速度など具体的な情報を必要としている．（　）

問13　ジェネリック医薬品のクレーム対応も先発品同様，GVP，GMP，「安全管理業務手順書」に従って行われる．（　）

問14　ハイスループットスクリーニングとは，リード化合物の探索においてロボットを用いて選択する技術のことである．（　）

問15　分子標的薬のイマチニブは，フィラデルフィア染色体によりつくられた Bcr-Abl タンパクに結合し，白血病細胞の産生を阻害する．（　）

■ 次の問いに答えよ．

問16　正しいのはどれか．（　）
　注射剤におけるもっとも強力な発熱物質は，（　）の菌体成分であるエンドトキシンである．
　1．グラム陽性球菌　　2．グラム陽性桿菌　　3．グラム陰性桿菌

問17　正しいのはどれか．（　）
　特許期間は，（　）より 20 年（治験と承認審査に要した期間分の延長，最長 5 年まで可能）である．
　1．発明日　　2．出願日　　3．論文掲載日

問18　治験について，正しいのはどれか．（　　）
　　a．被験者の安全を優先して行われる．
　　b．治験薬の有効性を立証するという目的がある．
　　c．個々人に最善の治療などを効率よく提供することを目標とした状況で行われる．
　　d．原則，併用薬は禁止されていない．
　1．(a, b)　　2．(a, c)　　3．(a, d)　　4．(b, c)　　5．(c, d)

問19　医薬品の品質を評価するための試験はどれか．（　　）
　　a．安定性試験　　b．製剤均一性試験　　c．溶出試験　　d．規格試験
　1．(a, b)　　2．(a, c)　　3．(a, d)　　4．(b, c)　　5．(c, d)

問20　正しいのはどれか．（　　）
　新薬を研究開発し発売するために必要なコストは，（　　）に達するといわれる．
　1．数十億円〜100億円　　2．数百億円〜1000億円　　3．数千億円〜1兆円

問21　反復投与試験について，誤りはどれか．（　　）
　　a．投与期間は6ヵ月以上となっている．　　b．LD_{50}を求める．
　　c．一般毒性試験では2種類のほ乳類の雌雄で実施する．
　1．(a, b)　　2．(a, c)　　3．(b, c)

問22　用法・用量の妥当性を評価するのは，次のうちどの試験か．（　　）
　1．臨床薬理試験（第Ⅰ相）　　2．探索的試験（第Ⅱ相）
　3．検証的試験（第Ⅲ相）

問23　正しいのはどれか．（　　）
　1．イマチニブ―――――乳がん治療薬
　2．トラスツズマブ―――慢性骨髄性白血病治療薬
　3．ベバシズマブ――――血管新生阻害薬

問24　看護師が必要とする医薬品情報は，次のうちどれか．（　　）
　　a．注射剤の配合変化や注射速度　　b．副作用の症状と対応策
　　c．飲み忘れたときの対処法
　1．(a, b)　　2．(a, c)　　3．(b, c)

問25　正しいのはどれか．（　　）
　医薬品の（　a　）を保証するには，まず（　b　）が保証されていることが前提となる．

　　　　　　　　　a　　　　　　　b
　1．有効性と安全性　　品質
　2．品質と有効性　　　安全性
　3．品質と安全性　　　有効性

問26　エンドトキシンについて，正しいのはどれか．（　　）
　　a．エンドトキシンは環境中に広く存在する細菌にも含まれる．
　　b．菌を死滅させても残るため除去失活が困難である．
　　c．エンドトキシン試験にはパイロジェンを用いる．
　1．(a, b)　　2．(a, c)　　3．(b, c)

問27 生物学的同等性試験について，正しいのはどれか．（　　）
　　a．試験は健康な成人を被験者とする．　　b．群間比較法で行われる．
　　c．静注製剤については生物学的同等性試験は免除される．
　1．(a, b)　　2．(a, c)　　3．(b, c)

問28 ジェネリック医薬品の承認に必要な資料はどれか．（　　）
　　a．規格　b．安定性　c．生物学的同等性　d．毒性

	a	b	c	d		a	b	c	d
1．	正	正	正	誤	4．	誤	誤	正	正
2．	正	誤	誤	正	5．	誤	誤	誤	正
3．	誤	正	正	誤					

問29 ジェネリック医薬品について，正しいのはどれか．（　　）
　　a．先発品の再審査期間が終了し，再評価指定中でないこと．
　　b．先発品の知的財産権に抵触しないこと．
　　c．生物学的に先発品と同等であること．
　　d．承認申請に必要なのは生物学的同等性試験および安定性試験結果である．

	a	b	c	d		a	b	c	d
1．	正	正	正	誤	4．	誤	誤	正	誤
2．	正	正	誤	正	5．	誤	正	正	正
3．	正	誤	誤	正					

問30 基礎研究について，正しいのはどれか．（　　）
　　a．リード化合物の探索は，近年では天然素材からの抽出によって行われる．
　　b．プロテオーム解析というアプローチも注目を集めている．
　　c．ハイスループットスクリーニングという技術が用いられるようになった．
　1．(a, b)　　2．(a, c)　　3．(b, c)

問31 正しいのはどれか．（　　）
　　国内製薬企業大手（10社平均）の年間研究開発費は（　　）で年々増加傾向にある．
　1．133億円　　2．1,333億円　　3．1兆3,333億円

問32 生殖発生毒性試験について，正しいのはどれか．（　　）
　　a．雌の生殖機能への毒性を評価する．
　　b．細胞の形成から授乳期までが対象となる．
　　c．催奇形性を評価する．
　1．(a, b)　　2．(a, c)　　3．(b, c)

問33 第Ⅲ相試験について，正しいのはどれか．（　　）
　　a．多数の患者を対象に行う．　　b．主に安全性を確認する．
　　c．二重盲検比較試験などを用いる．
　1．(a, b)　　2．(a, c)　　3．(b, c)

問34 正しいのはどれか．（　　）
　　a．医薬品の開発開始時点で，候補物質の医薬品としての情報は皆無である．
　　b．承認時点での医薬品情報は十分だといえる．

c．治験は個々人に最善の治療を提供する実際の医療とは異なる．
　1．(a, b)　　2．(a, c)　　3．(b, c)

問35　薬剤師の業務について，誤りはどれか．（　　）
　1．薬剤師は調剤した後には疑義照会義務がある．
　2．院内ではDI業務を行っている．
　3．開封後の安定性など化学的，薬剤的な情報も必要としている．

問36　正しいのはどれか．（　　）
　一般試験法は，（　　）に提示されている．
　1．医薬品医療機器等法　　2．医薬品医療機器等法施行規則　　3．日本薬局方

問37　規格試験のうち，医薬品中の成分の量を測定するのはどれか．（　　）
　1．確認試験　　2．純度試験　　3．定量法

問38　ジェネリック医薬品について，誤りはどれか．（　　）
　1．先発品と製剤的な差異は存在する．
　2．プラセボ効果により服薬アドヒアランスが変化する可能性もある．
　3．濃度非依存的なアレルギー性副作用の発生は先発品と同等である．

問39　正しいのはどれか．（　　）
　　a．臨床研究は，ヒト以外の動物に関する研究も含む．
　　b．臨床試験は新薬開発の目的に限られる．
　　c．治験とは，新薬開発のための臨床試験のことをいう．
　　d．臨床研究はGCPに基づいて実施される．

	a	b	c	d			a	b	c	d
1．	正	正	正	誤		4．	誤	正	誤	正
2．	正	誤	誤	正		5．	誤	誤	正	誤
3．	誤	誤	正	正						

問40　正しいのはどれか．（　　）
　創薬の過程には9～17年の年月がかかるが，最終的に新薬として市販されるのは（　　）程度である．
　1．1,000分の1　　2．2万分の1　　3．10万分の1

問41　基礎研究について，正しいのはどれか．（　　）
　　a．医薬品は開発される前に文献調査や特許の調査，市場調査などが行われる．
　　b．開発は医療のニーズおよび経済的背景などを踏まえて検討される．
　　c．現在承認申請に，医薬品の起源または発見の経緯の資料は必要とされない．
　1．(a, b)　　2．(a, c)　　3．(b, c)

問42　薬物アレルギーを調べる試験はどれか．（　　）
　1．依存性試験　　2．抗原性試験　　3．局所刺激性試験

問43　ICHについて，正しいのはどれか．（　　）
　　a．医薬品開発の迅速化・効率化を目指した日米EU国際会議である．
　　b．治験データの相互受け入れを促進する．
　　c．日本人を対象とした治験の充実が図られる．

1. (a, b)　　2. (a, c)　　3. (b, c)
問44　治験に関して，正しいのはどれか．（　　）
　　a. 被験者数は数百人程度から非常に大規模なものでも5,000人程度となる．
　　b. 投与期間は数回投与から2年程度まで．
　　c. 治験はすべての希望者が参加できる．
1. (a, b)　　2. (a, c)　　3. (b, c)
問45　看護師はだれから医薬品情報を入手しているか，正しいのはどれか．（　　）
　　a. 医師，看護師，薬剤師　　b. 家族，友人　　c. MR・MS
1. (a, b)　　2. (a, c)　　3. (b, c)
問46　製剤均一性試験が適用されないのは，次のうちどれか．（　　）
　1. 分包されていないシロップ剤　　2. 溶液でない注射剤　　3. 坐剤
問47　安定性試験について，正しいのはどれか．（　　）
　　a. 安定性試験は厚労省のガイドラインにしたがって行われる．
　　b. 苛酷試験は長期保存試験，加速試験に続いて行われる．
　　c. 苛酷試験の結果は分解生成物の分析法の適合性確認に利用される．
1. (a, b)　　2. (a, c)　　3. (b, c)
問48　ジェネリック医薬品について，正しいのはどれか．（　　）
　　a. 承認申請はADME，安定性，同等性に関する資料だけでよい．
　　b. 溶出試験規格を設定する品質再評価が行われている．
　　c. 「薬価基準」は，日本版オレンジブックとも呼ばれる．
　　　　a　　b　　c
1.　正　　誤　　誤
2.　正　　誤　　正
3.　誤　　正　　誤
問49　インフォームド・コンセントの説明事項について，誤りはどれか．（　　）
　　a. 治験は治療目的でのみ行われること　　b. 予想される臨床効果と危険性
　　c. ほかの治療法の有無とその説明　　d. 治験開始後は参加を撤回できないこと
1. (a, b)　　2. (a, c)　　3. (a, d)　　4. (b, c)　　5. (c, d)
問50　正しいのはどれか．（　　）
　　毒性試験と安全性薬理試験は，（　　）に従って実施される．
　1. GMP　　2. GCP　　3. GLP
問51　正しいのはどれか．（　　）
　　a. 薬物動態試験では，代謝物の薬理作用の有無も評価する．
　　b. 安全性薬理試験では，とくに生殖器系に対する有害作用を評価する．
　　c. 薬効薬理試験は治療対象とする疾病に対する薬理作用を評価する．
1. (a, b)　　2. (a, c)　　3. (b, c)
問52　DNA機能への毒性を評価するのは，どれか．（　　）
　1. 抗原性試験　　2. 遺伝毒性試験　　3. がん原性試験

問53　正しいのはどれか．（　　）
　　工業化研究は，（　　）に則り高品質な医薬品を安全かつ安定的に生産するための研究である．
　　1．GMP　　2．GQP　　3．GVP
問54　育薬について，正しいのはどれか．（　　）
　　a．承認は医薬品にとって最大最終のイベントである．
　　b．製造販売後は適正使用情報の質・量を増大させていく．
　　c．育薬により使いやすい，価値の高い医薬品になっていく．
　　1．(a, b)　　2．(a, c)　　3．(b, c)
問55　正しいのはどれか．（　　）
　　サリドマイドは2008年，（　　）の治療薬として承認され，再発売された．
　　1．骨肉腫　　2．脳腫瘍　　3．多発性骨髄腫
問56　正しいのはどれか．（　　）
　　a．崩壊試験や溶出試験はすべての経口固形剤に適用される．
　　b．崩壊試験は品質管理の目的で行われる．
　　c．溶出試験は有効成分の溶け出す量を調べる．
　　1．(a, b)　　2．(a, c)　　3．(b, c)
問57　加速試験の保存条件は，どれか．（　　）
　　1．25℃，60%　　2．40℃，75%　　3．60℃，100%
問58　正しいのはどれか．（　　）
　　a．育薬の段階では医薬品に「経験」が付加されて育っていく．
　　b．MRは育薬の担い手である．
　　c．剤形の改良や包装の改良は育薬とはいえない．
　　d．製薬企業以外が行う研究調査なども育薬に相当する．
　　1．(a, b)　　2．(a, c)　　3．(a, d)　　4．(b, c)　　5．(b, d)
問59　治験の限界について，誤りはどれか．（　　）
　　1．少ない被験者数　　2．短い投与期間　　3．一般医による対応・評価
　　4．基準に合致した被験者群　　5．併用禁止薬の存在
問60　治療係数（安全域）とは，下記のどれか．（　　）
　　1．ED_{50}/LD_{50}　　2．LD_{50}/ED_{50}　　3．$LD_{50}-ED_{50}$

解答・解説

問1　1：さらには大腸がんの死亡率を低下させるなどの研究もある
問2　2：人工多能性幹細胞，体細胞からつくる
問3　2：安全管理統括部門 → 品質保証部門
問4　2：厚生労働大臣による承認を受けた医薬品のみが上市される
問5　2：上記は実際の医療の内容であり，治験とは異なっている
問6　2：法的には明確に定義されておらず，臨床試験成績に関する資料を必要としない医薬品のこと
問7　2：発売されるまでをいう，発売前に添付文書の変更が指示された例もある
問8　1：そのほか，日常生活における注意点などの情報
問9　1：製剤学的な差異が存在するため
問10　1：プロテオーム（proteome）とはprotein（タンパク質）とgenome（ゲノム）を組み合わせた造語
問11　2：医学・薬学の専門家だけでなく，ほかの学識経験者・有識者が含まれる．
問12　1
問13　2：安全管理業務手順書 → 品質管理業務手順書
問14　1：膨大な数から目的の化合物を選択する技術
問15　1：イマチニブ（グリベック）
問16　3
問17　2：1. は米国で，先発明主義という，3. は意味がない
問18　1：c. は実際の医療のこと，d. 併用禁止薬が存在する
問19　2：b. と c. は一般試験法に記載されている試験
問20　2
問21　1：a. その薬物の臨床試用予想期間に応じて設定する，b. 中毒症状を示す量，示さない量を推定する
問22　2：第II相で用量設定を行う
問23　3：1. グリベックと 2. ハセプチンが逆，3. はアバスチン

問24　1：c. これは患者が必要とする情報
問25　1
問26　1：c. パイロジェンは発熱物質試験法で用いる
問27　2：b. 群間比較法 → クロスオーバー法
問28　1
問29　1：d. 規格および試験方法が抜けている
問30　3：天然素材抽出 → ゲノム創薬
問31　2：製薬協調査による
問32　3：a. 雌 → 雌雄の生殖機能
問33　2：b. 安全性 → 安全性と有効性
問34　2：b. 十分ではない
問35　1：1. 調剤前に疑義照会しなければならない
問36　3：局方には70を超える一般試験法がある
問37　3：a. 有効成分が含まれているかを確かめる，b. 医薬品中の混在物を確かめる
問38　3：3. 発生頻度が異なる可能性がある
問39　5：a. ヒトを対象とする研究，b. ヒトに対して行う試験のすべて，d. 臨床研究 → 臨床試験
問40　2
問41　1：c. 起源または発見の経緯や外国における使用状況は資料として必要
問42　2：1. は濫用の可能性を予測する，3. は刺激性の有無と強さを評価する
問43　1：c. 治験の充実 → 治験の空洞化が起こる
問44　1：c. 年齢や重篤度，合併症などにより参加が制限される
問45　2：b. は患者の情報入手経路
問46　1：錠剤やカプセルのほか，分包されている散剤やシロップ等は対象となる
問47　2：b. 苛酷試験は先に行う
問48　3：a. ADME → 規格，c. 薬価基準 → 医療用医薬品品質情報集
問49　3：a. 治療目的以外の研究的側面があること，d. 参加を随時拒否・撤回できること
問50　3：GLP「医薬品の安全性に関する非臨床試験の実施の基準」

問 51　2：b. 生殖器系 → 心血管系，呼吸器系，中枢神経系
問 52　2：1. は免疫反応，3. は発がん性を評価する
問 53　1
問 54　3：a. 最大最終のイベント → 通過点に過ぎない
問 55　3：育薬の例
問 56　3：a. すべての経口固形剤 → 局所適用ではない経口固形剤
問 57　2：1. は長期保存試験の条件，3. は意味がない
問 58　5：a. 経験 → 情報，c. 剤形，包装，用法・用量の改善，適応拡大なども育薬である
問 59　3：一般医 → 専門医
問 60　2：治療係数が大きいほど安全性が高い

1 医療用医薬品の添付文書は，だれを対象につくられるのか．

　医療用医薬品添付文書は，1997年（平成9年）の薬務局長通知（薬発第6060号）により，記載要領が改正された．改正の契機になったのは，1993年（平成5年）に起きたソリブジン事件である．その記載要領の第一「適正使用記載の原則」には「医療用医薬品の添付文書は，医薬品医療機器等法第52条第1項の規定に基づき医薬品の適用を受ける患者の安全を確保し適正使用を図るために，医師，歯科医師及び薬剤師に対して必要な情報を提供する目的で当該医薬品の製造業者又は輸入販売業者が作成するものであること」と明記されている．

　一般に医療用医薬品添付文書の特徴は，①品質，有効性，安全性に関する正確な情報を集約した基本的情報，②医薬品医療機器等法および行政指導により記載項目・内容が規定されている，③随時改定が行われる最新情報，である．

（添付文書等の記載事項）

第52条 医薬品は，これに添付する文書又はその容器若しくは被包（以下この条において「添付文書等」という．）に，当該医薬品に関する最新の論文その他により得られた知見に基づき，次に掲げる事項（次項及び次条において「添付文書等記載事項」という．）が記載されていなければならない．ただし，厚生労働省令で別段の定めをしたときは，この限りでない．

1. 用法，用量その他使用及び取扱い上の必要な注意
2. 日本薬局方に収められている医薬品にあっては，日本薬局方において添付文書等に記載するように定められた事項
3. 第41条第3項の規定によりその基準が定められた体外診断用医薬品にあっては，その基準において添付文書等に記載するように定められた事項
4. 第42条第1項の規定によりその基準が定められた医薬品にあっては，その基準において添付文書等に記載するように定められた事項
5. 前各号に掲げるもののほか，厚生労働省令で定める事項

医薬品医療機器等法第52条（添付文書等の記載事項）

Step1. 正しいものには○, 間違っているものには×を( )に記入せよ.

医療用医薬品添付文書は, 医師, 歯科医師, 薬剤師および患者を対象に製造販売業者によってつくられる. ( )

Step2. ( )に適切な語句を記入せよ.

医療用医薬品添付文書は, 医師, 歯科医師, 薬剤師などの( )を対象に製造販売業者によってつくられる.

Memo

答え 【Step1】×（医療用医薬品添付文書は, 患者は対象としていない）,【Step2】医療関係者

2 医療用医薬品と一般用医薬品の添付文書の違いはなにか，簡潔に述べよ．

医薬品は承認審査上の分類（平成22年版 厚生労働白書）として医療用医薬品と一般用医薬品に分類されるが，添付文書も医療用医薬品添付文書と一般用医薬品添付文書とに分けられる．医療用の添付文書が医療関係者向けであるのに対して，一般用は一般使用者が対象になっている．一般用医薬品添付文書には「一般用医薬品の添付文書記載要領」（薬食発1014第6号 2011年（平成23年）10月14日）があり，記載順序や記載内容が医療用医薬品とは異なっている．とくに，その要領の「第1 添付文書作成に際しての原則」では「5．添付文書の記載に際しては，一般使用者が理解しやすく自ら判断できる内容とするために，平易な表現で簡潔に記載すること．6．一般使用者に正確に情報を伝えるために，適宜，図表やイラストを用いる等の工夫をすること」と書かれており，わかりやすい表現が求められている．

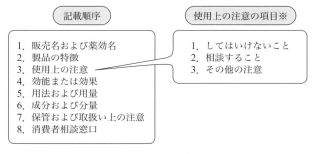

一般用医薬品添付文書の記載順序と「使用上の注意」の項目

※「してはいけないこと」には使用してはいけない人と，購入したあとの使用方法としての「してはいけないこと」が書かれている．また「相談すること」には，使用する前に相談することと，使用後に出た症状（副作用）について相談することが記載されている．

Step1. 正しいものには○，間違っているものには×を（　）に記入せよ．
一般用医薬品と医療用医薬品とでは，添付文書の記載方法などが異なる．（　）

Step2. （　）に適切な語句を記入せよ．
（　）の添付文書は一般患者向けにわかりやすい言葉で作成されている．

答え　【Step1】○（一般用は患者向けに書かれている），【Step2】一般用医薬品

3 MRの情報源のなかでの添付文書の位置づけを端的に述べよ.

　MRにとってのみならず，医薬品情報活動をするものにとって添付文書は，すべての情報活動の原点である．言葉を変えれば「添付文書は医薬品の適正使用と普及を目的として行うMRの医薬品情報活動の基本となる情報源」である．これまでのさまざまな医療裁判でも，最後に問題となったのは添付文書の記載に従ったか否かである．

　ペルカミン訴訟（最高裁判決1996年（平成8年）1月23日）では，医師が添付文書の使用上の注意に記載されてあった指示に従ったかどうかが争われた．7歳男児の虫垂炎の手術で腰椎麻酔を行ったが，医師は血圧測定を5分ごとにするよう看護師に指示した．しかし使用上の注意には2分ごとの測定が記載されていた．男児は腰麻ショックにより脳機能低下症に陥ってしまった．最高裁は医師の過失を認めた．

「警告」がある場合（赤カギ表示）

作成または改訂年月(版数)		薬効分類名		日本標準商品分類番号
貯法，取扱いの注意など	規制区分	販売名		承認番号
		日本薬局方等の名称		薬価基準収載年月，販売開始年月
		一般的名称		再審査・再評価結果の公表年月
		欧文名		効能・効果の追加承認年月など

| 特定生物由来製品に関する記載 |

警　告		副　作　用	有効成分に関する理化学的知見
禁　忌	（原則禁忌）	重大な副作用	取扱い上の注意
組成・性状		その他の副作用	承　認　条　件
効能・効果		高齢者への投与	包　装
効能・効果に関連する使用上の注意		妊婦，産婦，授乳婦への投与	主要文献および文献請求先
用法・用量		小児等への投与	投与期間制限医薬品に関する情報
用法・用量に関連する使用上の注意		臨床検査結果に及ぼす影響	製造業者または輸入販売業者の氏名または名称および住所
使用上の注意		過　重　投　与	
	慎　重　投　与	適用上の注意	
	重要な基本的注意	その他の注意	
	相　互　作　用	薬　物　動　態	
	併　用　禁　忌	臨　床　成　績	
	併　用　注　意	薬　効　薬　理	

※薄いグレーはすべて「使用上の注意」

医療用医薬品添付文書のレイアウト例

Step1. 正しいものには○，間違っているものには×を（　）に記入せよ．
医療用医薬品添付文書は，すべての情報活動の原点である．（　）

Step2. （　）に適切な語句を記入せよ．
医療用医薬品添付文書は，すべての情報活動の（　）である．

Memo

答え　【Step1】○，【Step2】原点

4 添付文書への記載禁止事項を正確に述べよ．

　医薬品医療機器等法第 52 条（添付文書等の記載事項）第 1 項には，①用法・用量，②使用上の注意，③取扱い上の注意，が記載されている．医薬品医療機器等法第 52 条では記載義務以外の内容の記載を禁じてはいないが，医薬品医療機器等法第 54 条（記載禁止事項）には，記載禁止事項が規定されている．

　第 1 項は虚偽・誤解を招くおそれのある事項，第 2 項は承認を受けていない効能・効果，第 3 項は保健衛生上危険がある用法・用量，使用期間，が記されている（第 2 項は効能・効果，第 3 項は用法・用量と使い分けている）．また，この規定では「容器若しくは被包（内袋を含む）」にもこれらの記載が禁止されている（内袋が記されている点に注意）．

（記載禁止事項）
第 54 条　医薬品は，これに添付する文書，その医薬品又はその容器若しくは被包（内袋を含む．）に，次に掲げる事項が記載されていてはならない．
1. 当該医薬品に関し虚偽又は誤解を招くおそれのある事項
2. 第 14 条，第 19 条の 2，第 23 条の 2 の 5 又は第 23 条の 2 の 17 の承認を受けていない効能，効果又は性能（第 14 条第 1 項，第 23 条の 2 の 5 第 1 項又は第 23 条の 2 の 23 第 1 項の規定により厚生労働大臣がその基準を定めて指定した医薬品にあっては，その基準において定められた効能，効果又は性能を除く．）
3. 保健衛生上危険がある用法，用量又は使用期間

医薬品医療機器等法第 54 条（記載禁止事項）

Step1. 正しいものには○，間違っているものには×を（　）に記入せよ．

　虚偽または誤解を招くおそれのある事項は，医薬品医療機器等法第 54 条により医療用医薬品添付文書への記載が禁止されている．（　）

Step2. （　）に適切な語句を記入せよ．

　（　）または誤解を招くおそれのある事項は，医薬品医療機器等法第 54 条により医療用医薬品添付文書への記載が禁止されている．

答え　【Step1】○，【Step2】虚偽

5 日本標準商品分類番号欄への記載項目を列挙せよ．

記載項目は，日本標準商品分類番号，承認番号，薬価基準収載年月，販売開始年月，再審査結果の公表年月，再評価結果の公表年月，効能または効果の追加承認年月，貯法，有効期間，使用期間などである．

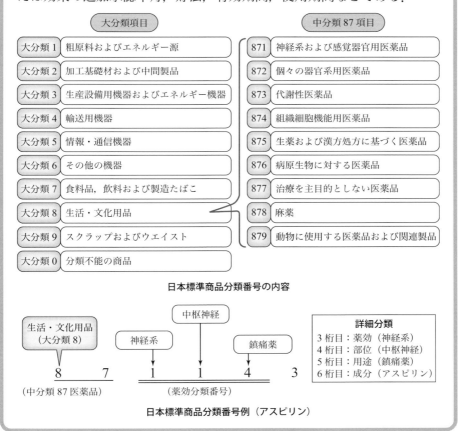

日本標準商品分類番号の内容

日本標準商品分類番号例（アスピリン）

Step1. 正しいものには○，間違っているものには×を（ ）に記入せよ．

日本標準商品分類番号欄には，日本標準商品分類番号と承認番号以外は記載しない．（ ）

Step2. （ ）に適切な語句を記入せよ．

日本標準商品分類番号欄には，日本標準商品分類番号と（ ）番号，薬価基準収載年月などを記載する．

答え 【Step1】×（薬価基準収載年月なども記載する），【Step2】承認

6 国際一般名とはなにか，どこが管理しているのか．

　医薬品の名称には，商品名，一般名，化学名，薬局方名，薬局方別名などがある．そのうち，一般名にはわが国の医薬品一般的名称 JAN（Japanese Accepted Name）と国際一般名 INN（International Nonproprietary Name）とがあり，国際一般名（INN）は WHO によって決められる．日本では，厚生労働省の医薬品名称調査会が医薬品一般的名称（JAN）を決定している．INN と JAN は一部異なるが，両者が調和するよう考慮されている．

国際一般名 (International Nonproprietary Name: INN)	paracetamol（パラセタモール）
英国一般名 (British Approved Name: BAN)	paracetamol
米国一般名 (United States Adopted Name: USAN)	acetaminophen（アセトアミノフェン）
医薬品一般的名称 (Japanese Accepted Name: JAN)	アセトアミノフェン
他の一般名	n-acetyl-p-aminophenol, APAP, p-acetamidophenol, acetamol, …
商品名	日本ではカロナール，コカールなど
IUPAC 名	N-(4-hydroxyphenyl)-acetamide（N-(4-ヒドロキシフェニル)アセトアミド）

医薬品の名称（アセトアミノフェンの例）

Step1. 正しいものには○，間違っているものには×を（　）に記入せよ．
国際一般名は，国連がその事務を司っている．（　）

Step2. （　）に適切な語句を記入せよ．
国際一般名は，（　）がその事務を司っている．

答え☞【Step1】×（国連→WHO），【Step2】WHO

7 警告および禁忌の記載の仕方を説明せよ．

　警告（赤枠，赤字で記載する）は，致死的またはきわめて重篤かつ非可逆的な副作用が発現する場合，または副作用が発現した結果，きわめて重大な事故につながる可能性があって，とくに注意を喚起する必要がある場合に医療用医薬品添付文書に記載する．

　禁忌（赤枠，赤字でない）には，患者の症状，原疾患，合併症，既往歴，家族歴，体質，併用薬剤などからみて投与すべきでない患者を医療用医薬品添付文書に記載する．本来，投与禁忌とすべきものではないが，診断あるいは治療上当該医薬品をとくに必要とする場合には，「禁忌」とは別に「原則禁忌」として医療用医薬品添付文書に記載する．

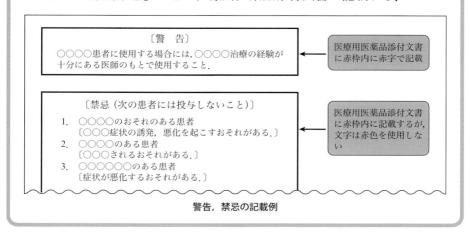

警告，禁忌の記載例

Step1． 正しいものには○，間違っているものには×を（　）に記入せよ．
「禁忌」は，赤枠，赤字で記載する．（　）

Step2． （　）に適切な語句を記入せよ．
「禁忌」は，赤枠，（　）字で記載する．

答え　【Step1】×（赤枠，赤字ではない），【Step2】黒（正確には赤字でない）

8 組成・性状欄になにを記載するのかまとめよ．

　組成には，有効成分の一般的名称とその分量，および添加物名（原則として承認書に記載されているすべての添加物）を記載する．有効成分が不明なものはその本質および製造方法の要旨を記載する．

　性状には，製剤を識別するうえで必要な色，味，におい，形状（外形，大きさ，重量など），識別コードなどの製剤の性状を記載する．さらに，水性注射液ではpHおよび浸透圧比を，注射剤以外の無菌製剤（無菌製剤である旨の記載には，点眼液，眼軟膏剤および個々の承認で無菌であることが規定された医薬品が該当する）では無菌である旨を記載する．

1. 組成

販売名	PL 顆粒	
成分・含量 (1g中)	サリチルアミド	270 mg
	アセトアミノフェン	150 mg
	無水カフェイン	60 mg
	メチレンジサリチル酸プロメタジン	13.5 mg

2. 性状

販売名	PL 顆粒
性状・剤形	白色の顆粒で，味はやや甘く，わずかに苦味がある

PLの顆粒の例

Step1. 正しいものには○，間違っているものには×を（　）に記入せよ．
　製剤の性状には，色，味，においなどを記載するが，注射剤にあってはそのほかに無菌製剤である旨を記載する．（　）

Step2. （　）に適切な語句を記入せよ．
　製剤の性状には，色，味，（　）などを記載する．

答え 【Step1】× （無菌製剤である旨の記載は，注射剤は除くことになっている），【Step2】におい

9 効能・効果および用法・用量欄の記載内容はなにか正確に述べよ．

　効能・効果は，承認を受けた効能・効果を正確に記載するため，適応外使用（承認内容ではない）については記載してはならない．適応外使用は，医師法，医療法上では，基本的には医師の裁量権の範囲内と考えられる．すなわち，医師は科学的判断に基づいた医薬品の使用ならば法律で認められることになる．しかし，診療報酬は認められない．

　用法・用量は，承認を受けた内容を正確に記載する．用法は薬剤の投与回数，投与時期，投与部位を記載し，用量は1回量または1日量について記載する．

【効能・効果】
① 手術後および外傷後の炎症および腫脹の緩解
② 下記疾患の消炎，鎮痛，解熱
　変形性関節症，腰痛症，症候性神経痛，頭痛（他剤が無効な場合），副鼻腔炎，月経痛，分娩後疼痛，歯痛
③ 下記疾患の解熱，鎮痛
　急性上気道炎（急性気管支炎を伴う急性上気道炎を含む）

【用法・用量】
効能・効果①・②の場合
　○○○酸として，通常，成人1回500 mg，その後6時間ごとに1回250 mgを経口投与する．なお，年齢，症状により適宜増減する．また，空腹時の投与は避けさせることが望ましい．
効能・効果③の場合
　通常，成人には　○○○酸として，1回500 mgを頓用する．なお，年齢，症状により適宜増減する．ただし，原則1日2回までとし，1日最大1500 mgを限度とすること．また，空腹時の投与は避けることが望ましい．

効能・効果，用法・用量の記載例

Step1. 正しいものには○，間違っているものには×を（　）に記入せよ．

効能・効果については，承認を受けた内容以外に，重要であれば適応外使用についても記載する．（　）

Step2. （　）に適切な語句を記入せよ．

効能・効果については，承認を受けた内容を記載する．（　）使用については記載してはならない．

Memo

答え　【Step1】×，【Step2】適応外

10 使用上の注意には承認範囲外のことも記載できるのか．

　使用上の注意は承認事項ではないが，事実上承認審査の対象となっている．使用上の注意に記載すべき内容は，原則として当該医薬品が承認された効能または効果，用法および用量の範囲内で用いられる場合に必要な事項とする．ただし，その場合以外であっても重大な副作用などに必要と認められる注意事項は記載する．また，評価の確立していない副作用であっても重篤なものは必要に応じて記載するとなっている（「医療用医薬品の使用上の注意記載要領について」薬務局長通知，薬発第607号 1997年（平成9年）4月25日）．

　使用上の注意は，使用上の注意の記載要領に基づき製薬企業が作成し，厚生労働省の指導を受ける．また，副作用・感染症報告や再審査・再評価の結果などを踏まえて改訂される．

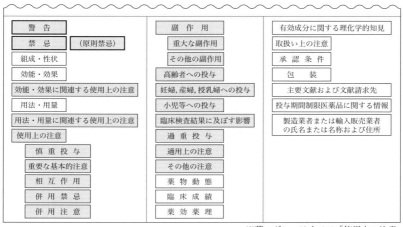

医療用医薬品添付文書の本文のレイアウト例

Step1. 正しいものには〇，間違っているものには×を（　）に記入せよ．
　使用上の注意への記載内容は，原則，承認の範囲内のものである．（　）

Step2. （　）に適切な語句を記入せよ．
　使用上の注意への記載内容は，原則，（　）の範囲内のものである．

答え　【Step1】〇，【Step2】承認

11 医療用医薬品添付文書の記載項目・内容等を規定しているのはなにか.

医療用医薬品添付文書の記載項目，記載内容は，医薬品医療機器等法および行政指導によって規定されている．医薬品医療機器等法では，第52条（記載義務事項），第53条（明瞭表示），第54条（記載禁止事項），第55条（販売・授与等の禁止）により規制される．一方，行政指導では1997年（平成9年）4月に「添付文書記載要領」および「使用上の注意記載要領」が発出された．主な内容は，①重要な内容は前段に記載する，②字の大きさや字体を定める，③重複して記載しない，などである．

添付文書の記載要領
① 重要な情報を前段に記載する．
② 効能又は効果，用法及び用量に続けて関連する使用上の注意を併記する．
③ 副作用の頻度は可能な限り数値化して記載する．
④ 記載医薬品の履歴を明示するために販売開始年月，再審査の公表年月などを記載する．
⑤ 原則としてサイズはA4判で4頁以内とする．

薬発第606号
（平成9年4月25日）

使用上の注意の記載要領
① 重要と考えられる項目は，前の方に記載する．
② 本文の記載には活字の大きさを定め，表やゴシック体を使うなど見やすくする工夫をする．
③ 「使用上の注意」で効能・効果，用法・用量に関連する事項は，関連情報として各項目に続けて記載する．
④ 原則として，同じような内容は2項目以上に重複して記載しないように配慮する．
⑤ 「その他の副作用」はできるだけ表形式を用いて記載する．

薬発第607号
（平成9年4月25日）

Step1. 次の選択肢のうち，正解の番号を（　）に記入せよ．
添付文書の記載項目・内容を規定しているのは，次のうちどれか．（　）
　a．日本薬局方　　b．医薬品医療機器等法　　c．行政指導
　1．(a, b)　　2．(a, c)　　3．(b, c)

Step2. （　）に適切な語句を記入せよ．
添付文書の記載項目・内容は（　）によって規定されている．

答え ☞ 【Step1】3，【Step2】医薬品医療機器等法および行政指導

12 特定生物由来製品に指定されるのは，どんなものか．

　生物由来製品とは，ヒトその他の生物（植物を除く）に由来するものを原料または材料として製造される医薬品，医薬部外品，化粧品または医療機器のうち，保健衛生上特別な注意を要するものとして，厚生労働大臣が薬事・食品衛生審議会の意見を聴いて指定するものとされている．具体的には，医薬品としては，輸血に用いられる血液製剤などヒト由来のものをはじめとして，牛や豚などの動物由来のものなど数多くのものがある．また，医療機器としては，動物の心臓弁やヒトおよび動物由来の成分を塗布したカテーテル類などさまざまな種類のものがある．

　生物由来製品のうち，とくに特別の措置が必要とされるものは，厚生労働大臣により**特定生物由来製品**として指定される．ヒト血液製剤やヒト胎盤抽出物など53製剤が指定されている．

1. 次に掲げる成分を含有する製剤（体外診断用医薬品を除く）

1	インターフェロンベータ-1b（遺伝子組換え）
2	オクトコグアルファ（遺伝子組換え）
3	解凍人赤血球液
4	活性化プロトロンビン複合体
5	加熱人血漿たん白（主成分として使用されているものに限る）
⋮	（省略）
50	ポリエチレングリコール処理抗HBs人免疫グロブリン
51	ポリエチレングリコール処理抗破傷風人免疫グロブリン
52	ポリエチレングリコール処理人免疫グロブリン
53	ルリオクトコグアルファ（遺伝子組換え）（人血清アルブミンを含有するものに限る）

2. ヒトトロンビンを含有する医療機器（検査のための採血に用いる医療機器を除く）

（総合機構より）

特定生物由来製品53製剤例

Step1. 次の選択肢のうち，正解の番号を（　）に記入せよ．
　次のうち，特定生物由来製品はどれか．（　）
　　1．抗毒素　　2．ワクチン　　3．血液凝固因子製剤

Step2. （　）に適切な語句を記入せよ．
　特定生物由来製品には，輸血用（　），血液凝固因子，ヒト血清アルブミン，ヒト免疫グロブリンなどがある．

答え ☞【Step1】3，【Step2】血液製剤

13 ジェネリックが先発品の添付文書を引用するときの要点を述べよ．

　ジェネリック医薬品の添付文書についても，添付文書記載要領（1997年（平成9年）4月25日）を遵守して記載することが基本となっているが，その後，先発医薬品添付文書の引用については「後発医薬品の製造販売業者による先発医薬品の添付文書記載内容を引用した事例について」（安全対策課事務連絡2010年（平成22年）3月31日）が日本製薬団体連合会（日薬連）より示された．内容は以下のとおりである．

> **引用の範囲**：承認事項に関連する使用上の注意（「効能・効果」または「用法・用量」に関連する使用上の注意）において，適正使用上，特定の情報を参照することとされているもの※ に限定する．
> **引用の留意点**：①事前に，先発医薬品の製造販売業者に連絡し，引用する部分とその理由を明示する，②引用する資料名は先発医薬品添付文書名とし，先発医薬品にかかわる引用であることがわかるように記載する．

※ **適正使用上特定の情報を参照することとされているもの**：先発医薬品の添付文書中の「用法・用量に関連する使用上の注意」において，【○○（適応症名）に本剤を使用する場合には，「臨床成績」の項の内容を十分に理解した上で投与方法を選択すること】との記載がある場合や，「効能・効果に関連する使用上の注意」において，【「臨床成績」の項の内容を熟知し，本剤の有効性及び安全性を理解した上で，適応患者の選択を行うこと】と記載がある場合である．

Step1. 次の選択肢のうち，正解の番号を（　）に記入せよ．
　ジェネリック医薬品の添付文書引用について，正しいのはどれか．（　）
　　a. 先発医薬品製造販売業者に連絡する．
　　b. 引用の理由を明示する．
　　c. 資料名として先発医薬品添付文書名を記載する必要はない．
　　1．（a，b）　　2．（a，c）　　3．（b，c）

Step2. （　）に適切な語句を記入せよ．
　ジェネリック医薬品の添付文書引用については，資料名として（　）を記載する．

答え☞【Step1】1（c. 先発医薬品添付文書名を記載する），【Step2】先発医薬品添付文書名

14 規制区分の記載について正確に述べよ．

　規制区分の記載については，略号記載ではなく正式な名称で記載することとされている．この規制は，医薬品の中には毒性の強いもの，副作用の激しいもの，習慣性や依存性を生じやすいものなどがあり，医薬品医療機器等法や覚せい剤取締法など関連する法律で分類，規制されているものである．

　医薬品名の左横に記載されている毒薬，劇薬，処方箋医薬品などの規制区分は人体に対する薬理作用や毒性から，その取扱いに関して法的規制があるかどうかを示しており，薬品管理のための基本情報である．

取扱い規制の分類

① 毒薬（医薬品医療機器等法第44条）
② 劇薬（医薬品医療機器等法第44条）
③ 処方箋医薬品（医薬品医療機器等法第49条）
④ 習慣性医薬品（医薬品医療機器等法第50条）
⑤ 特定疾病用の医薬品（医薬品医療機器等法第67条）
⑥ 薬局製造販売医薬品（医薬品医療機器等法施行令第3条）
⑦ 麻薬（麻薬及び向精神薬取締法）
⑧ 向精神薬（麻薬及び向精神薬取締法）
⑨ あへん・あへん末（あへん法）
⑩ 大麻（大麻取締法）
⑪ 覚せい剤（覚せい剤取締法）
⑫ 治験薬（GCP省令）
⑬ 製造販売後臨床試験薬（GCP省令）
⑭ 生物由来製品（医薬品医療機器等法第2条第10項）
⑮ 特定生物由来製品（医薬品医療機器等法第2条第11項）

安全性などからの取扱規制による分類

○○○阻害薬
処方箋医薬品
（注意－医師等の処方箋により使用すること）　■■■■錠 5mg
　■■■■錠 10mg
（○○○製剤）

規制区分の表示例

Step1. 次の選択肢のうち，正解の番号を（　）に記入せよ．

　規制区分は，（　）で記載する．

　1．略号　　2．慣用名　　3．正式な名称

Step2. （　）に適切な語句を記入せよ．

　規制区分は，（　）で記載する．

答え　【Step1】3，【Step2】正式な名称

15　後発医薬品の薬物動態欄にはなにを記載するのか.

　後発医薬品の添付文書記載について，厚生労働省 安全対策課より「後発医薬品に係る情報提供の充実について」(2006年（平成18年）3月24日薬食安発第0324006号）が発出された．その薬物動態の項には，①生物学的同等性について「後発医薬品に係る生物学的同等性試験データを記載すること」，②溶出挙動については「内用固形製剤のうち，日本薬局方または日本薬局方外医薬品規格第3部に定められた規格に適合するものは，『定められた規格に適合していることが確認されている』という旨の記載をすること」とされている．

> ①生物学的同等性について
> 　・後発医薬品に係る生物学的同等性試験データを記載すること．
> ②溶出挙動について
> 　・内用固形製剤のうち，日本薬局方または日本薬局方外医薬品規格第3部に定められた規格に適合するものは，「定められた規格に適合していることが確認されている」という旨の記載をすること．

薬物動態欄記載事項

Step1. 次の選択肢のうち，正解の番号を（　）に記入せよ．
　後発医薬品の薬物動態欄には，（　）試験データを記載する.
1. 製剤学的同等性
2. 生物学的同等性
3. 化学的同等性

Step2. （　）に適切な語句を記入せよ．
　後発医薬品の薬物動態欄には，（　）試験データを記載する.

答え　【Step1】2，【Step2】生物学的同等性

16 他剤との比較を記載する場合はどうするのか,正確に述べよ.

臨床成績において他剤との比較を記載する場合は,その対照が繁用医薬品であり,精密かつ客観的に行われた比較試験の成績がある場合にのみ記載することができる.また,比較試験の場合,プラセボ対照である場合はその旨が記載されるが,実薬の対照薬は原則として記載されない.対照が繁用薬で適切な比較試験が実施されている場合に限って,対照薬を一般的名称で記載することがあるが,その場合であっても,対照薬提供会社との契約で公表に制限があることが多い.対照薬名を記載する場合は,一般的名称で記載するとともに対照薬会社との契約などを遵守する.

疾患名・試験名		「下降」以上の症例数/有効性評価対象例数	有効率〔%〕
一般臨床試験	軽・中等症本態性高血圧症(単独療法)	270/375	72.0
	軽・中等症本態性高血圧症(併用療法)	89/120	74.2
	腎障害を伴う高血圧症(単独43例+併用27例)	53/67	79.1
	重症高血圧症(利尿薬併用療法)	57/65	87.7

疾患名・試験名	「下降」以上の症例数/有効性評価対象例数	有効率〔%〕
二重盲検比較試験 軽・中等症本態性高血圧症(単独療法)	107/157	68.2

(リシノプリル(ACE阻害薬)の添付文書(2003年8月改訂第8版)より)
ACE阻害薬の臨床成績他剤比較の例(対照薬は記載しない)

Step1. 次の選択肢のうち,正解の番号を( )に記入せよ.
他剤との比較を記載する場合は,下記のどれを比較対照に用いるか.( )
1. 日本薬局方収載医薬品　2. 希少疾病用医薬品
3. 繁用医薬品

Step2. ( )に適切な語句を記入せよ.
他剤との比較を記載する場合は,( )を比較対照に用いる.

答え 【Step1】3,【Step2】繁用医薬品

17　小児について，とくに記載すべき情報とはなにか．

　低出生体重児，新生児，乳児，幼児または小児の用法・用量は承認されていないが，小児等に用いられる可能性のある医薬品であって小児等に対する臨床試験データが十分でない場合には，原則として，「低出生体重児，新生児，乳児，幼児または小児に対する安全性は確立していない」と記載する．なお「使用経験がない」，「使用経験が少ない」などの理由を括弧書きで付記してもよい．

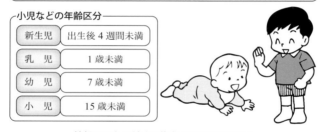

― とくに記載すべき情報 ―
- 解毒機能が未発達な乳児以下の者に関する情報
- 成人と薬物代謝が異なる場合の情報（たとえば，解毒・排泄機能が未発達であるために生じる血中濃度低下の遅延など）

― 小児などの年齢区分 ―

新生児	出生後 4 週間未満
乳児	1 歳未満
幼児	7 歳未満
小児	15 歳未満

情報はできるだけ記載する方向で検討する

Step1. 次の選択肢のうち，正解の番号を（　）に記入せよ．

小児の記載について，「とくに記載すべき情報」に該当するのはどれか．（　）
- a. 乳児以下の者に関する情報
- b. 血中濃度低下の遅延に関する情報
- c. 使用経験が少ない情報

1.（a, b）　　2.（a, c）　　3.（b, c）

Step2.（　）に適切な語句を記入せよ．

小児の記載について，下記が「とくに記載すべき情報」に該当する．
①（　）以下の者に関する情報，②成人と薬物代謝が異なる場合の情報

答え　【Step1】1（c. はデータが十分でない場合の理由），【Step2】乳児

18 添付文書記載要領の内容を,列挙せよ.

1993年(平成5年)に起きたソリブジン事件が契機となって,それまで見ずらい,読みにくいといわれていた医療用医薬品添付文書の記載要領が見直されることになり,**医療用医薬品添付文書記載要領**(1997年(平成9年)4月25日)が発出された.主な内容は次のとおりである.

①重要な情報を前段に記載する.
②効能又は効果,用法及び用量に続けて関連する使用上の注意を併記する.
③副作用の頻度は可能な限り数値化して記載する.
④記載医薬品の履歴を明示するために販売開始年月,再審査の公表年月などを記載する.
⑤原則としてサイズはA4判で4頁以内とする.

医療用医薬品添付文書の記載要領

1983年(昭和58年)旧記載要領	1997年(平成9年)新記載要領
1. 一般的注意	1. 禁忌(次の患者には投与しないこと)
2. 次の患者には投与しないこと	2. 効能または効果に関連する使用上の注意
3. 次の患者には慎重に投与すること	3. 用法および用量に関連する使用上の注意
4. 副作用	4. 慎重投与(次の患者には慎重に投与すること)
5. 高齢者への投与	5. 重要な基本的注意
6. 妊婦,産婦,授乳婦等への投与	6. 相互作用
7. 小児等への投与	7. 副作用
8. 相互作用	8. 高齢者への投与
9. 臨床検査値への影響	9. 妊婦,産婦,授乳婦等への投与
10. 適用上の注意	10. 小児等への投与
11. その他	11. 臨床検査結果に及ぼす影響
	12. 過量投与
	13. 適用上の注意
	14. その他

添付文書「使用上の注意」の新旧対比

Step1. 次の選択肢のうち，正解の番号を（　）に記入せよ．

添付文書記載要領の内容で，正しいのはどれか．（　）
 a. 重要と考えられる項目は，本文の中ほどに記載する．
 b. 原則として，重複記載は避ける．
 c. A4版4頁以内とする．
 d. 「開発の経緯」，「非臨床試験」の項目は必ず記載する．
 1. (a, b)　　2. (a, c)　　3. (b, c)　　4. (c, d)　　5. (b, d)

Step2. （　）に適切な語句を記入せよ．

添付文書記載要領の内容では，重要と考えられる項目は本文の前段に記載する，原則として（　）記載は避ける，などがある．

Memo

答え　【Step1】3（a. 中ほど→前段，d. 新記載要領では削除となった），【Step2】重複

19 臨床成績の根拠となるデータに該当するものはなにか．

　記載できる試験成績（データ）の内容は，「科学的根拠の明らかな出典に基づき，正確，公平かつ客観的なもの」とすること．具体的には，①承認申請に用いたデータ，②精密かつ客観的な公表文献，③特定使用成績調査，製造販売後臨床試験，④再審査・再評価申請に用いたデータ，である．

　また，紹介できる範囲は，「原則として承認された効能・効果，用法・用量の範囲内で記載すること．ただし，承認を受けた効能・効果，用法・用量の範囲を逸脱した症例が含まれるデータについては，承認の範囲内の症例のみに限定し，一部改変した旨を付記した上で記載する」こととされている（日本製薬工業協会（製薬協）「医療用医薬品製品情報概要記載要領」より）．

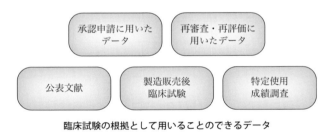

臨床試験の根拠として用いることのできるデータ

Step1. 次の選択肢のうち，正解の番号を（　）に記入せよ．
　臨床成績の根拠となるデータとして，正しいのはどれか．（　）
　　a. 承認申請に用いたデータ
　　b. 企業秘密にあたる未発表のデータ
　　c. 製造販売後臨床試験の結果
　　d. 企業が大学に依頼して得た重要な社内資料
　1.（a, b）　　2.（a, c）　　3.（b, c）　　4.（c, d）　　5.（b, d）

Step2. （　）に適切な語句を記入せよ．
　臨床成績の根拠となるデータとしては，承認申請に用いたデータ，精密かつ客観的な（　）などがある．

答え　【Step1】2，【Step2】公表文献

20 慎重投与に記載する場合の例7つを列挙せよ．

　慎重投与（次の患者には慎重に投与すること）は，患者の症状，原疾患，合併症，既往歴，家族歴，体質，併用薬剤などから見て，他の患者よりも副作用による危険性が高いと考えられ，投与の可否の判断，用法・用量の決定などに特に注意が必要である場合，または臨床検査の実施や患者に対する細かい観察が必要とされる場合に記載する．

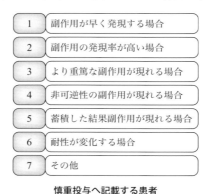

慎重投与へ記載する患者

Step1. 次の選択肢のうち，正解の番号を（　）に記入せよ．

慎重投与に記載する内容に関して，正しいのはどれか．（　）
- a. 副作用の発現率が高い場合
- b. 非可逆的な副作用が発現する場合
- c. 蓄積した結果，副作用が現れない場合
- d. 耐性が変化しない場合

1.（a, b）　　2.（a, c）　　3.（b, c）　　4.（c, d）　　5.（b, d）

Step2. （　）に適切な語句を記入せよ．

　慎重投与に記載する内容には，副作用の発現率が高い場合，（　）な副作用が発現する場合などがある．

答え　【Step1】1（c. 現れない → 現れる，d. 変化しない → 変化する），【Step2】非可逆的

練習問題

■ 次の文章で，正しいものには1，間違っているものには2と（　）内に記入せよ．

問1　医師およびその他の医療関係者には，血液製剤の安全性に関する情報の収集および提供に努める義務がある．（　）

問2　規制区分とは法的規制の有無について示したもので，毒薬，劇薬，麻薬，向精神薬，覚せい剤，覚せい剤原料，習慣性医薬品，処方せん医薬品などがある．（　）

問3　投与するに際して検査を実施する必要がある場合などは，「重要な基本的注意」にその内容を具体的に記載する．（　）

問4　体外診断薬の添付文書の記載様式は，医療用医薬品添付文書と同様である．（　）

問5　国際一般名 INN は，ICH において命名される．（　）

問6　副作用の副詞で，「まれに」は1％未満，「ときに」は5％未満を表す．（　）

問7　添付文書のうち，警告および禁忌は赤枠赤字で記載する．（　）

問8　後発医薬品の場合，薬物動態の項には生物学的同等性試験のデータを記載する．（　）

問9　海外でのみ知られている副作用は，原則記載しない．（　）

問10　すべての生物由来製品は，添付文書の重要な基本的な注意に「当該製品の使用を対象者に説明する必要がある」ことを記載しなければならない．（　）

問11　薬効薬理で他剤との比較をする場合は，局方品との比較を一般名で記載する．（　）

問12　妊婦，産婦，授乳婦へ投与してはならない場合は，必要な注意を警告の項にも記載する．（　）

問13　添付文書は「最新の論文その他により得られた知見」に基づき，記載事項を作成しなければならない．違犯した場合は薬価が削除される．（　）

問14　使用上の注意のうち感染症に関する注意は，副作用とは分けて特別に記載する．（　）

問15　添付文書中の改訂箇所には，必ずアスタリスクを付さなければならない．（　）

問16　分配係数とは，水/n-オクタノール分配係数のことである．（　）

問17　低出生体重児とは，3,000 g 未満の小児をいう．（　）

問18　添付文書の届出先は，厚労省である．（　）

問19　MR にとって，添付文書はすべての情報活動の原点である．（　）

問20　添付文書には，承認された効能又は効果，用法及び用量の範囲で用いられた場合の情報以外は記載してはならない．（　）

問21　添付文書の記載にあたって，慎重に・定期的に・頻回に・適宜などの包括的な記載はしてはならない．（　）

問22　製薬企業側が独自の判断で添付文書の表記・順序などの変更を行う場合は，事前の届け出は不要である．（　）

問23　過去，添付文書の改訂が1日で30件をこすことはなかった．（　）

■ 次の問いに答えよ．

問24　正しいのはどれか．（　　）
　一般用医薬品の添付文書は，（　　）向けにつくられている．
　　1．薬剤師　　2．登録販売者　　3．患者

問25　添付文書，使用上の注意の記載要領改正（平成9年）に関係あるのはどれか．（　　）
　　a．21世紀の医薬品のあり方に関する懇談会
　　b．医薬品適正使用推進方策検討会　　c．流通改善懇談会
　　1．(a, b)　　2．(a, c)　　3．(b, c)

問26　下記のうち「生ワクチン」はどれか．（　　）
　　a．麻疹　　b．ポリオ　　c．インフルエンザ
　　1．(a, b)　　2．(a, c)　　3．(b, c)

問27　薬効分類名について，正しいのはどれか．（　　）
　　a．薬効または性格を正しく表すもので，誤解を招く表現は避ける．
　　b．日本標準商品分類番号の3桁目〜5桁目を薬効分類番号という．
　　c．例えば，解熱鎮痛薬などはNSAIDsと記載する．
　　1．(a, b)　　2．(a, c)　　3．(b, c)

問28　用法・用量について，正しいのはどれか．（　　）
　　a．効能・効果に応じて用法・用量が定められているものはまとめて記載する．
　　b．内用薬については服用時間にも注意する．
　　c．承認を受けた用法・用量を記載する．
　　1．(a, b)　　2．(a, c)　　3．(b, c)

問29　取扱い上の注意について，正しいのはどれか．（　　）
　詳細な記載が必要な場合などには，（　　）に「取扱い上の注意参照」と記載し，本項にその内容を記載する．
　　1．日本標準商品分類番号など　　2．貯法など　　3．用法・用量

問30　関連する使用上の注意について，正しいのはどれか．（　　）
　　a．効能・効果に関連する使用上の注意には投与すべきでない患者などを記載する．
　　b．用法・用量に関連する使用上の注意には，投与期間などを記載する．
　　c．両者とも承認内容に続けて区別せずに記載する．
　　1．(a, b)　　2．(a, c)　　3．(b, c)

問31　高齢者への投与について，誤りはどれか．（　　）
　　a．医薬品の副作用が発現しやすい．
　　b．「高齢者への投与」欄は必ず設けなければならない．
　　c．同種同効品などの情報は記載してはならない．
　　1．(a, b)　　2．(a, c)　　3．(b, c)

問32　禁忌について，誤りはどれか．（　　）
　　a．投与すべきでない疾患名を記載する．
　　b．ほかに禁忌に該当する内容がある場合は，重複して本項にも記載する．

    c. 原則禁忌は慎重に投与することを原則とする．
    d. 使用に際しての特別の注意，応急対処法があれば記載する．
   1．(a, b)　2．(a, c)　3．(b, c)　4．(c, d)　5．(b, d)

問33　適正使用のサイクルについて，正しいのはどれか．（　　）
    a. 的確な診断に基づき最適な薬剤が決定される．
    b. 薬剤師に選択された薬剤が十分理解される．
    c. 正確な使用のあと，その結果がフィードバックされる．
   1．(a, b)　2．(a, c)　3．(b, c)

問34　血液法第9条（基本方針）に記載のない事項はどれか．（　　）
   1．安全性の向上および安定供給の確保
   2．国内自給が確保されるための方策　　3．人工血液研究促進

問35　ジェネリックの添付文書引用について，正しいのはどれか．（　　）
    a. 必ず事前に先発品メーカーに連絡する．
    b. 引用する部分とその理由を明示する．
    c. 引用する資料名は原典の文献名を記載する．
   1．(a, b)　2．(a, c)　3．(b, c)

問36　下記のうち，規制区分に該当しないものはどれか．（　　）
   1．毒薬，劇薬　　2．処方せん医薬品　　3．医療用医薬品

問37　使用上の注意の記載順序で，正しいのはどれか．（　　）
   1．慎重投与 → 重要な基本的注意 → 相互作用 → 副作用
   2．慎重投与 → 副作用 → 相互作用 → 重要な基本的注意
   3．慎重投与 → 相互作用 → 重要な基本的注意 → 副作用

問38　承認条件欄について，正しいのはどれか．（　　）
    a. 承認書に記載された承認条件を記載する．
    b. 承認条件の全文を記載する．
    c. 市販直後調査についても一部の例外を除き，全文を記載する．
   1．(a, b)　2．(a, c)　3．(b, c)

問39　慎重投与に記載する内容に該当しないのはどれか．（　　）
   1．蓄積した結果，副作用が現れる場合　　2．耐性が変化する場合
   3．可逆性の副作用が現れる場合

問40　妊婦，産婦，授乳婦への投与について，「本剤によると思われるヒトの奇形の症例報告がある場合」の措置として正しいのはどれか．（　　）
   1．投与しないこと．　　2．投与しないことが望ましい．
   3．減量または休薬すること．

問41　組成・性状について，正しいのはどれか．（　　）
    a. 有効成分が不明なものにあっては，原材料名を記載する．
    b. 医薬品の添加物については記載が義務づけられているものがある．
    c. 無菌製剤は注射剤も含めてその旨を記載する．
    d. 性状には色，味，におい，形状，ロット番号などを記載する．

	a	b	c	d			a	b	c	d
1.	正	正	正	誤		4.	正	誤	誤	正
2.	誤	正	正	誤		5.	正	誤	正	正
3.	誤	正	誤	誤						

問 42 添付文書を補完する文書が必要な理由について，誤りはどれか．（　　）
1. 添付文書に記載される情報量には限度がある．
2. 改訂された添付文書を入手するまでには時間がかかる．
3. 企業秘密に類する情報を記載するには不適切である．

問 43 平成 9 年添付文書記載の原則について，正しいのはどれか．（　　）
医療用医薬品添付文書は，（　　）に対して必要な情報を提供する目的で，製造販売業者が作成する．
1. 医師，歯科医師　　2. 医師，歯科医師および薬剤師
3. 医師，歯科医師，薬剤師および看護師

問 44 「作成又は改訂年月」欄に記載しないのは，どれか．（　　）
1. 年月　　2. 頁数　　3. 版数

問 45 名称について，正しいのはどれか．（　　）
a. 日本薬局方外医薬品にあっては，販売名と一般名を記載する．
b. 日本薬局方収載医薬品は，局方で定められた名称のみを記載する．
c. 商品名は承認を受けた販売名であり，製薬会社が命名する．
1. (a, b)　　2. (a, c)　　3. (b, c)

問 46 薬物動態について，誤りはどれか．（　　）
a. ヒトおよび動物での ADME に関するデータを記載する．
b. データのある場合は腎，肝機能の程度に応じた投与量，投与間隔を記載する．
c. 代謝などに関する重要なパラメーターは必ず記載する．
1. (a, b)　　2. (a, c)　　3. (b, c)

問 47 主要文献および文献請求先について，正しいのはどれか．（　　）
a. 請求先は本店の住所電話番号を記載する．
b. 該当部分には引用番号をつける．
c. 比較試験成績，副作用などの裏づけとなる文献は最優先する．
1. (a, b)　　2. (a, c)　　3. (b, c)

問 48 相互作用について，正しいのはどれか．（　　）
a. 代謝酵素の分子種の情報は必ず記載する．
b. 新しい副作用が出現した場合などに記載する．
c. 飲食物などとの相互作用についても記載する．
1. (a, b)　　2. (a, c)　　3. (b, c)

問 49 小児への投与について，正しいのはどれか．（　　）
a. できるだけ情報を記載する方向で検討する．
b. とくに記載すべき情報としては，幼児以下の者に関する情報が該当する．
c. 成人と代謝が異なる場合の情報も記載すべき情報に該当する．

1. (a, b)　　2. (a, c)　　3. (b, c)

問50　添付文書の意義と役割について，正しいのはどれか．（　　）
a. 正確な情報を集約した基本的情報である．
b. 行政指導によって項目・内容が規定されている．
c. 最新情報としての機能を有する．
d. 医療用と一般用の区別はない．

	a	b	c	d		a	b	c	d
1.	正	正	正	誤	4.	誤	正	誤	正
2.	正	誤	誤	正	5.	誤	正	正	正
3.	正	誤	正	誤					

問51　医療用医薬品添付文書の使用上の注意について，正しいのはどれか．（　　）
a. 医師，歯科医師，獣医師に対して必要な情報を提供する．
b. 原則として，承認された範囲内で用いられる場合に必要な事項とする．
c. 評価の確立していない副作用は記載しない．
d. 感染症については，副作用に準じて記載する．

	a	b	c	d		a	b	c	d
1.	正	誤	正	誤	4.	正	誤	誤	正
2.	誤	正	誤	正	5.	正	正	誤	正
3.	誤	正	正	誤					

問52　使用上の注意の記載について，正しいのはどれか．（　　）
a. 製薬企業が記載する．
b. 原則，承認された範囲内で用いられた場合の必要事項とする．
c. 適応外使用では重大な副作用であっても記載しない．

1. (a, b)　　2. (a, c)　　3. (b, c)

問53　添付文書の記載形式について，正しいのはどれか．（　　）
a. 大きさは原則としてA4版4頁以内とする．
b. 「開発の経緯および特徴」，「非臨床試験」は必要に応じて記載する．
c. 「承認条件」の項目を新たに設置する．

1. (a, b)　　2. (a, c)　　3. (b, c)

問54　「日本標準商品分類番号等」に記載する項目で，誤りはどれか．（　　）
1. 承認番号　　2. 承認年月日　　3. 薬価基準収載年月日

問55　警告について，正しいのはどれか．（　　）
a. 設定理由を必ず記載する．
b. 重篤かつ非可逆的な副作用が発現する場合などに記載する．
c. 添付文書の右肩付近に赤色の帯を印刷する．

1. (a, b)　　2. (a, c)　　3. (b, c)

問56　臨床成績について，正しいのはどれか．（　　）
a. 承認を受けた効能・効果，用法・用量の範囲内での結果を記載する．
b. 特定使用成績調査のデータは臨床成績の根拠として用いることができる．

c. 他剤との比較は，特別な重要医薬品との比較を記載する．
1. (a, b)　2. (a, c)　3. (b, c)

問57 投薬期間制限について，誤りはどれか．（　　）
1. 原則 14 日分を限度とし，30 日分，90 日分が投与できる．
2. 予見することができる必要期間，投与することができる．
3. 新薬は 1 回 14 日分が限度である．

問58 併用禁忌について，誤りはどれか．（　　）
a. 併用禁忌には，禁忌と原則禁忌がある．
b. 臨床症状，措置方法，機序，危険因子など相互作用の内容を記載する．
c. 併用禁忌の記載は販売名で行う．
1. (a, b)　2. (a, c)　3. (b, c)

問59 誤りはどれか．（　　）
1. 臨床検査値が見かけ上変動したときは，副作用の項に記載する．
2. 注射速度などに関し，必要な注意があれば適用上の注意の項に記載する．
3. 評価の確立していない文献などの情報は「…との報告がある」と記載する．

問60 医薬品医療機器等法第 54 条（記載禁止事項）が規定している記載禁止場所で，誤りはどれか．（　　）
1. 添付文書　2. その容器　3. 被包　4. 内袋　5. お薬手帳

問61 理化学的知見に記載する事項で，誤りはどれか．（　　）
1. 名称（一般名および販売名）　2. 分子式　3. 化学名
4. 化学構造式　5. 核物理学的特性（放射性物質に限る）

問62 正しいのはどれか．（　　）
医薬品医療機器等法第 54 条（記載禁止事項）では承認を受けていない（　　）の記載が禁止されている．
1. 用法・用量　2. 効能・効果　3. 性能

問63 使用上の注意について，正しいのはどれか．（　　）
a. 記載順序では，重要と考えられる事項は前方に配列する．
b. 重複記載はしてはならない．
c. データが不十分な場合には包括的な記載（適宜など）でも差し支えない．
1. (a, b)　2. (a, c)　3. (b, c)

問64 生物由来製品について，誤りはどれか．（　　）
a. 生物由来製品には，植物に由来するものも含まれる．
b. メーカーが行う特定生物由来製品の記録の保存は 10 年間である．
c. ヘパリンなどは生物由来製品に指定される．
1. (a, b)　2. (a, c)　3. (b, c)

問65 当該医薬品の操作方法や使用前に品質を確認するための注意事項を記載するのは，次のうちどれか．（　　）
1. 作成又は改訂年月　2. 日本標準商品分類番号など　3. 規制区分

問66 禁忌について，誤りはどれか．（　　）
　　a．投与してはならない理由が異なる場合は，まとめて1項目に記載する．
　　b．赤枠黒字で記載する．　　c．原則禁忌の記載はむやみに行うべきではない．
　1．(a, b)　　2．(a, c)　　3．(b, c)

問67 薬効薬理について，誤りはどれか．（　　）
　　a．用法・用量を裏づける薬理作用，作用機序を記載する．
　　b．ヒトおよび動物の試験結果を記載する場合は，動物種と性別など区分を記載する．
　　c．in vitro 試験の結果を記載する場合は，その旨を記載する．
　1．(a, b)　　2．(a, c)　　3．(b, c)

問68 「製造販売業者の氏名又は名称及び住所」について，正しいのはどれか．（　　）
　　住所は，（　　）の所在地を記載する．
　1．本店　　2．安全管理統括部門　　3．総括製造販売責任者が業務を行う事務所

問69 副作用について，正しいのはどれか．（　　）
　1．重大な副作用，中等度，軽微な副作用に分けて記載する．
　2．前段には副作用発生状況の概要を記載する．　　3．調査の情報源は明記しない．

問70 正しいのはどれか．（　　）
　　a．医薬品の製造販売業者は，情報提供が医療法によって義務づけられている．
　　b．適正使用は「薬効問題懇談会」の最終報告に記載されている．
　　c．添付文書はMRの基本となる情報源であり，すべての情報活動の原点である．
　　d．添付文書は承認時までの情報によって作成され，その後改訂される．
　1．(a, b)　　2．(b, c)　　3．(c, d)　　4．(a, c)　　5．(b, d)

問71 臨床成績の根拠となるデータとして，正しいのはどれか．（　　）
　　a．承認申請に用いたデータ　　b．企業秘密にあたる未発表のデータ
　　c．製造販売後臨床試験の結果　　d．企業が大学に依頼して得た重要な社内資料
　1．(a, b)　　2．(a, c)　　3．(b, c)　　4．(c, d)　　5．(b, d)

解答・解説

問 1　1：血液法第 8 条医療関係者の責務
問 2　1
問 3　1：たとえば心電図検査など
問 4　2：体外診断薬および生物学的製剤（血漿分画製剤を除くは別の様式）
問 5　2：ICH → WHO は事務を司っている
問 6　2：「まれに」は 0.1％ 未満
問 7　2：禁忌は赤枠のみ
問 8　1
問 9　2：重大なものは国内の副作用に準じて記載する
問 10　2：生物由来製品 → 特定生物由来製品
問 11　2：局方品 → 繁用医薬品
問 12　2：警告の項 → 禁忌の項
問 13　2：販売授与などが禁止される
問 14　2：副作用に準じて記載する
問 15　2：＊を付して明示することもある
問 16　2：分子と分母が逆
問 17　2：3,000 g → 2,500 g 未満
問 18　2：添付文書の届出義務，厚労省 → 機構
問 19　1：添付文書は，情報活動の基本となる情報源
問 20　2：重大な副作用など，とくに必要と認められる注意事項は記載する
問 21　2：データがないか，あるいは不十分な場合には差し支えない
問 22　2：この場合も機構の了解のもとに行われる
問 23　2：2010 年 9 月では 3 回も超えた日があった
問 24　3：患者向けにわかりやすい言葉で作成されている
問 25　1：c. は流通問題関連の懇談会
問 26　1：c. は不活化ワクチン
問 27　1：c. 承認を受けた効能効果を表現する，NSAIDs では誤解を招く
問 28　3：a. まとめて記載する → 書き分ける
問 29　2
問 30　1：c. 承認内容とは明確に区別して記載する
問 31　3：b. 必ず → 必要がないと考えられる場合を除き記載する，c. 注意すべき問題が示唆される場合はその内容を記載する
問 32　2：a. 疾患名 → 患者，c. 投与しないことを原則とする
問 33　2：b. 患者に薬剤についての説明が十分に理解される
問 34　3：3. 献血の推進
問 35　1：c. 原典の文献名 → 先発品添付文書名
問 36　3：3. は規制区分ではなく分類名
問 37　1：1. 相互作用が副作用の前にくる
問 38　1：c. 直後調査については記載しない
問 39　3：3. 可逆性 → 非可逆性
問 40　1
問 41　3：a. 原材料名 → 本質および製造方法の要旨，c. 注射剤を除く，d. ロット番号 → 識別コード
問 42　3：3. は無意味
問 43　2
問 44　2
問 45　2：b. 販売名を併記しても差し支えない
問 46　2：a. 動物はヒトでのデータがない場合に記載する，c. TDM が必要とされる医薬品は重要なパラメーターを記載する
問 47　3：a. 本店 → 当該部署の住所電話番号など
問 48　3：a. 必ず → 可能な範囲で記載し，内容の充実をはかる
問 49　2：b. 幼児 → 乳児
問 50　3：b. 医薬品医療機器等法と行政指導，d. 医療用と一般用に分けられる
問 51　2：a. 獣医師 → 薬剤師，c. 重篤なものは必要に応じて記載する
問 52　1：c. 重大な副作用など，とくに必要と認められる注意事項は記載する
問 53　2：b. 上記の項目は削除する
問 54　2：2. 承認年月日は記載しない
問 55　3：a. 必要な場合に記載する
問 56　1：c. 特別な重要医薬品 → 繁用医薬品
問 57　1：2002 年以降，原則，投薬期間の制限は廃止された
問 58　2：a. 併用禁忌と併用注意，c. 一般名と

代表的な販売名を併記する
問 59　1：1. 副作用の項 → 臨床検査結果に及ぼす影響の項
問 60　5：5. は明示されていない
問 61　1：一般名のみ
問 62　2：1. 危険がある用法・用量と使用期間も禁止されている，3. は無意味
問 63　2：b. 原則として重複記載は避ける
問 64　1：a. 植物は含まれない，b. 10 年 → 30 年
問 65　2：この欄には承認番号や薬価基準収載年月なども記載する
問 66　1：a. 項を分けて記載する，b. 赤枠で文字は赤でない
問 67　1：a. 用法・用量 → 効能・効果，b. 性別などの区分を記載するのはヒトの場合，動物の場合は動物種を記載する
問 68　3
問 69　2：1. 重大な副作用とその他の副作用に分ける，3. 調査症例数，調査の情報源，記載時期は明記する
問 70　3：a. 医療法 → 医薬品医療機器等法，b. 21 世紀の医薬品のあり方に関する懇談会
問 71　2

1 市販後に初めて明らかになった副作用の例を挙げよ．

アスピリンは1899年（明治32年）ドイツのバイエル社より発売された．その後，1971年（昭和46年）になってアスピリンを代表とするNSAIDs（消炎鎮痛解熱薬）は，アラキドン酸からプロスタグランジン（PG）が生成されるときの酵素（シクロオキシゲナーゼ）の働きを抑制することで作用を発揮することがわかった．さらに，2000年（平成12年）には，アスピリンで知られていた血小板凝集抑制作用が適応症状をとることができ，保険適用となった．一方，アスピリンには胃腸障害を起こすことも知られていたが，現在では胃潰瘍のある患者には使用禁忌となっている．また，ライ症候群との関連が否定できないことから，インフルエンザのようなウイルス性疾患には投与しないこととされている．

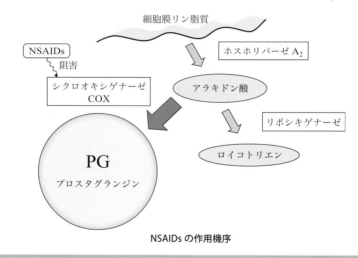

NSAIDsの作用機序

Step1. 正しいものには○，間違っているものには×を（ ）に記入せよ．
医薬品には，開発時だけでなく広く使用されて初めて明らかとなる副作用もある．（ ）

Step2. （ ）に適切な語句を記入せよ．
医薬品には，開発時だけでなく，（ ）され広く使われて初めて明らかとなる副作用もある．

答え ☞【Step1】○，【Step2】市販

2 投与経路について注射の問題点をまとめよ．

注射剤は，即効性が得られる点が最大の特徴である．静脈内注射（静注）の場合，吸収過程がないため速やかに薬効が現れるので緊急時の投与経路として重要である．皮下注射（皮下注）や筋肉注射（筋注）の場合は，組織内に拡散し毛細血管から全身循環に移行する．

一方，注射剤の注意点としては，初回通過効果を受けないため急速に体内濃度が高まるので，急性の副作用が起こる危険性が高いこと，感染リスクが高いことなどがある．さらに，静注では血管炎や静脈炎を起こすことがあり，皮下注や筋注では組織を傷害する危険性が高い．

注射投与の略記

s.c.	subcutaneous injection	（皮下注射）
i.m.	intramuscular injection	（筋肉内注射）
i.v.	intravenous injection	（静脈内注射）
i.p.	intraperitoneal injection	（腹腔内注射）

利点
① 目的部位に直接投与でき，即効性が期待できる．
② 経口投与できない薬剤または患者にも適用できる．
③ 初回通過効果を受けない．

欠点
① 患者に痛みを与える．
② 投与部位の炎症，障害や投与部位からの感染の可能性がある．
③ 急激な薬剤濃度の上昇による副作用発現の可能性がある．
④ 針先事故や液漏れによる医療従事者への感染や曝露の危険性がある．

注射の利点欠点

Step1. 正しいものには○，間違っているものには×を（　）に記入せよ．
筋肉内注射や皮下注射では，組織を傷害する危険性は低い．（　）

Step2. （　）に適切な語句を記入せよ．
筋肉内注射や（　）では，組織を傷害する危険性は高い．

答え 【Step1】×（低い→高い．高濃度の薬液が投与部位に滞留するため），【Step2】皮下注射

3 投与経路「吸入」における薬物の吸収はよいのか悪いのか,まとめよ.

　吸入は,ネブライザーや全身麻酔に多く用いられる.エアロゾル(医薬品を含んだ霧)を口腔や鼻腔から吸入すると,咽頭から気管,気管支,肺胞へ到達する.その到達部位は粒子径によって異なり,気管で60 μm以下,気管支で20 μm以下,肺胞には2 μm以下が主に到達する.

　粒子径が小さすぎる場合は,呼気によって体外へ排出される,または,肺胞へ至って肺胞壁から血中へ拡散し,全身に影響を及ぼす可能性が出てくる.肺胞では肺胞壁の厚さがきわめて薄く,毛細血管までの距離が短い.そのため薬物の吸収は良好である.一般に脂溶性の高い薬物が吸収されやすい.しかし薬物量の微量な制御が難しいといわれる.

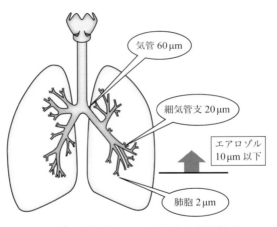

エアロゾルは粒子径10 μm以下である必要がある

Step1. 正しいものには○,間違っているものには×を( )に記入せよ.
肺における薬物の吸収は,きわめてよくない.( )

Step2. ( )に適切な語句を記入せよ.
肺における薬物の吸収は,( )である.

答え 【Step1】×(きわめてよくない → 良好である),【Step2】良好

4 なぜさまざまな剤形が存在するのか,説明せよ.

　第十六改正日本薬局方の製剤総則には基準となる製剤名が71剤形載っているが,実際にはさらに多様な剤形が存在する.多様な剤形が生まれてきた理由は,吸収性や安全性の問題を解決し,「目的にあった最適な製剤」が追究されてきたことにある.また,使いやすさ(使用性)の追究もあげられる.すなわち薬物の安全性,有効性,使用性を改善し,優れた医薬品を得ようとする努力がさまざまな剤形を生み出してきたといえる.

　ドラッグデリバリーシステム(薬物送達システム)は,その最たるものであり,とくに強い副作用の多い抗がん剤においては,安全性を考慮して,目的としたがん細胞にのみ薬剤が届くように工夫されたものである.トランスポーターの知識と技術を駆使した最前線の医学の一部である.

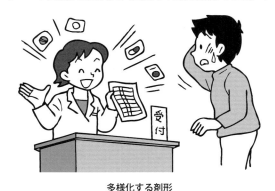

多様化する剤形

Step1. 正しいものには○,間違っているものには×を( )に記入せよ.
　薬物の安全性などを改善する努力が,さまざまな剤形を創出してきた.( )

Step2. ( )に適切な語句を記入せよ.
　薬物の安全性,有効性,( )を改善する努力が,さまざまな剤形を創出してきた.

答え ☞【Step1】○(安全性,有効性,使用性の改善),【Step2】使用性

5 軟カプセルには，どのような薬剤を封入するのか．

　硬カプセルと違って，通常，軟カプセルには油液状または懸濁状の薬剤を封入する．硬カプセルは片割れに薬剤を詰めたものを2つカチッと合体させれば出来上がるが，軟カプセルは液状の薬剤を入れるため，熱処理によって封入する必要がある．グリセリンまたはD-ソルビトールなどを加えたゼラチンシートで液剤を包み込み，熱を加えて封をする．ゼラチンは熱で融け，均一に伸びやすく冷やすと固まる特徴があるため，カプセルをつくるのに適している．

　軟カプセルは，機密性が高く内容液が空気に触れにくいため，酸素で劣化しやすいような有用成分に適しているだけでなく，比較的においが強いものも香りが外にもれにくいなどの特徴がある．

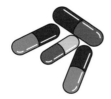
硬カプセル剤

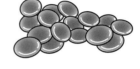
軟カプセル剤

硬カプセルと軟カプセル

Step1. 正しいものには○，間違っているものには×を（　）に記入せよ．
カプセルは，油液状や懸濁状の薬物には使えない．（　）

Step2. （　）に適切な語句を記入せよ．
（　）カプセルには，油液状や懸濁状の薬物を封入することができる．

答え ☞【Step1】×（軟カプセルには封入できる），【Step2】軟

6 医薬品の容器の4つの特徴と具体例をそれぞれ説明せよ．

　第十六改正日本薬局方には，「容器とは，医薬品を入れるもので，栓，ふたなども容器の一部である．容器は内容医薬品に規定された性状及び品質に対して影響を与える物理的，化学的作用を及ぼさない」と定義されている（第十六改正日本薬局方通則37）．

　密閉容器とは，固形の異物が侵入することを防ぐ容器（薬袋，紙箱），**気密容器**とは，固形または液状の異物が進入しない容器（プラスチック，ガラス，瓶），**密封容器**とは，気体の進入しない容器（バイアル，アンプル）である．また，遮光とは，光の透過を防ぎ，内容医薬品を光の影響から保護することができることをいう．遮光は，具体的には450 nm以下の波長を遮断する（可視光線は波長380〜780 nmで，それより波長の短い光は紫外線，X線，γ線となり，逆に長い光は赤外線，マイクロ波，電波となる）．

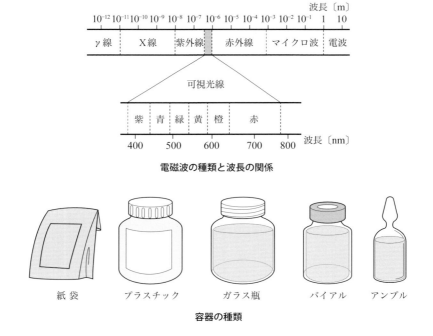

電磁波の種類と波長の関係

容器の種類

	日局16（日本薬局方）	USP35（米国薬局方）	EP7.5（ヨーロッパ薬局方）
密閉容器 通則38	密閉容器とは，通常の取扱い，運搬又は保存状態において，固形の異物が混入することを防ぎ，内容医薬品の損失を防ぐことができる容器をいう．	Well-closed container：通常の取扱い，運搬又は保存状態において，外部からの固形の異物が混入することを防ぎ，内容医薬品が損失しないように保護する．	Well-closed container：通常の取扱い，運搬又は保存状態において，外部からの液状又は固形の異物が混入することを防ぎ，内容医薬品が損失しないように保護する．
気密容器 通則39	気密容器とは，通常の取扱い，運搬又は保存状態において，固形又は液状の異物が侵入せず，内容医薬品の損失，風解，潮解又は蒸発を防ぐことができる容器をいう．	Tight container：通常の取扱い，運搬又は保存状態において，液状又は固形の異物又は水分が侵入せず，内容医薬品の損失，風解，潮解又は蒸発を保護する（以下省略）．	
密封容器 通則40	密封容器とは，通常の取扱い，運搬又は保存状態において，気体の侵入しない容器をいう．	Hermetic container：通常の取扱い，運搬又は保存状態において，空気又はその他全ての気体を通さない．	Airtight container：通常の取扱い，固体，液体又は気体を通さない（以下省略）．

(PMDAホームページより)

日本，米国，ヨーロッパ薬局方による容器の定義

Step1. 正しいものには○，間違っているものには×を（ ）に記入せよ．

プラスチック容器，ガラス瓶は密封容器である．（ ）

Step2. （ ）に適切な語句を記入せよ．

プラスチック容器，ガラス瓶は（ ）容器である．

Memo

答え ☞【Step1】×（密封→気密），【Step2】気密

7 AUC, C_{max}, T_{max} とはなにか, 説明せよ.

　各組織の薬物量は「血液中の薬物濃度」によって支配される. 多くの場合, 薬物の作用や副作用は「血液中の薬物濃度と密接な関係」がある. したがって血液中の薬物濃度が経時的にどのように推移するかは, 薬物を扱ううえで非常に重要である.

　通常, 血漿中濃度推移のグラフで, 推移曲線で囲まれた部分(体内に入った薬物総量)を AUC (area under the concentration curve, 血漿中濃度曲線下面積) という. 最高血漿中濃度 (C_{max}) に到達するまでに必要な時間を最高血漿中濃度到達時間 (T_{max}) という. そして, 薬物が消失していく過程で血中濃度がある濃度から 1/2 になるまでにかかる時間を血中消失半減期 ($T_{1/2}$) という.

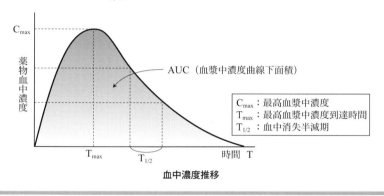

血中濃度推移

Step1. 正しいものには○, 間違っているものには×を( )に記入せよ.
AUC とは, 最高血漿中濃度のことである. ( )

Step2. ( ) に適切な語句を記入せよ.
AUC とは, ( ) のことである.

答え 【Step1】× (最高血漿中濃度 → 血漿中濃度曲線下面積), 【Step2】血漿中濃度曲線下面積

8 特殊輸送とはなにか.

物質の細胞膜の透過には，受動輸送（単純拡散）と特殊輸送（促進拡散，能動輸送）とがある．受動輸送は膜の両側の濃度勾配に従って移動するもので，脂溶性で分子量の小さいものは透過しやすい．またイオン化しているものは透過できない．

一方，特殊輸送は何らかの輸送担体を必要とする膜輸送機構で，促進拡散と能動輸送に大別する．促進拡散は，輸送担体は必要であるが受動輸送と同じく濃度勾配に従って移動するのでエネルギーは必要ではない．たとえば，糖はGLUTと呼ばれる輸送担体で細胞膜を透過する．

能動輸送は濃度勾配に逆らって移動するためエネルギーが必要であり，Na^+/K^+ポンプ（ナトリウム/カリウムポンプ）やP-糖タンパク質による薬物の排出がその例である．エネルギーが枯渇すると動かなくなる．

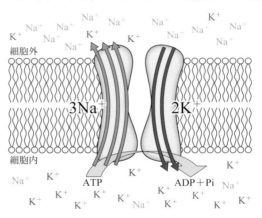

Na^+/K^+–ATPアーゼは1回ごとに細胞から$3Na^+$を汲み出して$2K^+$を汲み入れる．

能動輸送（Na^+/K^+ポンプ）

Step1. 正しいものには○，間違っているものには×を（ ）に記入せよ．

細胞膜透過機構において，特殊輸送は促進拡散と受動輸送に大別できる．（ ）

Step2. （ ）に適切な語句を記入せよ．

細胞膜透過機構において，特殊輸送は促進拡散と（ ）に大別できる．

答え ☞ 【Step1】×（受動輸送 → 能動輸送），【Step2】能動輸送

9 水溶性と脂溶性薬物の分布特性を述べよ．

　薬物は全身循環血中に移行した後は，全身に均一に分布するとは限らない．むしろ均一でないことのほうが普通である．また，薬物によって組織に分布しやすいのか，血中に分布するのかが異なる．血液中と組織中にある薬物量の比は，薬物によってまちまちであるが，その比を分布容積（体内薬物量÷血中濃度）で表す．この値が大きいと体内に蓄積しやすく，体から消失しにくい薬物であることを示す．

　組織は血液と比較すると脂質などの占める割合が大きく，また細胞膜は脂質でできているため，脂溶性の物質は組織に分布しやすい．一般に，脂溶性が高いほど分布容積は大きな値となる．

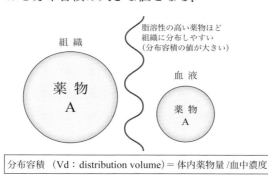

分布容積

Step1. 正しいものには○，間違っているものには×を（　）に記入せよ．

分布特性として，水溶性の薬物は血液に，脂溶性の薬物は組織に分布しやすい．（　）

Step2. （　）に適切な語句を記入せよ．

分布特性として，水溶性の薬物は血液に，脂溶性の薬物は（　）に分布しやすい．

答え☞【Step1】○，【Step2】組織

10 速効性・遅効性と一過性・持続性との関係を説明せよ．

　速効性とは作用発現まで，注射なら30分程度，経口剤なら1時間程度のものをいう．遅効性は数時間から数日かかる場合をいう．また，作用持続時間が短い場合を一過性，長い場合を持続性という．一般に，速効性の薬物は一過性作用を示し，遅効性のものは持続性であることが多い．

　アスピリンの場合，本来の解熱鎮痛作用は一過性であるが，血小板凝集抑制作用は持続性である．また，ベンゾジアゼピン系の抗不安薬のように，速効性で一過性のものから遅効性で持続性のものまで幅広く存在しているものもある．

ベンゾジアゼピン系

ミタゾラム	3〜8時間（短時間型）	麻酔前投薬
クロナゼパム	10〜20時間（中間型）	てんかん
ジアゼパム	24〜72時間（長時間型）	不安障害

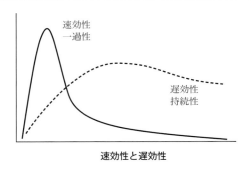

速効性と遅効性

Step1. 正しいものには○，間違っているものには×を（　）に記入せよ．
　一般に即効性の薬物は一過性作用を示し，遅効性のものは持続性であることが多い．（　）

Step2. （　）に適切な語句を記入せよ．
　一般に即効性の薬物は一過性作用を示し，遅効性のものは（　）であることが多い．

答え☞【Step1】○，【Step2】持続性

11 アゴニストとはなにか，アンタゴニストとはなにか．

　受容体に結合する物質をリガンドという．リガンドにはアゴニストとアンタゴニストとがあり，アゴニストは受容体を刺激して生体内活性物質と同様の作用を示す．アンタゴニストは，受容体に結合はするが作用は示さず，結果として生理活性物質の結合を遮断することになる．

　アゴニストは，作動薬，活性薬，作用薬などという．アンタゴニストは拮抗薬，ブロッカーなどという．

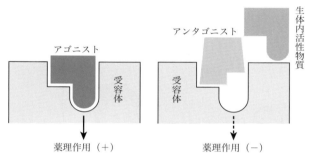

アゴニストもアンタゴニストもリガンド（受容体に結合する物質）である

Step1. 正しいものには○，間違っているものには×を（　）に記入せよ．

　アンタゴニストとは，受容体を刺激して生体内活性物質と同様の作用を示す薬物のことである．（　）

Step2. （　）に適切な語句を記入せよ．

　（　）とは，受容体を刺激して生体内活性物質と同様の作用を示す薬物のことである．

答え ☞【Step1】×（アンタゴニスト → アゴニスト），【Step2】アゴニスト

12 薬物感受性を，年齢と性別について述べよ．

薬理作用の修飾因子には，年齢，性別，病的状態，遺伝的因子，薬物アレルギー，心理的効果，耐性・交叉耐性などがある．そのうち年齢については，生理機能や生体成分は加齢とともに変化する．高齢者では，①血流が減少し腎機能や肝機能が低下する，②体内脂肪が増加するため脂溶性薬物が蓄積する，③中枢抑制薬への感受性が高くなる，などの変化が起こる．一方，小児では，肝機能も腎機能も未発達であり，血漿タンパクの薬物結合能が低く，乳幼児ではジキタリス（強心配糖体）に対する感受性が低いことも知られている．

また動物実験で性差がみられても，ヒトの場合，性差については明確な結論は得られていない．

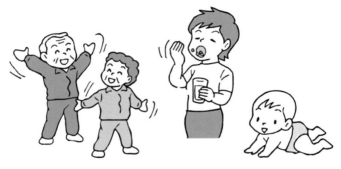

薬理作用の修飾因子
（年齢，性別，遺伝，耐性…）

Step1. 正しいものには○，間違っているものには×を（　）に記入せよ．
一般に，女性は男性より薬物感受性が高いといわれている．（　）

Step2. （　）に適切な語句を記入せよ．
一般に，女性は男性より薬物感受性が（　）といわれている．

答え ☞【Step1】○，【Step2】高い

13　AST，ALTとはなにか，説明せよ．

　AST（アスパラギン酸アミノトランスフェラーゼ，GOT），ALT（アラニンアミノトランスフェラーゼ，GPT）は逸脱酵素といわれ，肝細胞が傷害を受けると細胞が壊れて血中に逸脱してくる（1986年頃，国際生化学・分子生物学連合（IUBMB）がGOTをAST，GPTをALTと呼ぶように決めた）．

　肝機能を調べるための血液検査ではAST，ALTの上昇が基本的な指標となる．AST，ALTは通常血中には存在しない．肝障害以外でも，AST，ALTは心筋，骨格筋，腎臓などにも多く分布しているので，これらの臓器が傷害されてもAST，ALTが逸脱してくる．

　その他，血液凝固因子のプロトロンビン，血漿タンパクのアルブミン，アセチルコリン分解酵素のコリンエステラーゼは肝臓で合成されているため，肝障害によって血中濃度が低下するので肝機能の指標として利用される．

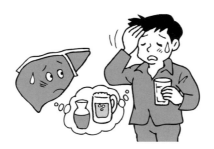

肝機能障害逸脱酵素

Step1. 正しいものには○，間違っているものには×を（　）に記入せよ．
　ASTやALTは，通常血液中に多量に存在するが肝細胞が破壊されると低値になる．（　）

Step2. （　）に適切な語句を記入せよ．
　ASTやALTは，通常血液中に存在しないが肝細胞が破壊されると（　）してくる．

答え　【Step1】×（血液中には存在しない．低値になる→逸脱してくる），【Step2】逸脱

14 注目されている副作用を5つ挙げよ.

①間質性肺炎では,肺胞壁の間質に炎症が起こって繊維芽細胞が増殖する.息切れ,空咳,発熱などの症状が現れ肺線維症に進行することもある.
②横紋筋融解症は,骨格筋細胞が壊死して筋成分が血中へ漏出する病態で,大量のミオグロビンにより腎不全,高K血症による不整脈などが起こる.
③QT延長では,薬物投与後に心電図上のQT間隔が延長する.QTが延長すると,トルサ・デ・ポワンなどの心室細動が誘発され,チーム至適な状態になる.
④血糖値異常では低血糖が多い.糖尿病薬による低血糖が起きた場合,血糖値が60〜70 mg/dL未満で強い空腹感,冷や汗,手足の震え(自律神経症状)などを自覚する.30 mg/dL未満になると,ろれつが回らない,意識消失(中枢神経症状)などが現れ,数時間で脳に重大な障害が生じる.
⑤異常行動は,抗インフルエンザ薬オセルタミビル(タミフル®)服用後の10代患者の転落などの異常行動が問題となった.インフルエンザ脳症でも同様の症状が出ることがあり,因果関係は明確ではない.

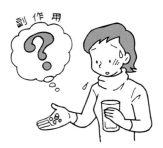

早期発見,早期対応に努める

Step1. 正しいものには○,間違っているものには×を( )に記入せよ.

漢方薬の小柴胡湯やゲフィニチブでは,横紋筋融解症の副作用が報告されている.( )

Step2. ( )に適切な語句を記入せよ.

小柴胡湯やゲフィニチブでは,( )の副作用が報告されている.

答え ☞【Step1】×(横紋筋融解症 → 間質性肺炎),【Step2】間質性肺炎

15　P-糖タンパク質とはなにか．どのような働きをするのか．

　P-糖タンパク質は，1976年に多剤耐性関与タンパク質としてがん細胞から分離された．その後，正常細胞の皮細胞の管腔側膜に局在することが確認され，血液脳関門，血液精巣関門，血液胎盤関門にも存在したことから，生体異物への暴露への防御機能を担う重要なタンパク質との認識がなされるようになった．また，抗がん薬やリファンピシンやアスピリンなどによって誘導されることから薬物により誘導されるストレスタンパク質であることが，明らかになった．

　P-糖タンパク質は，薬物を腸管内へ排出するトランスポーターとして機能する．例えば，リファンピシン（抗結核薬）はP-糖タンパク質を誘導し，ジゴキシンの腸管からの吸収を低下させる．また，P-糖タンパク質のPはpermeable（浸透性）の頭文字である．

┌─ 薬物 ─────────────────┐　┌─ 物質 ─────┐
① 抗がん薬（各種）　　　　　　　　① 脂質
② コルヒチン（痛風）やタクロリスム（免疫　② ペプチド
　　抑制薬）などの薬剤　　　　　　③ ステロイド
③ 強心配糖体（ジゴキシン）　　　　④ ビリルビン
④ 抗不整脈薬（キニジン，ベラパミルIV群）
⑤ 免疫抑制薬
⑥ 抗HIV薬

P-糖タンパク質により排出される物質

Step1. 正しいものには○，間違っているものには×を（　）に記入せよ．
　P-糖タンパク質は，薬物を腸管内へ排出するトランスポーターとして機能する．（　）

Step2. （　）に適切な語句を記入せよ．
　（　）は，薬物を腸管内へ排出するトランスポーターとして機能する．

答え　【Step1】○，【Step2】P-糖タンパク質

16 酵素誘導とはなにか，具体例を挙げよ．

　薬物により酵素量が増えることを**酵素誘導**という．逆に同一酵素の競合的阻害により薬物同士が競合して代謝が阻害されることを**酵素阻害**という．酵素誘導でよく知られている薬物が，リファンピシン（抗結核薬），フェノバルビタール（抗てんかん薬），フェニトイン（抗てんかん薬），カルバマゼピン（抗てんかん薬）である．これらの薬物と併用するとCYP3A4が誘導され，併用した薬物の血中濃度が低下する．

　飲食物では，グレープフルーツジュースがCYP3A4を阻害する．逆に，セントジョーンズワート（セイヨウオトギリソウ）はCYP3A4を誘導する．

酵素阻害の例

主な分子種	それぞれの代謝酵素を阻害する主な薬物
CYP1A2	ニューキノロン系抗菌薬（ノルフロキサシン，シプロフロキサシン）
CYP2C9	サルファ剤（スルファメトキサゾール）
CYP2C19	オメプラゾール
CYP2D6	キニジン，シメチジン，クロルプロマジン
CYP3A4	アゾール系抗菌薬（イトラコナゾール，ミコナゾール，フルコナゾール），マクロライド系抗生物質（エリスロマイシン，クラリスロマイシン），シメチジン

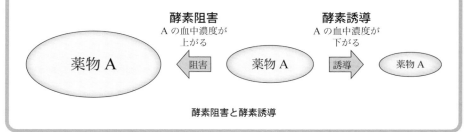

酵素阻害と酵素誘導

Step1. 正しいものには○，間違っているものには×を（　）に記入せよ．
　薬物により，薬物代謝酵素量が増えることを酵素阻害という．（　）

Step2. （　）に適切な語句を記入せよ．
　薬物により，薬物代謝酵素量が増えることを（　）という．

答え　【Step1】×（酵素阻害 → 酵素誘導），【Step2】酵素誘導

17 タキフィラキシーのメカニズムを説明せよ．

　タキフィラキシーは，短時間の間に繰り返して薬物を投与すると，速やかにその薬物に対する反応性が低下する現象である．典型的な例としてエフェドリンがよくあげられるが，エフェドリンを分単位の間隔で静脈内注射すると，血圧上昇反応が次第に減少する．これは交感神経終末にあるノルアドレナリン（NA）の貯蔵が枯渇するからである．

　エフェドリンの作用は，交感神経終末の小胞を刺激してNAの放出を促すことで発現する．繰り返し刺激するとその貯蔵在庫がなくなり，NAが出なくなってしまう．しばらく間隔をあけると，また反応が起こるようになる．

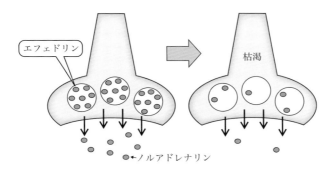

タキフィラキシー
（頻回の刺激でノルアドレナリンの貯蔵が減る）

Step1. 正しいものには○，間違っているものには×を（　）に記入せよ．
　薬物耐性のうち，短時間の反復投与により反応性が低下する現象を，ダウンレギュレーションという．（　）

Step2. （　）に適切な語句を記入せよ．
　薬物耐性のうち，短時間の反復投与により反応性が低下する現象を，（　）という．

答え　【Step1】×（ダウンレギュレーション → タキフィラキシー），【Step2】タキフィラキシー

18 MRにとって薬剤疫学とはなにか，端的に答えよ．

薬剤疫学は 1980 年代後半から米国で発達した新しい学問で，薬剤疫学者のペンシルベニア大学ストローム（Strom）教授は，薬剤疫学をヒトの集団における薬物の使用とその効果や影響を研究する学問と定義した．「ヒトの集団における薬物の使用」は医療現場での医薬品の使用を意味するので，薬剤疫学は主として市販後医薬品の使用実態に適用される．また「効果や影響」は，有効性と安全性のほかに経済性を含んでいる．

薬剤疫学は，ヒトの集団における疫学研究ということから，市販後の使用実態における有害事象の研究などが薬剤疫学の主たる対象となる．したがって，MR にとっては，薬剤疫学は市販後調査（PMS）と深い関係にあり，「PMS を効率よく実施するための学問分野」として位置づけられる．

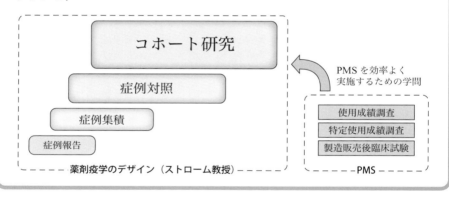

Step1. 正しいものには○，間違っているものには×を（ ）に記入せよ．
MR にとって薬剤疫学は，PMS を効率的に実施するための学問分野として位置づけられる．（ ）

Step2. （ ）に適切な語句を記入せよ．
MR にとって薬剤疫学は，（ ）を効率的に実施するための学問分野として位置づけられる．

答え 【Step1】○，【Step2】PMS

19 観察研究と介入研究について,例を挙げて説明せよ.

　観察研究は,「すでに行われている治療の効果や,その予後を観察する研究デザインで,長期間かけて発症する疾患や,まれにしか見られない疾患も対象にする」ことができる.研究方法が観察であるため,要因と結果との相関の強さは定量的に測定できるが,因果関係を証明することはできないとされている.

　一方,介入研究は,「研究を目的として実験的に治療などの介入を行うので,長期間かかって発症する疾患には用いにくい」と考えられる.また,介入研究は観察研究に比べ,結果の信頼性は高いとされる.

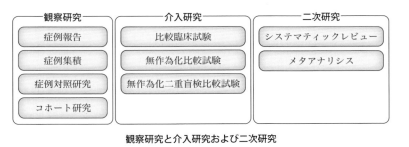

観察研究と介入研究および二次研究

Step1. 正しいものには○,間違っているものには×を( )に記入せよ.
　コホート研究は,介入研究に分類される.( )

Step2. ( )に適切な語句を記入せよ.
　コホート研究は,( )研究に分類される.

答え　【Step1】×(介入研究 → 観察研究),【Step2】観察

20 エンドポイントについて説明せよ．また有効性と有用性の違いはなにか．

　エンドポイントとは，臨床試験において，有効性と安全性を評価するために用いられる指標・評価項目のことである．エンドポイントは，実施計画書に記載され，その試験の目的に応じて，プライマリーエンドポイント，セカンダリーエンドポイントが設定され，客観性と普遍性が望まれる．また，真のエンドポイント（トゥルーエンドポイント）と代替エンドポイント（サロゲートエンドポイント）に分ける場合もある．

　たとえば，がん治療薬では患者の余命を延長させることができるか否か（トゥルーエンドポイント）が重要であるが，長期間の追跡調査はできない場合がある．そのような時は，代替えとして腫瘍縮小効果（サロゲートエンドポイント）を評価することが多い．しかし，腫瘍縮小効果と余命延長が確実に相関するかは確実ではない．

　有効性，安全性，有用性については，有効性および安全性を考え合わせて，使用価値があるかないかを判断するのは，有用性の評価である．

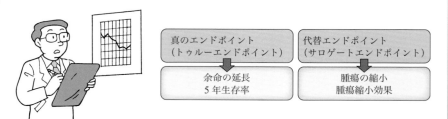

真のエンドポイントと代替エンドポイント

Step1. 正しいものには○，間違っているものには×を（　）に記入せよ．
有効性，安全性，有用性のうち，使用価値があるかないかを判断するのは，安全性の評価である．（　）

Step2. （　）に適切な語句を記入せよ．
有効性，安全性，有用性のうち，使用価値があるかないかを判断するのは，（　）の評価である．

答え　【Step1】×（安全性 → 有用性），【Step2】有用性

21　経口投与された薬物は，どこから吸収されるのか．

　経口投与は口から薬剤を服用するもっとも一般的な投与経路の1つである．投与された薬剤も脂溶性か水溶性かによって吸収部位が多少異なるが，多くの場合，錠剤やカプセル剤は消化管内で崩壊，溶解し，主に小腸上部で吸収される．

　吸収されたあとも初回通過効果を受けるため，すべてが全身循環に入るとは限らない．また，吸収量も食事の影響などがあり，たとえば，エベロリスム（抗がん薬）は食事により吸収率が30%前後も低下する．逆に，インドメタシンファルシネルは空腹時には顕著に吸収率が低下する．インドメタシンファルネシルは脂溶性が高く，消化管からの吸収のためには胆汁の存在が必要であり，食事を摂らない条件のもとでは，胆汁の分泌量が少ないため，経口投与後の血液中への移行量はきわめて低くなる．

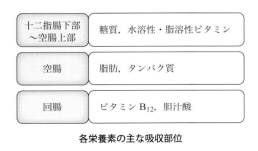

各栄養素の主な吸収部位

Step1. 次の選択肢のうち，正解の番号を（　）に記入せよ．

　経口投与された薬物は，多くは主に（　）で吸収され，門脈から肝臓を経て全身循環に移行する．

　　1．胃　　2．小腸　　3．大腸

Step2. （　）に適切な語句を記入せよ．

　経口投与された薬物は，多くは主に（　）で吸収され，門脈から肝臓を経て全身循環に移行する．

答え　【Step1】2（小腸上部で吸収される），【Step2】小腸上部

22 散剤, 細粒剤, 顆粒剤を比較して特徴を述べよ.

　日本薬局方の改正（第十六改正日本薬局方）に伴い, 散剤と顆粒剤の定義が変更になった. 散剤は, 経口投与する粉末状の製剤（これまでは「医薬品を粉末又は微粒状に製したもの」だった）, 顆粒剤は, 経口投与する粒状に造粒した製剤（これまでは「医薬品を粒状に製したもの」だった）となった.

　この変更により, これまで「散剤」に分類されてきた微粒状の「細粒剤」などは,「顆粒剤」に分類されることになった. したがって, 顆粒剤のうち18号（850 μm）ふるいを全量通過し, 30号（500 μm）ふるいに残留するものが全量の10%以下のものを細粒剤と称することができることとなった.

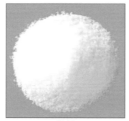
散剤

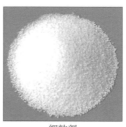
細粒剤

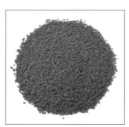
顆粒剤

粒度の分類
（細粒は顆粒剤に含まれる）

Step1. 次の選択肢のうち, 正解の番号を（　）に記入せよ.
　正しいのはどれか.（　）
　　a. 一般的には, 散剤＜細粒剤＜顆粒剤の順に粒子径が大きい.
　　b. 散剤では, 添加剤を加えたものはない.
　　c. 顆粒剤はコーティングを施しているものが多い.
　　1.（a, b）　　2.（a, c）　　3.（b, c）

Step2.（　）に適切な語句を記入せよ.
　一般的には, 散剤＜（　）＜顆粒剤の順に粒子径が大きい.

答え　【Step1】2（b. そのままか, あるいは添加剤を加えている）,【Step2】細粒剤

23 注射剤の滅菌法および種類について説明せよ.

　注射剤は直接静脈などの体内へ投与されるため,無菌状態でなければならない.注射剤は滅菌または無菌的に調整される.

　滅菌とは,微生物を殺滅または除去することであり,最終滅菌法は加熱法,照射法,ガス法,濾過法に分かれる(このほかに薬液法を加えることもある).濾過滅菌は 0.22 μm か 0.45 μm のメンブランフィルターを用いるが,ウイルスやマイコプラズマのような超微小生物は除去できない.

　無菌操作とは,無菌室やクリーンベンチ(フィルターを通った無菌の空気が上から下へ流れる)などの無菌的状態で調整することをいう.

滅菌法

加熱法	乾熱滅菌	滅菌用のオーブンで 180℃ 30 分あるいは 160℃ 1 時間加熱.	ガラス器具
	高圧蒸気滅菌	115℃ 30 分,121℃ 15 分,136℃ 3 分.	液体,培地
照射法	放射線滅菌	コバルト 60 のガンマ線で殺滅する.	ディスポーザブル製品
	高周波滅菌		
ガス法	エチレンオキシドガス	微生物の拡散やタンパク質にアルキル化を起こして殺滅する.	カテーテル
	過酸化水素プラズマ	真空中で過酸化水素分子を発生させて微生物を殺滅する.	精密器具 一般プラスチック
濾過法	0.22 μm, 0.45 μm	加熱による滅菌では変質するものに適用する.	酵素液,飲料水

- **滅菌** すべての微生物を殺滅または除去すること.
- **消毒** ヒトに対して有害な微生物のみを殺滅すること.
- **洗浄** 物質から有機物や異物を除去すること.

滅菌,消毒,洗浄

Step1. 次の選択肢のうち，正解の番号を（　）に記入せよ．

注射剤について，正しいのはどれか．（　）
1. 注射剤には，感染のリスクがある．
2. 滅菌法には，加熱法，照射法，ガス法の3つがある．
3. 無菌操作は，無菌室でのみ可能であり，クリーンベンチでは無菌操作はできない．

Step2. （　）に適切な語句を記入せよ．

滅菌法には，加熱法，照射法，ガス法，（　）の4つがある．

Memo

答え　【Step1】1（2. 濾過法が抜けている，3. 両方ともできる），【Step2】濾過法

24 代表的なDDSを述べ，各々ポイントを簡潔に説明せよ．

「薬物の体内動態を制御し最適化することを目的とした投与システム」をドラッグデリバリーシステム（DDS）という．代表的なDDSには①放出制御型，②標的指向型，③吸収改善型などがある．

放出制御型は，徐放性製剤や時限放出型製剤のように持続時間や放出時間をコントロールする．標的指向型は，ナノ技術を利用したものでリポソーム（細胞膜カプセルのようなもの）に薬剤を封じ込め，目的の場所で放出するようになっている．吸収改善型には，プロドラッグとアンテドラッグがあるが，アンテドラッグは薬物が体内に入ると速やかに不活性化されるようにしたもので，ステロイド薬の改善に果たした役割は大きい．

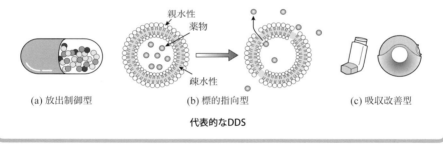

代表的なDDS

Step1. 次の選択肢のうち，正解の番号を（ ）に記入せよ．
代表的なドラッグデリバリーシステムについて，正しいのはどれか．（ ）
　a．標的指向型　　b．放出制御型　　c．時限放出型
　1．(a, b)　　2．(a, c)　　3．(b, c)

Step2. （ ）に適切な語句を記入せよ．
代表的なドラッグデリバリーシステムには，標的指向型，放出制御型，（ ）がある．

答え　【Step1】1（c．時限放出型 → 吸収改善型），【Step2】吸収改善型

25 ADMEとはなにか.

薬物の体内動態は，吸収 A（absorption），分布 D（distribution），代謝 M（metabolism），排泄 E（excretion）の過程に分けられる．その頭文字をとって ADME という．

吸収は，投与された薬物が血中に移行するまでの過程のことであり，投与経路や胃内容排出速度，その他の要因によって影響を受ける．分布は，薬物が体内でさまざまな組織に移行する過程であって，それぞれの薬物がもつ組織親和性によって分布が体内組織に一様になることはまずない．代謝は，肝臓が主な臓器であり，多くの薬物は肝臓にある代謝酵素シトクロム P450 によって代謝される．排泄では，腎臓の果たす役割が大きい．腎臓からは 1 日 1.5 L もの尿が排泄される．腎障害患者では薬物や老廃物の体内蓄積が起こる．また肝臓からも胆汁が 1 日 500 mL も排泄される．

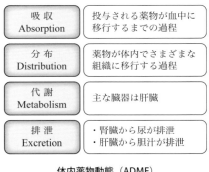

体内薬物動態（ADME）

Step1. 次の選択肢のうち，正解の番号を（　）に記入せよ．

ADME について，誤りはどれか．（　）
　a. 吸収は，薬物が体内でさまざまな組織に移行するプロセスである．
　b. 分布は，投与された薬物が血液中に移行するまでのプロセスである．
　c. 代謝は，薬物分子の化学構造に変化を生じるプロセスである．
　1.（a, b）　　2.（a, c）　　3.（b, c）

Step2. （　）に適切な語句を記入せよ．

ADME について，（　）は薬物分子の化学構造に変化を生じるプロセスである．

答え 【Step1】1（a. 吸収 → 分布，b. 分布 → 吸収），【Step2】代謝

26 初回通過効果を受ける投与経路はなにか列挙せよ．

　初回通過効果（first pass effect）は，多くの薬物が小腸から吸収されたあと門脈を通り，全身環血中に行く前に肝臓によって一部代謝されるが，この肝臓を通過することによる薬物減弱の効果である．したがって，多くの経口剤は初回通過効果を受けることになる．

　そのほか腹腔内投与では，腹腔リザーバーポートを腹腔内に埋め込み，抗がん剤を1週間に1度程度投与するが，その場合も薬剤は腹膜から吸収されて門脈を通ることになり，初回通過効果を受ける．また，直腸内投与では，直腸上部には上直腸静脈が分布しており，この静脈は下大静脈に直接つながっていて初回通過効果は受けない．しかし，直腸中下部の中下直腸静脈は門脈へつながるため，上部から吸収された薬剤は初回通過効果を受けることになる．

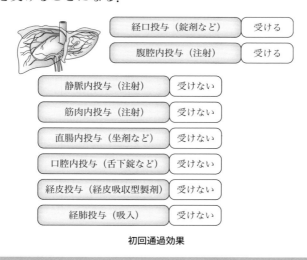

初回通過効果

Step1. 次の選択肢のうち，正解の番号を（　）に記入せよ．
　初回通過効果を受ける経路はどれか．（　）
　　1．筋肉内投与　　2．腹腔内投与　　3．口腔内投与

Step2. （　）に適切な語句を記入せよ．
　投与経路について，腹腔内投与は初回通過効果を（　）．

答え　【Step1】2，【Step2】受ける

27 酸化，還元，加水分解，抱合とはなにか，各々簡潔に述べよ．

薬物は主に肝臓で代謝されるが，その代謝様式には酸化，還元，加水分解，抱合などがある．そのなかでも酸化はもっとも重要な反応である．

酸化は，物質に酸素が導入される反応や水素がとり去られる反応であるが，チトクロム P450 が大きな働きをする．チトクロム P450 は数十種類もあり，薬物代謝酵素と呼ばれる．抱合とは，そのチトクロム P450 などによって生成された物質に硫酸やアミノ酸などの水溶性物質を結合する反応で，よりいっそう水溶性が増し排出されやすくなる．

還元は，酸化とは逆に，物質に水素が導入される反応や，物質から酸素がとり去られる反応などであるが，スタチン創薬の標的となった HMG-CoA 還元酵素は有名である．また，加水分解とは，水の付加反応により特定の結合が切断され，別の化合物が生成する反応のことで，生体内ではさまざまな場面で起こっている．

酸化	酸素が導入される反応や水素がとり去られる反応（チトクロム P450）
還元	水素が導入される反応や酸素がとり去られる反応（HMG-CoA 還元酵素）
加水分解	水の付加反応により特定の結合が切断され，別の化合物が生成する反応
抱合	硫酸やアミノ酸などの水溶性物質を結合する反応

酸化，還元，加水分解，抱合

Step1. 次の選択肢のうち，正解の番号を（　）に記入せよ．

薬物の代謝様式について，誤りはどれか．（　）
  a. 代謝様式には，酸化，還元，加水分解，抱合などがある．
  b. 代謝のなかでもっとも重要な反応は，加水分解である．
  c. 抱合は，脂溶性の高い物質を結合させる反応である．
  1.（a, b）　　2.（a, c）　　3.（b, c）

Step2. （　）に適切な語句を記入せよ．

代謝のなかでもっとも重要な反応は，（　）である．

答え　【Step1】3（b. 加水分解 → 酸化，c. 脂溶性 → 水溶性），【Step2】酸化

28 細胞膜受容体の種類を述べよ．

受容体は存在部位により細胞内受容体（ステロイドホルモン，甲状腺ホルモン，ビタミン D_3）と細胞膜受容体とに大別される．そのうち細胞膜受容体は，イオンチャネル内蔵型，GTP結合タンパク質共役型，酵素活性化関連型に分けられる．

イオンチャネル内蔵型は，通常4～5個の小さなタンパク質が輪状に結合しており，刺激を受けると構造変化が生じて中央部にイオンが通過する孔チャネルが開くようになっている．ニコチン性アセチルコリン受容体やGABA$_A$受容体が知られている．

GTP結合タンパク質共役型は，細胞膜を7回貫通する構造で，多くの受容体がこの型である．受容体が刺激を受けると細胞内のGタンパク質が変化して，一連の酵素に対する作用を引き起こす．

酵素活性化関連型は，細胞膜を1回貫通する構造をもち，細胞内領域にリン酸化酵素などを内蔵している．インスリン受容体などのチロシンキナーゼ型受容体が知られている．

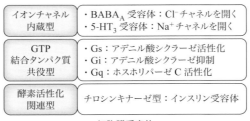

細胞膜受容体

Step1. 次の選択肢のうち，正解の番号を（　）に記入せよ．

細胞膜受容体の種類は，どれか．（　）
 a．イオンチャネル内臓型　　b．GTP結合タンパク質共役型
 c．キレート型
 1．(a, b)　　2．(a, c)　　3．(b, c)

Step2. （　）に適切な語句を記入せよ．

細胞膜受容体は，イオンチャネル内臓型，GTP結合タンパク質共役型，（　）に分けられる．

答え　【Step1】1（c．キレート型 → 酵素活性化関連型），【Step2】酵素活性化関連型

29 ED_{50}, LD_{50}, TD_{50}, 治療係数とはなにか.

　薬物の作用は，薬物の投与量の増大により有効量，中毒量，致死量へと変化していく．それぞれにおいて最大反応の 50% の作用を示す用量を ED_{50}（50% effective dose），TD_{50}（50% toxic dose），LD_{50}（50% lethal dose）という．

　有効量と致死量に大きな差がある薬物のほうが，安全に使用できる．50% 致死量を 50% 有効量で割った値（LD_{50}/ED_{50}）を治療係数または安全域と呼び，この値が大きい薬物ほど，目安として安全性が高いと考えられる．また，臨床では 50% 致死量の代わりに 50% 中毒量を用いることも行われている．

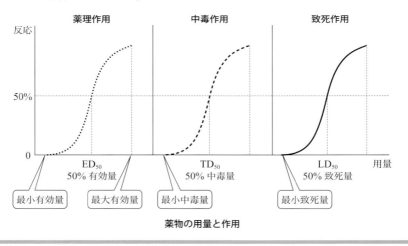

薬物の用量と作用

Step1. 次の選択肢のうち，正解の番号を（　）に記入せよ．

　次のうち，50% 中毒量はどれか．（　）

　1. ED_{50}　　2. LD_{50}　　3. TD_{50}

Step2. （　）に適切な語句を記入せよ．

　（　）は，50% 中毒量のことである．

答え　【Step1】3（1. は 50% 有効量，2. は 50% 致死量），【Step2】TD_{50}

30 副作用の分類について説明せよ．

副作用は「医薬品が適正な使用目的に従い適正に使用された場合においてもその医薬品により人に発現する有害な反応」（独立行政法人 医薬品医療機器総合機構）と定義されている．副作用は一般に臓器別に分類されるが，発現機序により主作用に関連した副作用と主作用とは無関係な副作用とに分けることもできる．

主作用に関連した副作用は，薬理作用が過剰に発現したものであり，主作用の延長線上にあるため，ある程度予測が可能である．一方，主作用とは無関係な副作用は，薬物アレルギーによるものが多く，発現機序が不明な副作用もあり予測不能なことも多い．

注目される副作用

臓器別		原因となった主な薬剤
	腎障害	エダラボン（脳保護薬）による急性腎不全（緊急安全性情報）
	肝障害	フルタミド（前立腺がん薬），ベンズブロマロン（痛風薬）による劇症肝炎（緊急安全性情報）
	血液障害	チクロピジン（抗血小板薬）による無顆粒症（緊急安全性情報）
	皮膚障害	抗菌薬，NSAIDs，抗てんかん薬などによるSJSやTEN
その他注目される副作用		
	間質性肺炎	小柴胡湯，ゲフィチニブ，インターフェロン，ブレオマイシン
	横紋筋融解症	スタチン，フィブラート，ニューキノロン，ARB拮抗薬
	QT延長	キニジン，アミオダロン
	血糖値異常変動	オランザピン，クエチアピン，ガチフロキサシン
	異常行動	オセルタミビル

Step1. 次の選択肢のうち，正解の番号を（ ）に記入せよ．

正しいのはどれか．（ ）
 a. 主作用に関連した副作用は，ある程度予測可能である．
 b. 主作用とは無関係な副作用には，薬物アレルギーによる過敏症などが該当する．
 c. 治療係数が大きい医薬品は急性中毒を起こしやすい．
 1. (a, b)　　2. (a, c)　　3. (b, c)

Step2. （ ）に適切な語句を記入せよ．

副作用について，治療係数が（ ）医薬品は急性中毒を起こしやすい．

答え 【Step1】1（c．大きい → 小さい），【Step2】小さい

31 組合せ散剤,組合せ水剤とはなにか.

　配合変化とは,数種類の薬品を配合した場合に薬物相互作用による理化学的性状に変化を起こすこと(薬効や副作用の変化も含む)をいう.配合変化には,配合のために害を生じ絶対に避けなければならない**配合禁忌**,配合による変化を適当な手段によって投薬可能にできる**配合不適**,外観などに変化を生じるが薬効に影響のない**配合注意**がある.

　配合不可は配合禁忌のことであり,検討の余地はなく,処方医の処方の変更を求めなければならない.配合不適は,配合により混濁,沈殿,分解などを生じるため,「組合せ散剤や組合せ水剤」として別々に調剤する必要がある.また,配合注意は,薬効に影響がないので変色などを生じてもそのまま調剤してもよいが,患者に説明しておく必要がある.

配合変化

		薬剤	理由
配合不可		テトラサイクリン系と炭酸水素ナトリウム(重曹)	アルカリ性下ではテトラサイクリンが分解される
配合不適	散剤	アスピリン末と炭酸水素ナトリウム(重曹)	アスピリンが加水分解される
	水剤	チペピジンヒベンズ酸塩シロップと塩化リゾチームシロップ	ゲル化する
	注射剤	フェニトインナトリウムと多くの注射剤	フェニトインは強アルカリ性なので多くの注射剤と配合変化を起こす
配合注意	散剤	ダイオウ末と酸化マグネシウム末	pHの上昇により,ダイオウの黄色が赤色に変化する
	水剤	チペピジンヒベンズ酸塩シロップとアンブロキソール塩酸塩シロップ	沈殿が生じるが薬効に影響はない

Step1. 次の選択肢のうち,正解の番号を( )に記入せよ.
組合せ散剤や組合せ水剤にする必要があるのは,下記のうちどれか.( )
　1. 配合不可　　2. 配合不適　　3. 配合注意

Step2. ( )に適切な語句を記入せよ.
　( )は,組合せ散剤や組合せ水剤にする必要がある.

答え☞【Step1】2 (1. は禁忌,3. は患者に説明する),【Step2】配合不適

32 耐性とはなにか.

薬物を反復投与すると，薬効が次第に弱くなってくることがある．その状態を耐性が形成されたという．耐性が形成される機序は，①薬物動態の変化によるものと，②生体反応の変化によるものがある．

薬物動態の変化は酵素誘導によって起こる．酵素誘導はフェノバルビタールやリファンピシンなどで知られているが，代謝酵素が増加することで代謝が亢進する．そのほか，トランスポーターの変化により排出が増えることもある．

一方，生体反応の変化は，反復投与による脱感作があり反応性が低下する．ほかに受容体数が減少するダウンレギュレーションによるものもある．

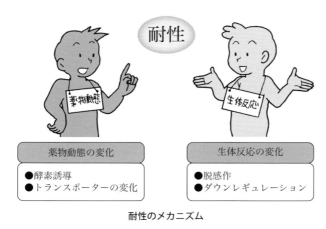

耐性のメカニズム

Step1. 次の選択肢のうち，正解の番号を（ ）に記入せよ．

反復投与により，初期の効果を得るために投与量を増加することが必要になった状態を何というか．（ ）

1. 中毒　　2. 薬物依存　　3. 耐性

Step2. （ ）に適切な語句を記入せよ．

反復投与により，初期の効果を得るために投与量を増加することが必要になった状態を（ ）という．

答え　【Step1】3（2．依存性のない薬物でも耐性が形成されることがある），【Step2】耐性

33 EBMと診療ガイドラインの関係について，説明せよ．

EBMの概念を最初に提唱したのは，カナダのマクマスター大学臨床疫学講座の教授であったサケット（Sackett）博士である（現オックスフォード大学教授）．サケット博士は臨床疫学の手法を活用して，エビデンスに基づいた医療の重要性を説いてきた．博士は著書『根拠に基づく医療』のなかで，EBMについて次のように定義している．

- EBMとは，個々の患者の臨床判断を下すにあたり，現在得られている最良の証拠に基づいて，それを忠実に明示して，適切に用いることである．
- EBMの実践とは，医師個人の臨床的専門性と，体系的研究から，現在利用可能な外部の臨床的根拠とを統合することを意味する．

診療ガイドラインは，これまで複数の専門家によりコンセンサスの手順で作成されることが多かったが，現在ではEBMの手順に従って作成されるものになっている．ガイドラインで大切なことは，ガイドラインは標準的な診療指針にすぎないのであって，あくまで最終判断は主治医が行わなければならない．

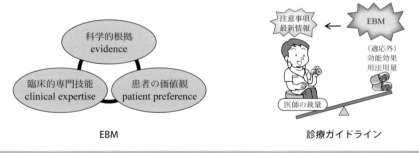

EBM　　　　　　　　　　診療ガイドライン

Step1. 次の選択肢のうち，正解の番号を（　）に記入せよ．
診療ガイドラインについて，正しいのはどれか．（　）
a. 診療ガイドラインは，診療のポイントをまとめたものである．
b. 現在のガイドラインはコンセンサス形式の手順で作成されている．
c. 臨床の現場での最終的な判断は，主治医が行う．
1. （a, b）　　2. （a, c）　　3. （b, c）

Step2. （　）に適切な語句を記入せよ．
現在の診療ガイドラインは（　）の手順に則って作成されている．

答え☞【Step1】2（b．EBMの手順に則って作成される．），【Step2】EBM

34　無作為化割り付けを行うのはだれか．

　臨床試験を行う場合には，バイアスが入るのを防ぐ必要があり，その有効な方法として無作為化割り付けと盲検化がある．

　無作為化割り付けは，被験薬群と対照群とに偏りが生じるのを避けるため，くじ引きのような方法でこれらを無作為に割り付ける．このときの無作為割り付けは，治験実施医師や治験を依頼する会社の双方から独立した「コントローラー」によって行われる．公平な比較をするためのもっとも信頼できる方法である．

　盲検化は，プラセボ効果を防ぐために，被験者および研究者や医療スタッフ側にも被験薬か対照薬かを知らせずに行うもので，このような方法を二重盲検比較試験という．

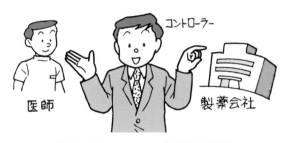

独立したコントローラーが割り付けを行う

Step1. 次の選択肢のうち，正解の番号を（　）に記入せよ．
　臨床試験において，無作為化割り付けを行うのはだれか．（　）
　1．治験責任医師　　2．治験コーディネーター　　3．コントローラー

Step2. （　）に適切な語句を記入せよ．
　臨床試験においては，（　）が無作為化割り付けを行う．

答え　【Step1】3，【Step2】コントローラー

35 投与経路として，皮膚への投与の特徴をまとめよ．

　皮膚への投与は，局所作用を目的とした場合と全身作用を目的とした場合がある．とくに全身作用では，ニトログリセリン製剤やニコチン製剤などの経皮吸収型製剤ができてからは，非常に使いやすくなっている．最大の特徴は，貼ってあるかどうかを確認することで重複投与を避けることができる．また副作用が出た場合は，剥がすことでただちに中断することができることである．

　皮膚への投与は初回通過効果を受けないので，バイオアベイラビリティは高い．さらに特殊加工を施すことで持続的な作用を得ることもできる．

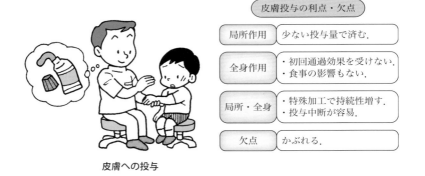

皮膚投与の利点・欠点

局所作用	少ない投与量で済む．
全身作用	・初回通過効果を受けない． ・食事の影響もない．
局所・全身	・特殊加工で持続性増す． ・投与中断が容易．
欠点	かぶれる．

皮膚への投与

Step1. 次の選択肢のうち，正解の番号を（　）に記入せよ．
　皮膚への投与について，正しいのはどれか．（　）
　　a．皮膚への投与は，局所作用を目的としている．
　　b．患部へ直接投与するため，投与量を多くする必要がある．
　　c．皮膚への投与は食事の影響を受けない．
　　d．副作用発現時には，薬物の吸収を速やかに停止できる．
　1．(a, b)　　2．(a, c)　　3．(a, d)　　4．(b, c)　　5．(c, d)

Step2. （　）に適切な語句を記入せよ．
　皮膚への投与は，患部へ直接投与するため投与量は（　）すむ．

答え　【Step1】5（a．全身作用もある，b．投与量は少なくてすむ），【Step2】少なくて

36 錠剤の種類を列挙して特徴を述べよ．

　錠剤は，経口投与を目的とした固形製剤であり，添加剤などを加えて混和し圧縮して成形したものである．錠剤もカプセル剤も単位量がわかりやすく携帯に便利である．一般的に成形しやすく，大量生産に向いている．また，胃で溶けずに腸で溶けるよう加工したもの（腸溶錠），効果を持続させるため特殊なコーティングしたもの（徐放錠）などもある．

　錠剤が溶けるためには，ある程度の水分が必要であり，必ずコップ1杯程度の水で服用する．腸溶錠や徐放錠は砕いてしまっては期待した効果が得られないため，錠剤はそのままの形で服用するのが原則である．

種類	特徴
裸錠	錠剤を打錠したままで，溶解速度が速い．
糖衣錠	白糖で表面をコーティングしてある．
フィルムコーティング錠	高分子で外側を被覆してある．
腸溶錠	腸内のpH（弱酸性〜中性）で溶解する．
徐放錠	持続的に溶出，溶解するようにしてある．
硬カプセル剤	錠剤より崩壊時間のばらつきが少ない．
軟カプセル剤	油液状または懸濁状の薬剤を封入する．

錠剤の種類と特徴

Step1. 次の選択肢のうち，正解の番号を（　）に記入せよ．

正しいのはどれか．（　）
- a. 裸錠は，溶解速度が速い．
- b. フィルムコーティング錠は，白糖などで表面をコーティングしている．
- c. 腸溶錠は，弱酸性〜中性で溶解するようにしている．
- d. 徐放錠は，一定の血中濃度を維持するのに服用回数が多くなる．

	a	b	c	d
1.	正	正	正	誤
2.	正	誤	正	誤
3.	誤	正	誤	正

Step2. （　）に適切な語句を記入せよ．

腸溶錠は，（　）で溶解するようにしてある．

答え　【Step1】2（b. 白糖コーティングは糖衣錠，d. 服用回数は少なくてすむ），【Step2】弱酸性〜中性

37 バイオアベイラビリティとはなにか.

バイオアベイラビリティ (bioavailability, 生物学的利用能) とは, 投与された薬物 (製剤) が, どれだけ全身循環血中に到達し作用するかの指標で, 生物学的利用率 (extent of bioavailability, 体循環液中に到達した割合) と生物学的利用速度 (rate of bioavailability) で表される.

生物学的利用率は, 投与された薬物のうちどれだけの割合が全身循環血 (体循環) に入るかを表す指標 (経口投与 AUC/静脈投与 AUC) である. 生物学的利用速度は投与された薬物が全身循環血 (体循環) に入る速度のことであり, その指標として最高血漿中濃度 (C_{max}) と最高血漿中濃度到達時刻 (T_{max}) が用いられる. バイオアベイラビリティを比較して製剤間に差がない場合, 両剤は生物学的に同等であるという.

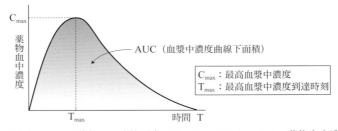

※ 体循環血液中に入った薬物量は直接測定することができないので, 薬物血中濃度の時間経過を表したグラフ (薬物血中濃度−時間曲線) を用いて評価する.

Step1. 次の選択肢のうち, 正解の番号を (　) に記入せよ.

バイオアベイラビリティについて, 正しいのはどれか. (　)

a. バイオアベイラビリティとは, 生物学的な利用率と利用速度を表す指標である.
b. バイオアベイラビリティは, 患者ごとに異なることはない.
c. バイオアベイラビリティを比較して製剤間に差がないときは, 生物学的に同等である.
d. 生物学的利用率を, バイオアベイラビリティという.

1. (a, b)　2. (a, c)　3. (a, d)　4. (b, c)　5. (c, d)

Step2. (　) に適切な語句を記入せよ.

(　) とは, 生物学的な利用率と利用速度を表す指標である.

答え 【Step1】2 (b. 患者ごとに異なる, d. 利用率 → 利用能), 【Step2】バイオアベイラビリティ：生物学的利用能

38 有害反応のWHOの定義を述べよ．

WHO（世界保健機関）では，有害反応（adverse drug reactions）を'a response to a medicine which is noxious and unintended, and which occurs at doses normally used in man'「医薬品の有害作用とは，医薬品が通常の治療や予防に用いられる用量で引き起こす有害で望まれない反応」と定義している．

それに対して，「副作用」とは医薬品との因果関係が想定されるものに対して用いるものである．また，因果関係の有無を問わず単に医薬品の使用によって生じたあらゆる好ましくないできごとは有害事象（adverse drug event）と呼ぶ．これはより包括的な概念である．

この新しい包括的な概念が登場したのは，医薬品の安全性を確保するために，「因果関係の証明ができるものだけを副作用とする」などとしてしまっては，結果として重大な副作用が長期間放置されたままになりかねない．それを防ぐために，因果関係の証明を必要としない新たな概念が用いられるようになってきたのである．

副作用	主作用と対比される作用．
有害反応	薬物の使用によって生じたよくない作用のうち因果関係が否定できないもの．
有害事象	薬の使用者に発生した医学的に好ましくない事象，因果関係の有無は問わない．
薬害	不適切な医薬品行政の結果，有害事象が広く社会的に発生した現象．
副反応	ワクチンによる目的以外の作用．

副作用，有害反応，有害事象

Step1. 次の選択肢のうち，正解の番号を（ ）に記入せよ．
「治療に通常用いられる量の医薬品により起こる意図しない有害な反応」は次のうち，どれにあたるか．（ ）
　　1. 副作用　　2. 主作用　　3. 有害反応　　4. 中毒　　5. 有害事象

Step2. （ ）に適切な語句を記入せよ．
「治療に通常用いられる量の医薬品により起こる意図しない有害な反応」を（ ）という．

答え 【Step1】3（問題文はWHOの表現，5. 有害事象は医薬品との因果関係を問わない），
　　　【Step2】有害反応

39 消化管内 pH の変化が薬物動態に与える影響についてまとめよ．

　多くの医薬品は，弱酸性または弱塩基性で，溶液中ではイオン型（解離型）と非イオン型（非解離型）が共存している．両者のバランスは薬物の解離定数と溶液の pH により決定される．

　酸性薬物（たとえば，アスピリン）は，溶液（たとえば，胃）の pH が大きい（数値が大きいの意味で塩基性のこと）とイオン化しやすく，イオン化したものは吸収されない．逆に塩基性薬物（たとえば，クラリスロマイシン）は，pH が大きいとイオン化しにくく，吸収されやすくなる．

　また，イオン化とは別に，テトラサイクリン（抗菌薬）やイトラコナゾール（水虫薬）は，胃内 pH が大きく塩基性の時は溶解性が低下して吸収が悪くなる．

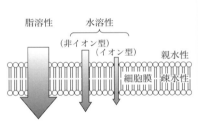

pH	弱酸性 アスピリン		弱塩基性 クラリスロマイシン	
	イオン型%	非イオン型%	イオン型%	非イオン型%
1	1	99	99	1
2	20	80	90	10
3	40	60	70	30
4	50	50	50	50
5	70	30	40	60
6	90	10	20	80
7	99	1	1	90

（数値は実際のものではない）

pH 変化と細胞膜透過率の関係

弱酸性薬物

弱塩基性薬物

Step1. 次の選択肢のうち，正解の番号を（ ）に記入せよ．

正しいのはどれか．（ ）
　a. 多くの医薬品は中性の薬物である．
　b. 溶液中では，ほとんどがイオン型となっている．
　c. 単純拡散により吸収されやすいのは，脂溶性の非イオン型の分子である．
　d. 消化管運動が抑制されると，薬物の吸収と作用発現は一般に遅くなる．

	a	b	c	d
1.	正	正	正	誤
2.	誤	正	誤	正
3.	正	誤	正	誤
4.	誤	正	誤	誤
5.	誤	誤	正	正

Step2. （ ）に適切な語句を記入せよ．

単純拡散により吸収されやすいのは，脂溶性の（ ）の分子である．

Memo

答え　【Step1】5（a. 中性 → 弱酸性または弱アルカリ性，b. イオン型と非イオン型が共存している），【Step2】非イオン型

40 EBMの定義を正確に述べよ．

EBM（evidence-based medicine, 科学的根拠に基づいた医療）について，サケット（Sackett）博士は「EBMは，一人ひとりの患者のケアについて意思決定するとき，最新で最良の根拠を，良心的に，明示的に，そして賢明に使うことである．EBMの実践は，個人の臨床的専門技能と系統的研究から得られる最良の入手可能な外部の臨床的根拠とを統合することを意味する」と述べている．これは以下の5つのステップからなっている．

> Step1. 患者の問題の定式化
> Step2. 問題についての情報収集
> Step3. 情報の批判的吟味
> Step4. 情報の患者への適応
> Step5. このプロセスの評価

EBMは，臨床的な診断や治療は，医師個人の経験や慣習に左右されることがよくあるという状況への批判として生まれてきた経緯がある．しかし，その後EBMの偏重が問題となり，今では医師の裁量が再び考慮されるようになっている．EBMを実践していくうえで重要なことは，科学的根拠，患者の価値観，臨床的専門技能（臨床経験）の3つの要素をバランスよくまとめることであるといわれている．

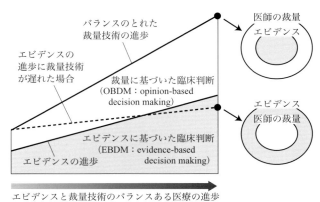

（日本医師会総合政策研究機構より）

医師の裁量とエビデンスの関係

Step1. 次の選択肢のうち，正解の番号を（ ）に記入せよ．

EBM について，誤りはどれか．（ ）
1. 関連文献などを検索する．
2. それらを批判的に吟味する．
3. 患者への適用の妥当性を評価する．
4. 患者の価値観や意向を考慮して臨床判断を下す．
5. 医師は自分自身の専門的な技能を排除する．

Step2. （ ）に適切な語句を記入せよ．

EBM では，患者の（ ）や意向を考慮して臨床判断を下す．

Memo

答え　【Step1】5（5. 排除 → 活用），【Step2】価値観

練習問題

■ 次の文章で，正しいものには1，間違っているものには2と（　）内に記入せよ．

問1　インスリンやヘパリンなどは，消化管から吸収されない．（　）
問2　エアロゾルの粒子径は小さければ小さいほど良い．（　）
問3　点鼻剤は，1回の噴霧量が常に均等となるように製されている．（　）
問4　放出制御型医薬品では，喘息発作の発現を考慮した時限放出型製剤などがある．（　）
問5　直腸静脈はいずれも，下大静脈に直接つながる．（　）
問6　トロホブラスト細胞と胎児毛細血管内皮細胞の2つの細胞からなる膜を，胎盤膜という．（　）
問7　抑制作用が過度になり，生理機能が可逆的に停止した状態を麻痺という．（　）
問8　プラセボには乳糖を用いるが，デンプンを用いることはない．（　）
問9　医薬品の規制に関する副作用などについては，万国共通の用語が，WHOにより整備されている．（　）
問10　大麻は顕著な身体依存を形成しないと，考えられている．（　）
問11　筋注による組織障害の典型的な例として，スルピリンやクロラムフェニコールによる横紋筋融解症がある．（　）
問12　皮膚への投与が，通常もっとも作用発現までの時間が遅い投与経路といえる．（　）
問13　輸液用ソフトバッグの外装内には酸素検知剤（錠剤）が用いられている．（　）
問14　ターゲティング製剤のうち，病巣でのタンパク質も標的にしたものは一次ターゲティングに分類する．（　）
問15　電気化学的ポテンシャルとは，膜の両側の電位差のことである．（　）
問16　消化管からの吸収がよくないチアミンには，吸収のよいフルスチアミンがプロドラッグとして開発されている．（　）
問17　アセチルコリン受容体が刺激されると，瞳孔は拡大する．（　）
問18　治療係数の小さい一部の薬物では，TDMを行うことが推奨されている．（　）
問19　解離定数は，非解離型/解離型で算出され，数値が大きいほど解離しにくい．（　）
問20　二重盲検比較試験は，コスト面などから実施が困難なことが多い．（　）
問21　皮膚への投与では，特殊製剤加工により持続的な作用を得ることが可能である．（　）
問22　細粒剤は，18号（850μm）のふるいを全量通過する．（　）
問23　ソフトバッグは耐酸性にも優れ，医薬品の保存においてもっとも優れている．（　）
問24　微粒子キャリアのリポソームは，分解されることなく腫瘍細胞内に留まる．（　）
問25　分布容積Vdは，血中濃度を体内薬物量で割った値である．（　）
問26　薬物ごとに代謝する酵素は決まっており，各々1種類のCYP（チトクローム

P450）によって代謝される．（　　）

問27　主なGABA$_A$受容体作動薬には，ベンゾジアゼピン系抗不安薬がある．（　　）

問28　前立腺がん薬のフルタミドと尿酸排泄促進薬ベンズブロマロンでは，劇症肝炎による死亡例が緊急安全性情報で報告されている．（　　）

問29　併用における協力作用について，一般に作用点が同一であれば相加的に，異なっていれば相乗的になることが多い．（　　）

問30　有用性については，QOLの指標により厳密に判断される．（　　）

問31　腔投与は，局所および全身作用を目的としている．（　　）

問32　口腔内崩壊錠は，水がなくても服用できる．（　　）

問33　キット製剤では，高カロリー輸液製剤などで二室に分割したソフトバッグも汎用されている．（　　）

問34　標的部位にて活性を示し，その後すぐさま不活化されるものをプロドラッグという．（　　）

問35　分布容積が大きいほど，また全身クリアランスが小さいほど血中消失半減期は大きな値となる．（　　）

問36　尿アルカリ化剤を用いて，酸性薬物の排泄を促進させることをアルカリ利尿という．（　　）

問37　インスリン受容体は，酵素活性化関連型受容体に分類される．（　　）

問38　薬物による血液障害のうち汎血球減少症では，出血傾向の前に貧血症状が出てくることが多い．（　　）

問39　ジフェンヒドラミンはヒスタミンに競合的に拮抗する．（　　）

問40　データが正規分布するとき，最頻値を除いて平均値と中央値は等しくなる．（　　）

問41　医薬品の投与経路のうち，耳への投与では，高濃度の薬液を投与することになるので，伝音難聴や耳鳴りなどの副作用に注意が必要な場合がある．（　　）

問42　乳濁性注射剤の粒子径は，150 μm以下とする．（　　）

問43　吸入用ロタディスクやディスカスは，気管支喘息に使われるステロイドなどの包装形態である．（　　）

問44　同じ薬物を同じ投与経路で同量投与すれば，必ず同じ血中濃度推移を示す．（　　）

問45　分布容積が大きい薬物は，透析してもあまり体内からは除去できない．（　　）

問46　バイオアベイラビリティは，有効成分が同じであっても投与経路や剤形によってまちまちである．（　　）

問47　細胞内受容体（核内受容体）をもつ物質は，ステロイドホルモン，甲状腺ホルモンやビタミンD3などいずれも水溶性が高い．（　　）

問48　血糖値が60〜70 mg/dL未満になると，突然の強い空腹などの自律神経症状を自覚する．（　　）

問49　配合変化を起こす注射剤の組合せは少ない．（　　）

問50　変動係数は分散を平均値で除した値であり，平均値に対するバラツキの大きさを表す．（　　）

■ 次の問いに答えよ．

問51　経口投与について，誤りはどれか．（　　）
1．薬効を発揮するまでに比較的時間がかかる．
2．投与された薬剤がすべて全身循環に移行するとは限らない．
3．消化管から吸収されない薬物には使えない．

問52　吸入について，正しいのはどれか．（　　）
エアロゾルの到達部位は粒子径によって異なり，気管では 60 µm 以下，気管支で 20 µm 以下，肺胞には（　　）以下の粒子がおもに到達する．
1．10 µm 以下　　2．5 µm 以下　　3．2 µm 以下

問53　点眼剤について，誤りはどれか．（　　）
1．涙液は通常 7 µL で，最大容量は約 30 µL である．
2．眼への局所作用を目的としている．
3．全身性の副作用が起こることはない．

問54　散・顆粒剤について，正しいのはどれか．（　　）
（　　）のふるいに残留するのが全量の 10% 以下のものを細粒剤と称することができる．
1．12 号（1,400 µm）　　2．18 号（850 µm）　　3．30 号（500 µm）

問55　白糖などで表面をコーティングしたものは，次のうちどれか．（　　）
1．カプレット　　2．糖衣錠　　3．徐放錠

問56　水分誤嚥のある嚥下障害の患者に用いられる剤形は，次のうちどれか．（　　）
1．シロップ剤　　2．ドライシロップ剤　　3．経口ゼリー剤

問57　輸液について，正しいのはどれか．（　　）
a．100 mL 以上の注射剤で，水分補給などの目的に投与される．
b．投与方法が同じ場合は，ほかの注射剤と混合して投与される．
c．高カロリー輸液は，低浸透圧に調整されている．
1．(a, b)　　2．(a, c)　　3．(b, c)

問58　貼付剤のうち，成形するのにガーゼや不織布を用いているのはどれか．（　　）
1．パップ剤　　2．テープ剤　　3．経皮吸収型製剤

問59　内用剤の包装について，正しいのはどれか．（　　）
a．PTP は錠剤やカプセル剤の包装としてもっとも汎用されている．
b．ストリップ（SP）包装は一包化調剤などに用いられる．
c．分包は内用液剤にも用いられている．
1．(a, b)　　2．(a, c)　　3．(b, c)

問60　インスリンアナログ製剤について，正しいのはどれか．（　　）
a．アミノ酸の一部を置換し，投与後の挙動を制御可能した．
b．超速効型は 6 量体のまま溶液となっている．
c．持続型は体内の pH では結晶化し，持続的に溶解する．
1．(a, b)　　2．(a, c)　　3．(b, c)

問61 皮膚投与について，誤りはどれか．（　　）
　　a．表皮の角質層の厚さは，10〜15μmである．
　　b．表皮の下の皮下組織には毛細血管が発達している．
　　c．表皮の通過は，細胞内経路と経付属器官経路のみがある．
　1．(a, b)　　2．(a, c)　　3．(b, c)
問62 GLUTによるグルコースの輸送は，次のうちどれか．（　　）
　1．受動輸送　　2．促進拡散　　3．二次能動輸送
問63 薬物の代謝について，正しいのはどれか．（　　）
　　a．薬物の濃度をあげていくと，代謝の飽和が起こる．
　　b．多くの薬物の代謝は線形領域で行われている．
　　c．肝臓以外の臓器での代謝は，ほとんど無視できる．
　1．(a, b)　　2．(a, c)　　3．(b, c)
問64 尿中排泄について，正しいのはどれか．（　　）
　　a．分子量の小さな薬物は糸球体でろ過される．
　　b．ろ過とは別に，すべての薬物は尿細管から分泌される．
　　c．一部の薬物は，尿細管で再吸収される．
　1．(a, b)　　2．(a, c)　　3．(b, c)
問65 バイオアベイラビリティとは，次のうちどれか．（　　）
　1．生物学的利用率　　2．生物学的利用速度　　3．生物学的利用能
問66 作用の重点性について，正しいのはどれか．（　　）
　　a．ニフェジピンなどのカルシウム拮抗薬は，血管に選択作用を示す．
　　b．消毒薬や麻酔薬は一般作用（非選択作用）を示す．
　　c．特異的作用とは，異なる化学構造をもつ物質が質的に同じ作用を示すこと．
　1．(a, b)　　2．(a, c)　　3．(b, c)
問67 イオンチャネル内蔵型受容体について，正しいのはどれか．（　　）
　　a．刺激薬が結合するとイオンチャネルが開く．
　　b．ニコチン性アセチルコリン受容体は，陽イオン（Na^+，K^+，Ca^{2+}など）を通す．
　　c．$GABA_A$受容体は，興奮性を高める．
　1．(a, b)　　2．(a, c)　　3．(b, c)
問68 Gタンパクについて，正しいのはどれか．（　　）
　　a．細胞内には単量体のGTP結合タンパク質が存在する．
　　b．単量体Gタンパク質はGDPが結合すると活性化する．
　　c．低分子量Gタンパク質の伝達異常が，がんの原因となっている．
　1．(a, b)　　2．(b, c)　　3．(a, c)
問69 薬理作用の修飾について，誤りはどれか．（　　）
　　a．栄養状態が悪いと感染症が改善しにくい．
　　b．心機能障害では，薬物の血中濃度が低下する．
　　c．モルヒネの精神依存は，がんによる強い疼痛時には強くなる．
　1．(a, b)　　2．(a, c)　　3．(b, c)

問70 生物学的利用率について，誤りはどれか．（　　）
1. 生物学的利用率とは，全身循環に入った割合を表す．
2. 乳糖の利用率を基準としたものが絶対的生物学的利用率である．
3. 経口投与されたものの利用率は，100％未満であることも多い．

問71 作用発現時間について，正しいのはどれか．（　　）
a. 速効性とは，経口投与でも10分程度で作用発現するものをいう．
b. 薬物の単回投与後に作用が現れる場合を急性作用という．
c. 蓄積作用は，大量投与した場合と同様の副作用が発現することがある．
1.（a, b）　　2.（a, c）　　3.（b, c）

問72 γ-アミノ酪酸（GABA）$_A$ 受容体が通すのは，次のうちどのイオンか．（　　）
1. Na^+　　2. Cl^-　　3. Ca^{2+}

問73 GABA受容体のGタンパク質は，次のうちどれか．（　　）
1. Gs　　2. Gi　　3. Gq

問74 遺伝子多形について，正しいのはどれか．（　　）
同一遺伝子に異なる塩基配列をもつ遺伝子型頻度が（　　）以上の場合，その遺伝子座は多形であると定義する．
1. 1％　　2. 10％　　3. 30％

問75 副作用の血液障害について，正しいのはどれか．（　　）
a. 薬物の毒性によるものと免疫学的機序によるものがある．
b. 汎血球減少症を起こしやすいのは抗悪性腫瘍薬で，用量依存性はない．
c. 抗血小板薬チクロピジンはTTPと無顆粒症に関する緊急安全性情報が出ている．
1.（a, b）　　2.（a, c）　　3.（b, c）

問76 正しいのはどれか．（　　）
医薬品の調剤において，成分同士が相互作用を起こして変化することがあるが，これを（　　）と呼ぶ．
1. 薬物動態学的相互作用　　2. 薬力学的相互作用　　3. 薬剤学的相互作用

問77 排泄過程の相互作用について，正しいのはどれか．（　　）
a. タンパク結合型が糸球体でろ過されない．
b. メトトレキサートはNSAIDsやプロベネシドの併用で尿細管分泌が亢進する．
c. 炭酸水素ナトリウムなどにより尿はアルカリ化する．
1.（a, b）　　2.（a, c）　　3.（b, c）

問78 耐性について，正しいのはどれか．（　　）
a. 依存性のない薬物で耐性の生じることはない．
b. フェノバルビタールは酵素誘導によって耐性が生じる．
c. ダウンレギュレーションとは，受容体数が減少する現象のことである．
1.（a, b）　　2.（a, c）　　3.（b, c）

問79 ある疾患をもった人々の群と，もたない人々の群とを比較して，要因をレトロスペクティブに調べる研究は，次のうちどれか．（　　）
1. 症例集積　　2. 症例対照研究　　3. コホート研究

問80　正しいのはどれか．（　　）
　　a．裸錠は，溶解速度が速い．
　　b．フィルムコーティング錠は，白糖などで表面をコーティングしている．
　　c．腸溶錠は，弱酸性〜中性で溶解するようにしている．
　　d．徐放錠は，一定の血中濃度を維持するのに服用回数が多くなる．
　1．(a, b)　2．(a, c)　3．(a, d)　4．(b, c)　5．(c, d)

問81　正しいのはどれか．（　　）
　　a．一般的には，散剤＜細粒＜顆粒剤の順に粒子径が大きい．
　　b．散剤では，添加剤を加えたものはない．
　　c．顆粒剤はコーティングを施しているものが多い．
　1．(a, b)　2．(a, c)　3．(b, c)

問82　吸入について，正しいのはどれか．（　　）
　　a．ザナミビル（インフルエンザ治療薬）は上気道粘膜に捕捉される．
　　b．β_2 受容体刺激薬は気管支に直接作用する．
　　c．吸入投与は専用の器具を用いて医療従事者により行われる．
　1．(a, b)　2．(a, c)　3．(b, c)

問83　次の投与経路のうち，もっとも作用発現までの時間が遅いのはどれか．（　　）
　1．皮下注射　　2．筋肉内注射　　3．経口投与

問84　顆粒剤について，正しいのはどれか．（　　）
　　a．顆粒剤は，徐放性や腸溶性顆粒剤にはできない．
　　b．漢方薬の多くが漢方エキス顆粒として分包されている．
　　c．散剤と比べて飛散しにくい．
　1．(a, b)　2．(a, c)　3．(b, c)

問85　正しいのはどれか．（　　）
　軟カプセルは，グリセリンやD-ソルビトールなどを加えて（　　）を増した基剤を使う．
　1．弾力性　　2．塑性　　3．強度

問86　濾過滅菌法のメンブランフィルターの孔径はどれか．（　　）
　1．220 μm 以下　　2．22 μm 以下　　3．0.22 μm 以下

問87　軟膏剤について，正しいのはどれか．（　　）
　　a．主薬を基剤に溶解，分散させた半固形製剤である．
　　b．基剤のみで用いることもある．
　　c．基剤の種類により主薬の透過性や安定性が左右されることはない．
　1．(a, b)　2．(a, c)　3．(b, c)

問88　添加剤について，正しいのはどれか．（　　）
　　a．添加剤はそれ自体が薬理作用を示さず，無害で治療効果を妨げない．
　　b．乳糖やマンニトール，セルロース，デンプン類がよく用いられる．
　　c．先発品と後発品とで添加剤が異なることがよくある．
　1．(a, b)　2．(a, c)　3．(b, c)

問89 用量－反応曲線について，正しいのはどれか．（　　）
　　a．用量－反応曲線の用量は，通常片対数プロットで表される．
　　b．用量と反応の関係は指数関数的である．
　　c．用量－反応曲線で右方に位置するほど効力が強い．
　1．(a, b)　　2．(a, c)　　3．(b, c)

問90 正しいのはどれか．（　　）
　　薬物の短時間反復投与で，一過性に作用が減弱する現象を（　　）という．
　1．耐性　　2．交叉耐性　　3．タキフィラキシー

問91 副作用の皮膚障害について，正しいのはどれか．（　　）
　　a．光線過敏症は，すべて免疫反応を介する光アレルギー性皮膚炎である．
　　b．SJSは医薬品の使用後2週間に発症することが多い．
　　c．SJSはTENに移行することがある．
　1．(a, b)　　2．(a, c)　　3．(b, c)

問92 胃のpHが上昇すると，胃からの吸収が増大するのは次のうちどれか．（　　）
　1．アセチルサリチル酸　　2．クラリスロマイシン　　3．テトラサイクリン

問93 次のうち，併用禁忌でないのはどれか．（　　）
　1．シルデナフィルと硝酸化合物（ニトログリセリンなど）
　2．ニューキノロン系とフルルビプロフェン（NSAIDs）
　3．インターフェロンと小柴胡湯

問94 タキフィラキシーを起こすのは，次のうちどれか．（　　）
　1．エフェドリン　　2．ノルアドレナリン　　3．イソプレナリン

問95 コホート研究について，正しいのはどれか．（　　）
　　a．コホート研究は，介入研究に分類される．
　　b．プロスペクティブ研究とレトロスペクティブ研究がある．
　　c．前向きコホート研究は，まれな疾患には不向きな手法である．
　1．(a, b)　　2．(a, c)　　3．(b, c)

問96 正しいのはどれか．（　　）
　　a．主作用に関連した副作用は，ある程度予測可能である．
　　b．主作用とは無関係な副作用には，薬物アレルギーによる過敏症などが該当する．
　　c．治療係数が大きい医薬品は急性中毒を起こしやすい．
　1．(a, b)　　2．(a, c)　　3．(b, c)

問97 注射の注意点について，誤りはどれか．（　　）
　　a．皮内注射の投与量は0.2 mL以下とする．
　　b．皮下注射は1 mL以下とするが最大5 mLまで可能．
　　c．筋肉内注射は20 mL以下とする．
　　d．腹腔内投与は初回通過効果を受けない．
　1．(a, b)　　2．(a, c)　　3．(b, c)　　4．(c, d)　　5．(a, d)

問98 最終滅菌法でないのは，次のうちどれか．（　　）
　1．真空法　　2．加熱法　　3．照射法　　4．ガス法　　5．濾過法

問99　薬物の分布について，正しいのはどれか．（　　）
　　a．薬物は，原則全身に均一に分布する．
　　b．薬物が分布する部位は，血液と組織に大別できる．
　　c．分布容積は，血液中と組織中にある薬物量の比である．
　　d．分布容積が大きい薬物は排泄されやすい．
　　1．(a, b)　　2．(a, c)　　3．(b, c)　　4．(b, d)　　5．(a, d)

問100　相互作用について，誤りはどれか．（　　）
　　1．チトクロム P450 のうち，CYP3A4 で代謝される医薬品がもっとも多い．
　　2．エイズ薬リトナビルはトリアゾラムと併用禁忌である．
　　3．フェノバルビタール，リファンピシンなどは CYP3A4 を誘導する．
　　4．グレープフルーツジュースは CYP3A4 を誘導する．
　　5．喫煙や飲酒により CYP3A4 以外の CYP が誘導されることが知られている．

問101　バイオアベイラビリティについて，正しいのはどれか．（　　）
　　a．生物学的利用能とは，生物学的な利用率と利用速度を表す指標である．
　　b．生物学的利用能は，患者ごとに異なることはない．
　　c．生物学的利用能を比較して製剤間に差がないときは，生物学的に同等である．
　　d．生物学的利用率を，バイオアベイラビリティという．
　　1．(a, b)　　2．(a, c)　　3．(a, d)　　4．(b, c)　　5．(c, d)

問102　注射剤について，正しいのはどれか．（　　）
　　1．注射剤には，感染のリスクがある．
　　2．滅菌法には，加熱法，照射法，ガス法の3つがある．
　　3．懸濁性注射剤は，血管内および脊髄腔内にも投与できる．

問103　注射方法の略号について，正しいのはどれか．（　　）
　　1．皮下 —— i.m.　　2．筋肉内 —— s.c.　　3．腹腔内 —— i.p.

問104　剤形について，正しいのはどれか．（　　）
　　a．最新の第10改正日本薬局方の製剤総則には71剤形が記載されている．
　　b．刺激性や苦みの強い医薬品にはコーティングが施される．
　　c．近年では水がなくても服用できる内用製剤が登場している．
　　1．(a, b)　　2．(a, c)　　3．(b, c)

問105　錠剤について，誤りはどれか．（　　）
　　1．一定の形状に圧縮して製する．
　　2．練合物を一定の形状にするか，型に流し込んで製する．
　　3．口腔内崩壊錠は，水がなくては服用できない．

問106　次の記述のうち，誤りはどれか．（　　）
　　a．カプセルの大きさには8種類あるが，000号がもっとも小さい．
　　b．脱カプセルは絶対にしてはならない．
　　c．軟カプセルには油液状または懸濁状の薬剤を封入することができる．
　　1．(a, b)　　2．(a, c)　　3．(b, c)

問 107　散剤について，正しいのはどれか．（　　）
　　a．小児や嚥下困難者に多く用いられている．　b．細かな投与量の調節が可能である．
　　c．使用時には水などがなくとも服用できる．
　　1．(a, b)　　2．(a, c)　　3．(b, c)

問 108　溶解速度が速い一方で，外部環境に影響を受けやすいのは次のうちどれか．（　　）
　　1．裸錠　　2．糖衣錠　　3．フィルムコーティング錠

問 109　シロップ剤について，誤りはどれか．（　　）
　　a．糖含有量が多いため長期保存が難しい．
　　b．苦味マスキング効果により小児や高齢者が服用しやすい．
　　c．難溶性薬剤はシロップ化できない．
　　1．(a, b)　　2．(a, c)　　3．(b, c)

問 110　正しいのはどれか．（　　）
　　注射剤に用いる非水性の溶剤は，主に（　　）を用いる．
　　1．アルコール　　2．植物油　　3．動物油

問 111　次の基剤のうち，水溶性基剤はどれか．（　　）
　　1．ワセリン　　2．流動パラフィン　　3．マクロゴール

問 112　製剤の容器，包装について，品質確保や安全確保に適したものにすべきと記載しているのは次のうちどれか．（　　）
　　1．医薬品医療機器等法　　2．日本薬局方　　3．日本薬局方製剤通則

問 113　次のうち，モノクローナル抗体製剤でないのはどれか．（　　）
　　1．トラスツズマブ　　2．TNF-α 抗体，インフリキシマブ　　3．テオフィリン製剤

問 114　GER とは，次のうちどれか．（　　）
　　1．製剤の崩壊・溶解速度　　2．胃内容排出速度　　3．生体膜透過速度

問 115　正しいのはどれか．（　　）
　　（　　）は，輸送担体を介して濃度勾配に従って輸送し，本来細胞膜を透過しにくい物質を透過させている．
　　1．促進拡散　　2．一次能動輸送　　3．二次能動輸送

問 116　血液胎盤関門について，正しいのはどれか．（　　）
　　a．胎盤は，外側をトロホブラスト細胞で覆われている．
　　b．母親の血液は，らせん動脈を通って絨毛間腔に噴出する．
　　c．血液胎盤関門の機能は，主にトロホブラスト細胞が担っている．

	a	b	c
1.	正	誤	誤
2.	誤	正	正
3.	誤	誤	正

問 117　消失経路について，誤りはどれか．（　　）
　　a．肝臓で代謝されたあと，尿へ排泄される場合は腎排泄型という．
　　b．一般に水溶性の高い薬物は肝代謝型であることが多い．

c．一般に高齢者は肝代謝型を選択する．
　1．（a，b）　　2．（a，c）　　3．（b，c）
問 118　胆汁中排泄について，誤りはどれか．（　　）
　1．薬物が胆汁中に排泄されることを胆汁中排泄という．
　2．分子量が 5〜10 万の比較的大きい脂溶性の薬物が排泄される．
　3．グルクロン酸抱合や硫酸抱合を受けたものは胆汁中に排泄されることも多い．
問 119　正しいのはどれか．（　　）
　ある薬物が示す薬理作用のうち（　　）目的に利用できる作用を主作用といい，それ以外を副作用という．
　1．研究　　2．治療　　3．学術
問 120　アドレナリン受容体の作用について，誤りはどれか．（　　）
　1．α_1 ── 血管収縮　　2．β_1 ── 心臓促進　　3．β_2 ── 気管支収縮
問 121　G タンパク質について，正しいのはどれか．（　　）
　3 種類ある G タンパク質のうち，アデニル酸シクラーゼを活性化して cAMP を生成し，各種タンパク質のリン酸化を引き起こすのはどれか．
　1．Gs（促進性 G タンパク質）　　2．Gi（抑制性 G タンパク質）
　3．Gq（ホスホリパーゼ C 活性化 G タンパク質）
問 122　50% 中毒量とは，次のうちどれか．（　　）
　1．ID_{50}　　2．TD_{50}　　3．LD_{50}
問 123　薬物アレルギーについて，正しいのはどれか．（　　）
　　a．ペニシリン系抗生物質はハプテンになりやすい．
　　b．薬物アレルギーの反応は I 型〜IV 型に分類される．
　　c．アナフィラキシーは初回投与時から発症することはない．
　　　　　a　　b　　c
　1．　正　　正　　誤
　2．　正　　誤　　正
　3．　誤　　誤　　正
問 124　横紋筋融解症について，正しいのはどれか．（　　）
　　a．スタチン，ニューキノロン，ARB などの副作用として知られている．
　　b．大量のウロビリンが尿細管の障害を起こす．
　　c．筋肉痛や赤褐色尿などに注意が必要である．
　1．（a，b）　　2．（a，c）　　3．（b，c）
問 125　次のうち，多価金属カチオンとキレートを形成するのはどれか．（　　）
　　a．テトラサイクリン系やニューキノロン系　　b．ビスホスホネート
　　c．陰イオン交換樹脂コレスチラミン
　1．（a，b）　　2．（a，c）　　3．（b，c）
問 126　次のうち，競合的拮抗はどれか．（　　）
　1．農薬中毒の場合，アトロピンを大量に投与する．
　2．フェノキシベンザミンはノルアドレナリンに拮抗する．

3. パパベリンは平滑筋収縮に拮抗する.

問127 薬物依存について,正しいのはどれか.（　　）
a. ニコチンは弱いながらも身体依存を形成する.
b. 抗うつ薬や抗精神病薬は顕著な依存を形成しやすい.
c. モルヒネをがん疼痛に用いた場合,依存は形成されにくい.
1. (a, b)　　2. (a, c)　　3. (b, c)

問128 臨床試験において,無作為化割り付けを行うのはだれか.（　　）
1. 治験責任医師　　2. 製薬会社に所属するコントローラー
3. 研究者や製薬会社から独立したコントローラー

問129 反復投与により,初期の効果を得るために投与量を増加することが必要になった状態を何というか.（　　）
1. 中毒　　2. 薬物依存　　3. 耐性

問130 注射の特徴と使用例について,誤りはどれか.（　　）
1. 皮内注射は,ツベルクリン検査で使用される.
2. 皮下注射は,徐放性マイクロカプセルの投与に用いられる.
3. 筋肉内注射では,懸濁液,油性溶液,乳濁液は使えない.
4. 脊髄注射は,硬膜下腔,硬膜外,クモ膜下腔に直接投与する.
5. 腹腔内注射は,腹膜透析などに使用する.

問131 微粒子キャリアについて,正しいのはどれか.（　　）
a. 受動的ターゲティングで,二次ターゲティングに分類される.
b. 微粒子キャリアとしてリポソームが利用されている.
c. リポソームは脂溶性薬物の包含に利用される.
d. リポソームはリン脂質による脂質二重層からなる.

	a	b	c	d		a	b	c	d
1.	正	正	正	誤	4.	誤	誤	正	正
2.	誤	正	正	正	5.	正	正	誤	誤
3.	正	正	誤	正					

問132 治療係数について,正しいのはどれか.（　　）
a. ED_{50}/LD_{50} を治療係数という.
b. 安全のためには,有効量と致死量・中毒量が離れていることが望ましい.
c. 治療係数はヒトでの実験の結果であり,安全性の目安となる.
d. 臨床では LD_{50} の代わりに TD_{50} を用いることも行われている.

	a	b	c	d		a	b	c	d
1.	正	誤	正	誤	4.	誤	正	正	正
2.	誤	正	誤	正	5.	正	正	正	誤
3.	正	誤	誤	正					

問133 薬剤疫学について，正しいのはどれか．（　　）
　a．「人の集団における薬物の使用とその効果や影響を研究する学問」と定義する．
　b．「効果や影響」には有効性と安全性のほかに使用性を含んでいる．
　c．薬剤疫学は主として市販後医薬品の使用実態に適用される．
　d．MRにとってはPMSを効率よく実施するための学問分野と位置づけられる．

	a	b	c	d		a	b	c	d
1．	正	正	正	誤	4．	誤	誤	正	正
2．	誤	正	誤	正	5．	正	正	誤	誤
3．	正	誤	正	正					

問134 正しいのはどれか．（　　）
　a．多くの医薬品は中性の薬物である．
　b．溶液中では，ほとんどがイオン型となっている．
　c．単純拡散により吸収されやすいのは，脂溶性の非イオン型の分子である．
　d．消化管運動が抑制されると，薬物の吸収と作用発現は一般に遅くなる．
　1．(a, b)　　2．(a, c)　　3．(a, d)　　4．(b, c)　　5．(c, d)

問135 次のホルモンの受容体のうち，細胞内受容体であるのどれか．（　　）
　1．甲状腺ホルモン　　2．インスリン　　3．バソプレシン

問136 次のうち，身体依存を形成しないのはどれか．（　　）
　1．オピオイド　　2．大麻　　3．ニコチン

解答・解説

問1　1

問2　2：小さすぎると呼気によって体外に排出されるし，肺胞から血中に移行する可能性がある

問3　1：定量噴霧式製剤として製されている

問4　1：喘息は明け方に増悪するので，夕方服用し，8時間後に最高血中濃度に達する

問5　2：上直腸静脈は門脈に流入する

問6　1：母親の血液から胎児の血液に物質が移行する

問7　2：可逆的 → 非可逆的

問8　2：デンプン，乳糖，食塩液などを使う

問9　2：WHO → ICH

問10　1

問11　2：横紋筋融解症 → 大腿四頭筋拘縮症

問12　2：皮膚への投与 → 経口投与

問13　1：酸素によりピンクからブルーに変化する

問14　2：一次 → 三次，臓器 → 病巣 → タンパクの順

問15　2：物質の濃度差と電位差と分子の荷電とのかね合いで決まる値のこと

問16　1：プロドラッグ化による吸収改善の例

問17　2：拡大 → 収縮

問18　2：推奨 → 義務づけられている

問19　2：数値が大きいほど解離しやすい

問20　1

問21　1：目的に応じた投与速度，作用時間をコントロールすることができる

問22　1：さらに，30号（500μm）のふるいに10%以下残留する

問23　2：ソフトバッグ → ガラス容器

問24　2：腫瘍組織細胞内ホスホリパーゼにより徐々に分解される

問25　2：逆，体内薬物量 ÷ 血中濃度

問26　2：複数のCYPによって代謝される薬物も少なくない

問27　1：塩素 Cl^- を通過させて過分極にする

問28　1：薬物副作用による肝障害の例

問29　1

問30　2：厳密な指標は存在しない

問31　2：全身 → 局所作用のみ

問32　1：外出時などに有用である

問33　1：二室を混合して使う

問34　2：アンテドラッグという

問35　1：半減期は分布容積とクリアランスの2つの要素で決まる

問36　1：メトトレキサート中毒の解毒など

問37　1：細胞膜を1回貫通するタイプ

問38　2：貧血症状は遅れて出てくることが多い

問39　1：ジフェンヒドラミンは抗ヒスタミン薬，H_1 受容体で競合的に拮抗する

問40　2：平均値，中央値，最頻値は等しくなる

問41　2：伝音難聴 → 感音難聴

問42　2：150μm → 7μm 以下，150μm は懸濁性の粒子径

問43　1：その使用法を十分に習得することが重要

問44　2：必ずしも同じではない，個人間差や個人内差

問45　1：分布容積が大きい薬物は，組織に分布しやすく蓄積しやすい

問46　1：したがって剤形を変えるときなどは量や速度を調節しなければならない

問47　2：水溶性 → 脂溶性

問48　1：さらに30mg/dL 未満になるとれつが回らない，意識消失など中枢神経症状が出る

問49　2：少ない → 多い，とくに外観の変化を伴わない場合は発見が困難である

問50　2：分散 → 標準偏差

問51　3：3. 消化管内での作用を目的とする場合は除く

問52　3：ヒト細胞の大きさは5～30μm くらい

問53　3：鼻涙管から咽頭部を経て嚥下されたり鼻粘膜から吸収されて，ときに全身性の副作用の原因となる

問54　3：第16改正で改訂された，1. は以前の内容，2. は全量通過

問55　2：1. カプセル型の錠剤，3. 持続的に溶出，溶解するようにしたもの

問56　3：3. は流動性のない成形したゲル状の

製剤
問57 1：c. 高浸透圧であるため鎖骨下静脈などの中心静脈から投与される
問58 1：1. 不織布はフェルトのようなもので，線維を織ってはいない
問59 2：b. ストリップ包装 → バラ包装
問60 2：b. 単量体のまま溶液としている
問61 3：b. 皮下組織 → 真皮，c. ほかに細胞の間を通る細胞間経路がある
問62 2：1. 単純拡散では効率が悪い，3. 二次能動輸送は小腸管腔側の輸送がこれにあたる
問63 1：c. 小腸上皮細胞での代謝など，無視できない
問64 2：b. すべて → 一部
問65 3：3. は1. と2. を表す指標である
問66 1：c. 特異的作用 → 非特異的作用
問67 1：c. 陰イオンCl^-を通して興奮性を低下させる，高めるのはb. の受容体
問68 3：b. GDP → GTP
問69 3：b. 低下 → 上昇する，c. 強くなる → 生じにくい
問70 2：2. 静脈内投与時の生物学的利用率を100% として求めたもの，乳糖は無関係
問71 3：a. 10 分 → 1 時間
問72 2：塩素Cl^-を通すことにより，細胞膜を過分極させて興奮性を抑える
問73 2：GABA は Gi 抑制型の G タンパク質と共役する
問74 1
問75 2：b. 用量依存的に血球減少を起こす，c. TTP ＝ 血栓性血小板減少性紫斑病のこと
問76 3：1. は体内動態における相互作用，2. は薬理作用における相互作用
問77 2：b. 亢進する → トランスポーターが競合するため阻害される
問78 3：a. 依存性のないニトログリセリンでも耐性が生じることがある
問79 2：2. はケースコントロール研究ともいう，バイアスが入りやすい
問80 2：b. 白糖は糖衣錠，d. 服用回数は少なくてすむ
問81 2：b. そのままか，あるいは添加剤を加えている
問82 1：c. 医療従事者 → 患者自身
問83 3：経口投与は吸収時間に加えて腸への移動時間も必要となる
問84 3：a. 適切な方法により，徐放性や腸溶性にできる
問85 2：塑性とは粘土のような状態をいう
問86 3：ヒト細胞の大きさが 5 ～ 30 μm
問87 1：c. 基剤の種類により透過性や安定性が決定する
問88 3：a. それ自体が → 製剤の投与量において
問89 1：c. 右方 → 左方のほうが強い
問90 3
問91 3：a. 免疫反応を介さない光毒性皮膚炎もある
問92 2：1. は酸性薬物なので吸収は低下する，2. は塩基性なので吸収がよくなる，3. テトラや抗真菌薬イトラコナゾールは胃内アルカリ化により溶解性自体が低下して吸収が悪くなる
問93 2：1. は過度の血圧低下をきたすため禁忌，2. はけいれん発作を誘発しやすくなる，3. は間質性肺炎を起こすため禁忌
問94 1：3. は気管支拡張のクスリ
問95 3：a. 介入研究 → 観察研究
問96 1：c. 治療係数が大きい → 小さい医薬品が急性中毒を起こしやすい
問97 4：c. 筋注は 4 mL 以下，20 mL は静注，d. 初回通過効果を受ける
問98 1：1. は静菌作用であり，嫌気性菌には無効
問99 3：a. 全身に均一に分布するわけではない，d. 排泄されやすい → 蓄積しやすい
問100 4：2. は酵素阻害の例，3. はこの他にカルマバゼピンやフェニトインも酵素誘導する，4. 誘導 → 阻害する，セイヨウオトギリソウが誘導する
問101 2：b. 患者ごとに異なる，d. 利用率 → 利用能
問102 1：2. 濾過滅菌法が抜けている，3. 両方投与できない
問103 3：1. と 2. が逆
問104 3：a. 最新版は第 16 改正
問105 3：3. 水がなくても服用できる
問106 1：a. 5 号がもっとも小さく，000 号が

もっとも大きい，b. 脱カプセルの可否は総合的に判断する
問 107　1：c. 水などとともに服用せざるを得ない
問 108　1：裸錠は剤皮がないため溶解は速いが外部の影響を受けやすい
問 109　2：a. 長期保存できる，c. 懸濁シロップ剤にする
問 110　2：水性溶剤は生食など，非水性溶剤は主に植物油
問 111　3：1. と 2. は油脂性基剤
問 112　3：そのほか脱酸素剤の装てんなどについても記載されている
問 113　3：3. は放出制御製剤
問 114　2：1. と 3. には特別な名称はない
問 115　1：2. は ATP のエネルギーを直接使って輸送する，Na^+/K^+ ポンプや P-糖タンパクなど，3. はイオンの濃度差などによる，Na^+/グルコース共輸送体など
問 116　2：a. 胎盤 → 絨毛，トロホブラスト細胞と胎児毛細血管内皮細胞の 2 つの細胞からなる膜を胎盤膜という
問 117　1：a. 腎排泄型 → 肝代謝型，b. 水溶性は腎排泄型，脂溶性は肝代謝型
問 118　2：2. 分子量 500 〜 1,000 程度の比較的小さな脂溶性の薬剤が排泄される
問 119　2：主作用と副作用が治療目的により入れ替わることもある
問 120　3：収縮 → 拡張
問 121　1：2. はアデニル酸シクラーゼを抑制する，3. は細胞膜構成リン脂質を分解する
問 122　2：1. は 50％ 抑制量，3. は 50％ 致死量
問 123　1：c. 一部の抗悪性腫瘍薬では初回投与時から発症することがある
問 124　2：b. ウロビリン → ミオグロビン，ウロビリンはビリルビンから生成される便の色
問 125　1：c. は胆汁酸やコレステロールのみならずワルファリンやジゴキシンなどとも結合する
問 126　1：1. は ACh 受容体が過剰に刺激された状態，2. は α 受容体に結合して解離しない，3. パパベリンは筋弛緩薬でシグナル伝達を阻害する
問 127　2：b. 依存を形成しにくい
問 128　3：研究者や製薬会社から独立したコントローラー
問 129　3：2. 依存性のない薬物でも耐性が形成されることがある
問 130　3：懸濁液，油性溶液，乳濁液の投与が可能である
問 131　3：c. 脂溶性薬物や水溶性薬物をともに包含できる
問 132　2：a. LD_{50}/ED_{50}，c. ヒト → 動物実験の結果
問 133　3：b. 使用性 → 経済性
問 134　5：a. 中性 → 弱酸性または弱アルカリ性，b. イオン型と非イオン型が共存している
問 135　1：甲状腺ホルモンで成分であるヨードはアルコールによく溶ける
問 136　2：中枢興奮薬や大麻は顕著な身体依存を形成しないと考えられている

第Ⅱ編
医薬概論

1章　MRとしての倫理　……………… p.154
2章　医薬品の概論　……………… p.191
3章　関連法規　……………………… p.224
4章　関連制度　……………………… p.269
5章　MRとしてのPMS　……………… p.336

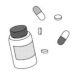

1 MRが常に学び続けなければならない理由を述べよ．

　一般に，医学・薬学の分野は研究の進歩が速いために，自分のもっている知識が古くて役に立たないことがよく起こる．また，この分野では幅広い知識を求められるために，常に学び続けなければ役に立つ知識とならないといわれている．

　研究の進歩は恐ろしいほどスピードが速く，ついこの前まで考えもつかなかった抗原抗体反応が「抗体医薬」として，人類の医薬品開発のツールになってしまっている．ミルシュタイン（Milstein）とケラー（Köhler）がハイブリドーマ法を開発したのが1975年（1984年にノーベル生理学医学賞）で，まだ半世紀も経っていない．もうすでに核酸医薬の時代に突入している．学ばなければならない知識は膨大で，少しも休む暇はない．

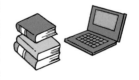

- MR継続教育
  - 倫理：10時間以上
  - 概論：10時間以上
  - 疾病：10時間以上
  - 情報：10時間以上

MRの継続教育は40時間以上/年間，期間9か月以上が必要

Step1. 正しいものには○，間違っているものには×を（　）に記入せよ．
　医学薬学の分野は研究の進歩が速く，自分のもっている知識が古くて役に立たないことがよく起こる．（　）

Step2. （　）に適切な語句を記入せよ．
　医学薬学の分野は研究の進歩が（　），自分のもっている知識が古くて役に立たないことがよく起こる．

答え　【Step1】○（そのためMR継続教育が求められる），【Step2】速く

2 偏った情報や正しい知識をもたない MR を医療関係者はどう考えているか.

　MR の職業倫理の一部として，MR は「生涯を通じて医・薬学知識と関連知識の向上とスキルの研鑽」に努めなければならない．なぜなら，「①医療関係者は，自社医薬品に関する偏った公正でない情報や，正しい基礎知識をもたない MR からの話を聞きたくないと考えている」，「②こうした MR との面談時間を無駄だと思っている」からである．

　それは逆の立場を考えてみればすぐにわかる．患者の生命と常に向き合って，一刻の猶予もない状態の時に意味のない訪問を受ければ，話を聞きたくない，時間が惜しいと考えるはずである．はやり MR も「患者のため」に仕事をしなければならない．

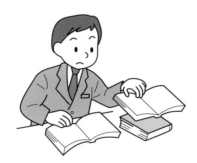

偏った情報や正しい知識をもたない MR とは会いたくない

Step1. 正しいものには○，間違っているものには×を（　）に記入せよ．
　医療関係者は，偏った情報や正しい基礎知識をもたない MR からは話を聞きたくないと考えている．（　）

Step2. （　）に適切な語句を記入せよ．
　医療関係者は，偏った情報や正しい基礎知識をもたない（　）からは話を聞きたくないと考えている．

答え ☞【Step1】○（こうした MR との面談時間を無駄だと思っているから），【Step2】MR

3 連邦量刑ガイドラインとはなにか.

　1991年に米国で**連邦量刑ガイドライン**が発表され，翌年から実施された．これは，連邦法上の犯罪に対する連邦裁判所の基準を明確化・公平化するためのものである．この量刑ガイドラインの特質は，違法行為の予防にあり，「実効性のある遵守制度」7項目を実施している企業に対しては，罪刑（罰金，禁固刑）が最高95％（20分の1）までの軽減が約束されるが，そうでない企業に対しては違法行為の悪質性，過去の行動により量刑が重加算される．

　重加算処罰例としては，1996年大和銀行に対する3億4千万ドルの罰金刑があり，当時，量刑指針による罰金としては最高額であった．次いでビタミン剤の国際カルテル行為によるホフマンロッシュ社ほかに対する5億ドルの罰金で，わが国の第一製薬も罰金刑を受けた．

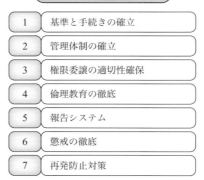

実効性のある遵守制度には，7つの基準がある

Step1. 正しいものには○，間違っているものには×を（　）に記入せよ．
　企業のコンプライアンス体制を強化するため，1991年ドイツで連邦量刑ガイドラインが発表された．（　）

Step2. （　）に適切な語句を記入せよ．
　企業のコンプライアンス体制を強化するため，1991年（　）で連邦量刑ガイドラインが発表された．

答え ☞【Step1】×（ドイツ → 米国），【Step2】米国

4　製薬企業倫理綱領および製薬協企業行動憲章の制定された経緯を説明せよ．

　日本製薬工業協会（製薬協）は，昭和56年の薬価基準の改定への対応について会員間の結束を図るため，日本医薬品卸業連合会（卸連）との合同会議の内容に関し，卸連との懇談事項と題する文書を提示し，卸連に「スライドダウンの要求には応じないで現行納入価格を維持すること，薬価基準の改定後に残る薬価差は15〜16％程度であり，これを目安として納入価格を定めること」などを要望した．それに対して，「独占禁止法の規定に違反」するとして公正取引委員会より「日本製薬工業協会に対する件（違反法第8条1項4号）審決」を受ける事態となった．

　このような事態に対して日本製薬団体連合会（日薬連）は，業界の自主規制の必要性から1983年（昭和58年）に，**製薬企業倫理綱領**を制定した．倫理綱領は3つの基本理念と6つの実践綱領からなっている．一方，製薬協は，経済団体連合会（経団連）からの呼びかけに応じ，企業倫理の確立と社会からの信頼回復を目的に，会員会社の自主的規範として1997年（平成9年）に，**製薬協企業行動憲章**を制定した．

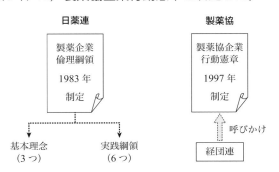

Step1. 正しいものには○，間違っているものには×を（　）に記入せよ．

　経団連の呼びかけに応じ，日薬連は1997年製薬業界の「製薬協企業行動憲章」を制定した．（　）

Step2. （　）に適切な語句を記入せよ．

　経団連の呼びかけに応じ，（　）は1997年製薬業界の「製薬協企業行動憲章」を制定した．

答え　【Step1】×（日薬連 → 製薬協），【Step2】製薬協

5　IFPMAコードとはなにか説明せよ．

　国際製薬団体連合会（IFPMA：International Federation of Pharmaceutical Manufacturers & Associations）は，研究開発型の製薬，バイオテクノロジー，およびワクチン関連のセクターを代表する国際的な非営利NGOであり，先進国および発展途上国から26の主要国際企業と44の国・地域の業界団体が加盟している．IFPMAは，医薬品のリスク評価を発展させ，偽造医薬品を撲滅する取り組みを行い，患者の安全性の向上をはかったり，日米EU医薬品規制調和国際会議（ICH）の事務局も務めている．

　IFPMAコード・オブ・プラクティス（IFPMAコード）は，1981年に制定され，その後，数回の改定が加えられ，現在のコードは2012年に承認されたものである．2012年の改定では，対象範囲をマーケティング活動だけではなく，企業活動全般にも拡大した．つまり，医療関係者だけでなく，医療機関や患者団体などのステークホルダーも対象となり，名称は「IFPMA医薬品マーケティングコード」から「IFPMAコード・オブ・プラクティス」に変更された．

1	製薬企業の最優先事項は，患者のヘルスケアと健康の充足である．
2	製薬企業は，規制当局が規定する高水準の品質，安全性，有効性に関する基準を遵守する．
3	製薬企業とステークホルダーとの交流は，常に倫理的，適切，かつプロフェッショナルでなければならない．企業は不適切な影響を与える方法または条件で，いかなる提供や申し入れも行ってはならない．
4	製薬企業には，製品の正確，公平，かつ科学的に根拠のある情報を提供する責任がある．
5	プロモーションは，倫理的，正確かつ公平でなければならない．また誤解を招くものであってはならない．プロモーション資材の情報は，製品のリスクとベネフィットの適切な評価および適正使用を助けるものでなければならない．
6	製薬企業は，患者のプライバシーと個人情報を尊重する．
7	企業が委託または助成するすべての臨床試験と科学的研究は，患者に便益をもたらし，化学や医学の発展に寄与する知見の創出を目的として行われる．製薬企業は，業界が講演する患者に対する臨床試験の透明性を約束する．
8	製薬企業は適用される業界コードの精神および文面を共に遵守する．これを達成するため，製薬企業は該当するすべての従業員に適切な教育を受けさせることを約束する．

IFPMAガイディング・プリンシプル

Step1. 正しいものには○，間違っているものには×を（ ）に記入せよ．

わが国の医療用医薬品プロモーションコードは，WHO 倫理基準や IFPMA コードと整合性のあるものになっている．（ ）

Step2. （ ）に適切な語句を記入せよ．

わが国の医療用医薬品プロモーションコードは，WHO 倫理基準や（ ）コードと整合性のあるものになっている．

答え 【Step1】○，【Step2】IFPMA

6 プロモーションコードは，どういう場面で求められる倫理基準か．

プロモーションコードは，プロモーションの場面で求められている製薬企業倫理である．そしてコードではプロモーションを，製薬企業が医療関係者に医薬情報を提供，収集，伝達し，それらに基づき医薬品の適正な使用と普及を図ることという意味で用いている．

プロモーションコードは，プロモーションの場面で必要な倫理規定であり，「それ以外の企業活動には当てはまらない」ととらえられていた．そのため，2000年代には「それ以外」の企業活動に倫理的に不適切なものが存在した．

これにいち早く気づいたのは，IFPMA（国際製薬団体連合会）であった．そして2012年，IFPMAは，自らの倫理規定をプロモーションの場面だけに限らず，会社のすべての交流を対象とした「IFPMAコード・オブ・プラクティス」を策定するに至った．

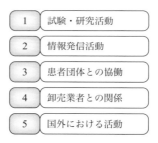

1. 試験・研究活動
2. 情報発信活動
3. 患者団体との協働
4. 卸売業者との関係
5. 国外における活動

日本製薬工業協会コードによるプロモーション以外の活動5項目

Step1. 正しいものには○，間違っているものには×を（ ）に記入せよ．

プロモーションコードは，製薬企業活動のあらゆる場面で求められる企業倫理である．（ ）

Step2. （ ）に適切な語句を記入せよ．

プロモーションコードは，製薬企業活動の（ ）の場面で求められる企業倫理である．

答え 【Step1】×（あらゆる場面 → プロモーションの場面），【Step2】プロモーション

7 公競規に反しない行為や，線引きされていない行為は，どのように判断したらよいのか．

　公正競争規約（公競規）は，景品表示法を根拠とする業種別告示に基づいた業界の自主ルールを消費者庁と公正取引委員会が認定したものであり，法に準じたものである．製薬企業には，高い倫理的自覚に基づいて，公競規をより積極的かつ厳正に遵守することが求められ，違反とされない行為や明確に線引きされていない行為であっても，製薬企業としての倫理的自覚に従って判断することが求められている．

　IFPMA コード・オブ・プラクティスにおいても，「プロモーションは，倫理的，正確かつ公平でなければならない．また，誤解を招くものであってもならない（ガイディング・プリンシプル第5項）」とされ，さらに「プロモーションコードの透明性」においては「プロモーションは偽装されてはならない」とされている．

	プロモーションコード	公競規
目的	より高い倫理的自覚のもとに関係法規と自主規範を遵守し，医薬情報を適切な手段で的確かつ迅速に提供・収集・伝達し，医薬品の適正使用を歪めるおそれのある行為を厳に慎み，社会の信頼に応える．	医療機関などに対し，医療用医薬品の取引を不当に誘引する手段としての景品類提供を制限することにより，一般消費者による自主的かつ合理的な選択および公正な競争秩序を確保する．
内容	製薬企業倫理に基づくプロモーションのあり方と行動基準の考え方を示したもの，IFPMA コードとも整合性のある内容．	具体的に「提供してはならない景品類の種類と基準」，「提供が許される景品類の種類と基準」を定めたもの，日本独自の内容．
判断基準	生命関連製品である医薬品を取り扱う製薬企業の行為としてふさわしいか，社会の期待に適っているか．	医療用医薬品の取引を不当に誘引しないか，一般消費者による自主的かつ合理的な選択を阻害しないか．

プロモーションコードおよび公正競争規約では，より高い倫理的自覚を求めている

Step1. 正しいものには○，間違っているものには×を（　）に記入せよ．
　公正競争規約によって違反とされない行為や明確に線引きされていない行為は，製薬企業を拘束しない．（　）

Step2. （　）に適切な語句を記入せよ．
　公正競争規約によって違反とされない行為や明確に線引きされていない行為は，製薬企業の（　）が求められる．

答え ☞【Step1】×（製薬企業の倫理的自覚がプロモーションコードで求められている），【Step2】倫理的自覚

8 景品表示法とはなにか，どこが運用しているのか.

　公正競争規約の根拠となっている法律は景品表示法（景表法）である．景品表示法は，独占禁止法（1947年（昭和22年），独禁法）の特例法として，もっぱら不当な景品の提供と，不当な表示を規制するために1962年（昭和37年）制定された．

　2009年（平成21年）に景品表示法が改正され，その目的が「公正な競争の確保」から「消費者の自主的かつ合理的な選択の確保」に変更され，消費者保護のための法律となるとともに，2009年9月の消費者庁設置（福田康夫 内閣総理大臣）以降は，消費者庁によって運用されている．

```
         景品表示法（独禁法特例法）
              （運用：消費者庁）
              ・消費者保護
              ・公正な競争の確保

                    ↓
   ┌──────┐    公正競争規約        ┌──────┐
   │消費者庁│  （運用：公正取引協議会）│公正取引│
   │長官認定│  ・業界が定めたきめ細やかなルール│委員会│
   └──────┘  ・景表法ガイドラインとして機能│認定│
              ・違反の未然防止        └──────┘

        公正競争規約の根拠法は景品表示法
```

Step1. 正しいものには○，間違っているものには×を（　）に記入せよ．

　景品表示法は，独禁法の特例法であり公正取引委員会によって運用されている．（　）

Step2. （　）に適切な語句を記入せよ．

　景品表示法は，独禁法の特例法であり（　）によって運用されている．

答え☞【Step1】×（公正取引委員会→消費者庁），【Step2】消費者庁

❾ 公正競争規約は，だれがどのようにして認定するのか．

　公正競争規約（公競規）は，消費者庁長官および公正取引委員会（公取委）の認定を受けている．2009年（平成21年）消費者庁が設立されるまでは，公正取引委員会により運営・認定されていたが，消費者庁の設立以降は運営が消費者庁に移管された．

　消費者庁（Consumer Affairs Agency）は，日本の行政機関の1つである内閣府の外局である．2008年（平成20年）1月18日に，当時の内閣総理大臣 福田康夫が第169回国会（通常国会）で行った施政方針演説の中で示した，消費者行政を統一的，一元的に推進するための，強い権限をもつ新組織の構想を具体化した行政機関である．

内閣府の外局
1. 宮内庁
2. 公正取引委員会
3. 国家公安委員会
4. 金融庁
5. 消費者庁

内閣府の重要会議など

重要施策に関する会議 4	経済財政諮問会議	総合科学技術会議	中央防災会議	男女共同参画会議	
審議会等 19	消費者委員会	原子力委員会	原子力安全委員会	選挙制度審議会	税制調査会
	食品安全委員会	規制改革会議	地方制度調査会	沖縄振興審議会	ほか
施設等 2	迎賓館	経済社会総合研究所			
特別の機関 12	日本学術会議	消費者政策会議	北方対策本部	少子化社会対策会議	ほか

消費者庁は内閣府の外局

Step1. 正しいものには○，間違っているものには×を（　）に記入せよ．
　公正競争規約は，消費者庁長官と厚生労働大臣の認定を受けている．（　）

Step2. （　）に適切な語句を記入せよ．
　公正競争規約は，消費者庁長官と（　）の認定を受けている．

答え 【Step1】×（厚生労働大臣 → 公正取引委員会），【Step2】公正取引委員会

10 行政指導およびソフト・ローとはなにか，簡潔に述べよ．

　行政指導とは，行政が指示，助言，勧告，要望などによって団体や国民に対して同調や協力を求め，行政の意図を実現しようとすることをいう．行政指導は，諸外国では見られないわが国独特のものである．

　所轄官庁などには多くの権限が集中しているため，個人や企業などは不当な行政指導に対しても，許認可の遅延などを恐れて従わざるをえないことがある．こうした弊害を防止するために，1993年（平成5年）に行政手続法が制定された．

　国が定める法律と，法律に基づく命令，自治体が定める条例などは法的拘束力があり，これらをハード・ローと呼ぶ．これに対して，「法」と呼ばれるものに入らないが実際にはよく守られているルール，法と法でないものとの中間的存在（ガイドライン，宣言，倫理規定など）をソフト・ローという．日進月歩の医療分野では，実務的で詳細にわたる事柄は，柔軟な運用が可能なソフト・ローに委ねることが適切と考えられる．

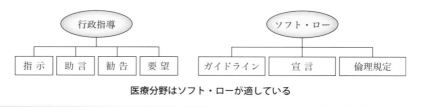

医療分野はソフト・ローが適している

Step1. 正しいものには○，間違っているものには×を（　）に記入せよ．
　国のガイドラインや職能団体の倫理規定などは，ソフト・ローという．（　）

Step2. （　）に適切な語句を記入せよ．
　国のガイドラインや職能団体の倫理規定などは，（　）・ローという．

答え　【Step1】○，【Step2】ソフト

11 使用者責任および両罰規定とはなにかを説明せよ.

MRが業務に関して不法行為を行い,損害賠償責任を負うことになった場合,会社はその雇用主としてMRと連帯して責任を負うことがある.このように不法行為をした本人以外に,その人を雇用していた会社にも責任が及ぶ場合を使用者責任という.トラックの運転手が過労により事故を起こした場合,会社の経営者も責任を問われる.本人は,会社から後で求償される場合がある.

医薬品医療機器等法にはいくつかの両罰規定が規定されているが,たとえばMRが業務上知り得た患者の秘密を漏らして秘密漏示罪に問われた場合,会社も罰金を科されると書かれている.このような規定のあり方を両罰規定という.

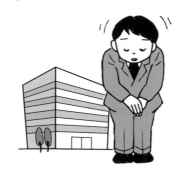

本人ばかりでなく会社にも責任が及ぶ

Step1. 正しいものには○,間違っているものには×を( )に記入せよ.

被用者が違法行為をした場合,被用者および事業主も罰するという規定を使用者責任という.( )

Step2. ( )に適切な語句を記入せよ.

被用者が違法行為をした場合,被用者および事業主も罰するという規定を( )という.

答え 【Step1】×(使用者責任 → 両罰規定),【Step2】両罰規定

12 法的責任と倫理的責任の関係を述べよ．

　「法」も「倫理」も，社会において人が守るべきルールであり，法に違反した場合は法的責任が，倫理に違反した場合は倫理的責任が生じる．法律は社会生活を維持するための規範であり，国家による強制力を伴う．しかし，倫理にはある程度の社会的な強制力は認められるものの，国家による強制力がないため，守らなくても罰せられないという限界がある．そこでこれだけは絶対に守らなければならないルールを立法化して強制力を与えたのが法律である．

　したがって，「法律は最低限の倫理である」といえる．わが国のような高度に文化の発達した社会（世界有数の先進国）において，法律さえ守っていれば良いという考え方は，もはや通用しない．倫理は守るべきものである．

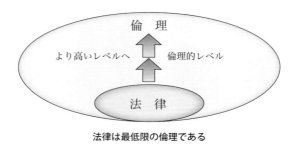

法律は最低限の倫理である

Step1. 正しいものには○，間違っているものには×を（　）に記入せよ．
　遵法精神は最低限の倫理であり，MRには法が求める義務以上のものが求められる．（　）

Step2. （　）に適切な語句を記入せよ．
　遵法精神は（　）であり，MRには法が求める義務以上のものが求められる．

答え　【Step1】○，【Step2】最低限の倫理

13 大慈惻隠の心とはなにか説明せよ．

医は仁術（じんじゅつ）とは，「医は，人命を救う博愛の道である」ことを意味する格言である．とくに江戸時代に盛んに用いられた（「医は仁術なり．仁愛の心を本とし，人を救うを以て志とすべし」貝原益軒，1630年（寛永7年））が，その思想的基盤は平安時代まで遡ることができる．また，西洋近代医学を取り入れた後も，長く日本の医療倫理の中心的標語として用いられてきた．

その語源となったものの1つに大慈惻隠の心がある．中国の医師，孫思邈（581～682年）が医書『千金方』のなかで，医の倫理を明快に語ったもので，日本では「大医の病いを治するや，必ずまさに神を安んじ志しを定め，欲することなく，求むることなく，先に大慈惻隠の心を発し，含霊の疾を普救せんことを誓願すべし」（丹波康頼『医心方』）といわれた．「大慈惻隠の心」は日本の医療倫理の標語となった．

大慈惻隠の心は日本の医療倫理の標語である

Step1. 正しいものには○，間違っているものには×を（　）に記入せよ．

大慈惻隠の心とは，仏や菩薩が苦悩する民衆を慈しみ救う大いなる慈悲，病に苦しむ人をいたわる心のことであり，日本の医療倫理の標語となった．（　）

Step2. （　）に適切な語句を記入せよ．

（　）の心とは，仏や菩薩が苦悩する民衆を慈しみ救う大いなる慈悲，病に苦しむ人をいたわる心のことであり，日本の医療倫理の標語となった．

答え　【Step1】○，【Step2】大慈惻隠

14 生命倫理学誕生の経緯をポイントを絞って説明せよ．

　生命倫理学は，1960年代後半に米国で成立した．米国ニューヨーク州にヘイスティングス・センター (1969年) が，ワシントンDCのジョージタウン大学にケネディ倫理研究所 (1971年) がそれぞれ設立された．ヘイスティング・センターは，患者中心の医療をめぐる新しい倫理のあり方を研究する，世界で最初の研究所であり，またケネディ倫理研究所は，故ケネディ (John F.Kennedy) 元大統領の両親が，ヘイスティング・センターの設立を知り，新しい学問の重要性を認識して，ワシントンDCのジョージタウン大学に巨額な寄付をし，実現したものである．

　この間，米国では，1930年のタスキギー梅毒事件，1956年のウィローブルック研究，1963年のユダヤ慢性病病院事件など，さまざまな非倫理的な医学研究がなされてきた．

　ケネディ大統領は，1962年の年頭教書「消費者保護特別教書」のなかで，消費者の4つの権利として，①安全を求める権利，②選ぶ権利，③知らされる権利，④意見を聞いてもらう権利，を挙げた．これが，インフォームド・コンセントの基礎となった．

1962年	ケネディ大統領 年頭教書「知らされる権利」
1969年	ヘイスティング・センター設立（新しい倫理のあり方を研究する世界初の研究所）
1971年	ケネディ倫理研究所設立

生命倫理学の誕生は1960年後半

Step1. 正しいものには○，間違っているものには×を（ ）に記入せよ．
生命倫理学は，1960年代後半に米国で成立した．（ ）

Step2. （ ）に適切な語句を記入せよ．
生命倫理学は，1960年代後半に（ ）で成立した．

答え　【Step1】○，【Step2】米国

15 モラルディレンマとはなにか,またどうすればよいのか.

生命倫理の4原則は,今日の社会において,いずれも大切にすべき倫理的価値である.本来は4原則やそこから導かれる規則のいずれにもかなうことが求められている.しかし,「それらの原則に基づく義務同士が対立し,その両立が難しく見える」ことがしばしば生じる.これは,原則同士が競合しているというよりも,それぞれの原則から導かれた具体的な義務が両立しがたい事態なのである.これをモラルディレンマという.

たとえば,延命治療を拒否して自律的に死を望む患者がいたとするが,果たして患者の意思通りに生命を終わらせることは許されるのであろうか.生命を救うという医師の自律的な倫理が踏みにじられているため,答えは出ない.

- 自律尊重(Respect for Autonomy)の原則
- 無危害(Non maleficence)の原則
- 善行(Beneficence)の原則
- 正義(Justice)の原則

生命倫理の4原則

Step1. 正しいものには○,間違っているものには×を( )に記入せよ.

生命倫理の4原則から導き出された具体的な義務同士が対立することがあり,これをモラルディレンマと呼ぶ.( )

Step2. ( )に適切な語句を記入せよ.

生命倫理の4原則から導き出された具体的な義務同士が対立することがあり,これを( )と呼ぶ.

答え 【Step1】○,【Step2】モラルディレンマ

16 MRに求められる資質について，倫理観，知識，スキルのポイントを述べよ．

　MRは，医療の一端を担う者としての倫理観，医薬品情報の専門職としての知識，営業担当者としてのスキルを身につけなければならない．MRの業務の最終目標は，その活動により患者の役に立つことである．また，MRに必要とされる基礎知識は，MRになるための導入教育において学ぶ．しかし，MRに必要とされる知識は，幅広く深いことから，導入教育のなかで学ぶことは，その一部分でしかないため，継続教育は生涯教育となる．スキルについては，コミュニケーションを上手くとるには，単にスキルのみの向上だけでは難しい．高い倫理観をもって多様な人の考え方や価値観や環境の違いを理解できる柔軟な思考と，相手に対する気遣いができるように努力をすることが必要になる．

倫理観
・医療の一端を担う行動
・生涯学習する姿勢
・誠実さ，使命感，責任感，清潔感
・気遣いなど

知識
・医学・薬学などの基礎知識
・制度や法規などの基礎知識
・製品知識
・高度な専門知識など

スキル
・コミュニケーションスキル
・プレゼンテーションスキルなど

MRに求められる資質

導入教育
　情報（薬学，添文）
　疾病（基礎，臨床）
　概論（概論，PMS）

継続教育
　倫　理
　情　報
　疾　病
　概　論

導入教育は求められる知識の一部でしかない

Step1. 次の選択肢のうち，正解の番号を（　）に記入せよ．

MRに求められる資質について，正しいのはどれか．（　）
- a．MR業務の最終目標は，患者の役に立つことである．
- b．導入教育はMRに必要とされる知識の集大成である．
- c．コミュニケーションスキル上達は，単にスキルの向上だけでは難しい．

1．（a, b）　　2．（a, c）　　3．（b, c）

Step2. （　）に適切な語句を記入せよ．

MRに求められる資質について，（　）教育はMRに必要とされる知識の一部でしかない．

Memo

答え　【Step1】2（b．集大成である → 一部でしかない），【Step2】導入

17 製薬企業倫理綱領の内容を，簡潔に述べよ．

　1981年（昭和56年）薬価改定に対する業界の対応（日本製薬工業協会（製薬協）が日本医薬品卸業連合会（卸連）に文書で値引きの自粛を要請した）が，独占禁止法の疑いがあるとして公正取引委員会が立ち入り調査を行い，排除するよう審決が出た．これを受けて，1983年（昭和58年）日本製薬団体連合会（日薬連）は，自主規制として製薬企業倫理綱領を制定することになった．倫理綱領は3つの基本理念と，6つの実践綱領からなる．

　日薬連はわが国製薬業界の自主的な組織として，1948年（昭和23年）に設立された．その目的には「本会は医薬品工業の発展に必要な事項について調査研究し，業界の公正な意見をとりまとめ，その実現に努力するとともに，会員相互の親睦，連絡及び啓発をはかり，会員たる加盟団体構成員の事業に共通の利益を増進し，もって医薬品工業の健全なる発達並びに国民生活の向上に寄与することを目的とする」と記述されている．

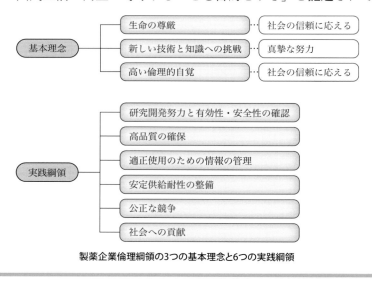

製薬企業倫理綱領の3つの基本理念と6つの実践綱領

1章 MRとしての倫理

Step1. 次の選択肢のうち，正解の番号を（　）に記入せよ．

製薬企業倫理綱領について，誤りはどれか．（　）
1. 製薬協（日本製薬工業協会）が制定した．
2. 3つの基本理念と6つの実践綱領からできている．
3. 実践綱領のなかには，「適正使用のための情報の管理」が含まれる．

Step2.（　）に適切な語句を記入せよ．

製薬企業倫理綱領は3つの（　）と6つの実践綱領からできている．

Memo

答え 【Step1】1（1. 製薬協 → 日薬連（日本製薬団体連合会）），【Step2】基本理念

18 プロモーションコードの主な内容をポイントを絞って列挙せよ．

　プロモーションコードは，現在，コード・オブ・プラクティスの第二編にそのまま組み込まれているが，内容は変わっていない．主な内容は，①会員会社の責務，②経営トップの責務，③MRの行動基準，④プロモーション用印刷物および広告等の作成と使用，⑤製造販売後安全対策，⑥試用医薬品の提供，⑦講演会などの実施，⑧物品の提供，⑨金銭類の提供，⑩公正競争規約（公競規）との関係，⑪国外におけるプロモーション，の11項目からなっている．

　このうちもっとも重要と考えられるのは，③MRの行動基準であるが，MRは薬物治療のパートナーとして医療の一端を担う社会的使命を果たすために7つの事項の実行が求められている．また，プロモーションは会社が責任をもって行わなければならないものであり，①会員会社の責務では，5項目の実行が求められている．

会員会社の責務

1. 適切な者をMRに任ずるとともに，教育研修に努める．
2. MRの非倫理的行為を誘発するような評価・報酬体系はとらない．
3. 情報は，承認の範囲内のもので，科学的根拠が明らかな最新のデータを提供する．
4. 医薬情報の収集と伝達は的確かつ迅速に行う．
5. 関係法規遵守のための社内体制を整備する．

MRの行動基準

1. 医学的，薬学的知識の習得に努める．
2. 企業が定める内容と方法に従ってプロモーションを行う．
3. 情報は，有効性と安全性に偏りなく公平に提供する．
4. 医薬情報の収集と伝達は的確かつ迅速に行う．
5. 他社および他社品を中傷・誹謗しない．
6. 規律を守り秩序ある行動をする．
7. 良識ある行動をする．

Step1. 次の選択肢のうち，正解の番号を（　）に記入せよ．

プロモーションコードの主な内容について，正しいのはどれか．（　）
　a．会員会社は，提携会社などにもコード遵守を求める．
　b．適切な者を MR に任ずるとともに，教育研修に努める．
　c．情報の収集と伝達は，時間をかけて正確に行う．
　1．（a, b）　　2．（a, c）　　3．（b, c）

Step2. （　）に適切な語句を記入せよ．

プロモーションコードの主な内容のうち会員会社の責務の 1 つとして，情報の収集と伝達は，（　）に行う．

Memo

答え 【Step1】1（c．時間をかけて正確に → 的確かつ迅速に），【Step2】的確かつ迅速

19 公競規と医療機関との関係を説明せよ．

　医療用医薬品業界では昭和40～50年代半ばまで，サンプル添付やキャッシュバックなどの景品によるすさまじい販売競争が行われ，「社会的問題」となっていた．このような状況に対して，公正取引委員会および厚生省（当時）の指導のもと，公正競争規約（公競規）が制定された．消費者庁長官および公正取引委員会は，規約を認定する際には，各関係者の意見，学識経験者の意見などを聴く「公聴会」を開催したうえで認定している．

　原則として，公競規は製薬業界が定めた自主規制のルールであるから，医療機関などがこれに拘束されることはない．しかし認定に際しては公聴会を開催しているので，公競規は医療機関などにも広く認識されているものとなっている．

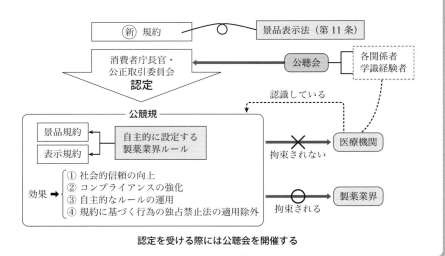

認定を受ける際には公聴会を開催する

Step1. 次の選択肢のうち、正解の番号を（　）に記入せよ．

公競規の運用について、正しいのはどれか．（　）
　a. 公競規には、医療用医薬品メーカーのほとんどが参加している．
　b. 医療機関も公競規に拘束される．
　c. 事業者が強い要請を受けて景品類を提供しても規約違反になる．
　1.（a, b）　　2.（a, c）　　3.（b, c）

Step2.（　）に適切な語句を記入せよ．

公競規には、（　）メーカーのほとんどが参加している．

Memo

答え 【Step1】2（b. 業界自主ルールなので医療機関は拘束されない），【Step2】医療用医薬品

20 ジュネーブ宣言, ヘルシンキ宣言, リスボン宣言は各々なにを宣言したか.

　医の倫理の歴史は古く, 西洋では紀元前5世紀, 古代ギリシャの「ヒポクラテスの誓い」に始まる. この誓いは19世紀に至るまで2000年にわたって人類の医の倫理を支えてきた. ところが, 19世紀後半に, 英米では自律的個人の権利が強調され, ヒポクラテス的倫理に反する医療が許容されるか否かが議論となった. クロロホルムやモルヒネなどの薬剤が開発されていたことが背景にある. 現在ではヒポクラテスの倫理に流れるパターナリズムが強く否定され, 幾多の裁判闘争などを経て「患者中心の医療」が中心になっている.

　そのような流れの中で, 伝統的な医の倫理は第二次世界大戦後に再出発する. ナチスの戦争犯罪に対するジュネーブ宣言が世界医師会大会により採択され, 被験者の権利を定めたヘルシンキ宣言, 患者の権利をうたったリスボン宣言へと受け継がれていった.

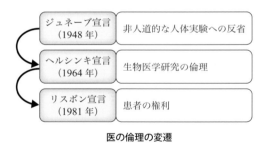

医の倫理の変遷

Step1. 次の選択肢のうち, 正解の番号を( )に記入せよ.
　生物医学研究の倫理を定めたものは, 次のうちどれか. ( )
　　1. ジュネーブ宣言　　2. ヘルシンキ宣言　　3. リスボン宣言

Step2. ( )に適切な語句を記入せよ.
　( )は, 生物医学研究の倫理を定めたものである.

答え　【Step1】2 (1. は人体実験, 3. は患者の権利),【Step2】ヘルシンキ宣言

21 ベルモント・レポートとはなにか.

　米国で行われたタスキギー梅毒研究などの非倫理的な人体実験がばく露され，1974年7月12日，国家研究法（National Research Act）が法律として制定され，これに基づいて生物医学・行動研究における被験者保護のための国家委員会が形成された．委員会に課せられた任務の1つは，ヒトを対象とする生物医学・行動研究の実施の基礎となる基本的倫理原則を確立し，準拠すべきガイドラインを作成することであった．

　4年近い期間にわたって月例で開催された委員会での審議を受けて，1976年2月，スミソニアン協会のベルモント・カンファレンス・センターで4日間の集中的な討議が行われ，基本的な倫理原則とガイドラインの表明が行われた．

　ベルモント・レポートのタイトルは「研究対象者保護のための倫理原則および指針」である．

```
人格の尊重
恩　恵
正　義
```
ベルモント・レポートの基本倫理原則

Step1. 次の選択肢のうち，正解の番号を（　）に記入せよ．
　米国で起きた非倫理的な事件について，正しいのはどれか．（　）
　ベルモント・レポートは（　）の報道を機に生まれた．
1. タスキギー梅毒事件
2. ウィローブルック事件
3. ユダヤ慢性病病院事件

Step2. （　）に適切な語句を記入せよ．
　米国で起きた非倫理的な事件について，ベルモント・レポートは（　）の報道を機に生まれた．

答え　【Step1】1（2. は精神遅滞児に肝炎を感染させた事件（1956年），3. はがん細胞を移植した高齢者の拒絶反応を見た事件（1963年）），【Step2】タスキギー梅毒事件

22 生命倫理・医療倫理の4原則とはなにか，正確に述べよ．

　生命倫理にはいくつかの考え方があるが，そのなかで広く受け入れられているものの1つにジョージタウン大学・ケネディ倫理研究所のビーチャム（Beauchamp）とチルドレス（Childress）が著した「生物医学倫理の諸原則」がある．彼らはベルモント・レポート基本倫理原則の「恩恵（善行）」を「無危害」と「善行」に分け，**自律尊重，無危害，恩恵，正義**の4つとした．この4原則は自律尊重を強く打ち出す内容となっている．

　一方，ヨーロッパの生命倫理の研究者らが提言したバルセロナ宣言は，自律にはさまざまな限界があることを明確にし，自己決定権や自律が弱く解釈されたものになっているとされている．

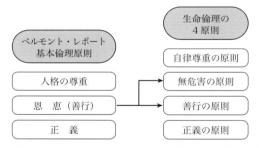

ベルモント・レポート基本倫理原則と生命倫理の4原則の関係

Step1. 次の選択肢のうち，正解の番号を（　）に記入せよ．
　生命倫理について，正しいのはどれか．（　）
　生命倫理の4原則とは，①（　）尊重，②無危害，③善行，④正義である．
　　1．自己　　2．自治　　3．自律

Step2. （　）に適切な語句を記入せよ．
　生命倫理の4原則とは，（　）尊重，無危害，善行，正義である．

答え　【Step1】3，【Step2】自律

23 MRの行動基準の7項目を，列挙せよ．

コード・オブ・プラクティスの第二編プロモーションコードは，11項目あるが，第3項目は「MRの行動基準」で，プロモーションコードの中核をなしている．MRの行動基準7項目には，有効性と安全性に偏りなくと的確かつ迅速にという表現があり，この2つの言葉はプロモーションコードのなかでも繰り返し使われている．「有効性と安全性に偏りなく」とは，両者をバランスよく提供することであり，有効性に偏りがちな情報提供を戒めている．また，情報提供は「的確かつ迅速」でなければならず，正確でない情報は情報に値しないし，正確であっても時間がかかり過ぎては患者の生命が危機にさらされかねない．両者は，MRの基本となる行動基準であるといえる．

1	医学的，薬学的知識の習得に努める．
2	企業が定める内容と方法に従ってプロモーションを行う．
3	情報は，有効性と安全性に偏りなく公平に提供する．
4	医薬情報の収集と伝達は的確かつ迅速に行う．
5	他社および他社品を中傷・誹謗しない．
6	規律を守り秩序ある行動をする．
7	良識ある行動をする．

MRの行動基準7項目

Step1. 次の選択肢のうち，正解の番号を（　）に記入せよ．
MRの行動基準について，誤りはどれか．（　）
　a. 医学的・薬学的知識の習得に努める．
　b. 創意工夫した内容と方法でプロモーションを行う．
　c. 情報は安全性を重視して提供する．
　d. 他社品を中傷・誹謗しない．
　e. MRとして良識ある行動をする．
　1．(a，b)　2．(a，c)　3．(b，c)　4．(c，d)　5．(d，e)

Step2. （　）に適切な語句を記入せよ．
MRの行動基準について，情報は有効性と（　）に偏りなく提供する．

答え 【Step1】3（b．創意工夫した内容と方法 → 企業が定める内容と方法，c．有効性と安全性に偏りなく），【Step2】安全性

24 公競規の主な内容（例）を7項目挙げよ．

公正競争規約（公競規）について，公正取引協議会（公取協）は医薬品に対する国民の信頼を確保し，また医薬品産業に期待される役割を果たすため，当協議会は「医療用医薬品製造販売業公正競争規約を定め，ルールの普及・定着および遵守・徹底を推進し医薬品流通における公正な競争秩序の実現を図っています」としている．

公競規は，景品表示法の第11条に基づいて業界が定めたものである．内容は12条の項目で構成されていて，ほかに施行規則および第3条，4条，5条には運用基準が規定されている．公競規の主な内容は第4条，5条に例が記されている．

第1条	目的	
第2条	定義	
第3条	景品類提供の制限の原則	運用基準
第4条	提供が制限される例	運用基準
第5条	提供が制限されない例	運用基準
第6条	卸売業者に対する景品類提供の制限	
第7条	公正取引協議会	
第8条	公取協への協力義務	
第9条	違反に対する調査	
第10条	違反に対する措置	
第11条	違反に対する決定	
第12条	施行規則の制定	

第4条：
1. 医療関係者個人に対する金品提供，供応など
2. 医療用医薬品の無償提供

第5条：
1. 試用医薬品
2. 使用成績調査等の報酬・費用
3. 自社医薬品の講演会等の費用
4. 少額・適正な景品類
5. 社会的儀礼としての贈答など

公競規の主な内容

Step1. 次の選択肢のうち，正解の番号を（　）に記入せよ．

公競規について，正しいのはどれか．（　）

a. 高額な説明用資材は提供不可．
b. 製剤見本は，卸を通じて提供できない．
c. 臨床試用医薬品の提供期限は，薬価収載日から1年．
d. 使用成績調査は未採用医療機関には依頼してはいけない．

1. (a, b)　2. (a, c)　3. (b, c)　4. (c, d)　5. (d, e)

Step2. （　）に適切な語句を記入せよ．

公競規について，臨床試用医薬品の提供期限は，（　）から1年となっている．

答え　【Step1】4（a. 提供不可 → 提供できるが費用の肩代わりは不可，b. 提供できるが提供先を指定する，反復は不可），【Step2】薬価収載日

25 現代の医療倫理は，パターナリズムをどう考えているのか．

　紀元前5世紀，ヒポクラテスは患者の症状や病状の経過を客観的に観察し，それまでの呪術の域を出なかった医学・医療を科学の領域に引き上げたことで医学の祖とされている．ヒポクラテスは「ヒポクラテスの誓い」の中で「養生治療を施すにあたっては，私の能力と判断の及ぶ限り患者の利益になること」を考えると述べ，パターナリズム（父権主義，温情主義など）の考え方が表現されている．

　19世紀に入ると「自律的個人」の考え方が強く主張されるようになり，また「カールブラント事件判決」，「サルゴ事件判決」，「カンタベリー事件判決」を経て，インフォームド・コンセントが確立した法理念となっていった．カンタベリー事件判決では，情報開示の義務が「専門家基準」から「良識人基準」へと変わり，画期的な判決となった．医療の考え方がパターナリズムから「患者中心の医療」へと大きく進化した．

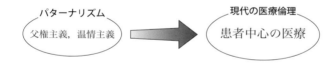

Step1. 次の選択肢のうち，正解の番号を（　）に記入せよ．
医の倫理のあゆみについて，正しいのはどれか．（　）
　a. 現代の医療倫理は，パターナリズムおよび「患者中心の医療」を基本とする．
　b. ニュルンベルク裁判で示された倫理基準がニュルンベルク綱領である．
　c. わが国のGCPはヘルシンキ宣言を踏まえている．
　d. 患者の権利をうたった画期的な宣言がリスボン宣言である．

	a	b	c	d
1.	正	正	正	誤
2.	誤	正	誤	正
3.	誤	正	正	正

Step2. （　）に適切な語句を記入せよ．
　医の倫理のあゆみについて，患者の権利をうたった画期的な宣言が（　）である．

答え 【Step1】3（a. パターナリズムは否定されている），【Step2】リスボン宣言

練習問題

■ 次の文章で，正しいものには1，間違っているものには2と（　）内に記入せよ．

問1　医学・薬学の分野は研究の進歩が速いため，自分のもっている知識が古くて役に立たないことがよく起こる．（　）

問2　エンロン事件やワールドコム事件を背景に，日本でもSOX法の導入が検討され，個人情報保護法が成立した．（　）

問3　医療機関も認定にあたって公聴会に参加しているので，製薬業界の公競規に拘束される．（　）

問4　わが国のGCPは，リスボン宣言を踏まえている．（　）

問5　「製薬協コード・オブ・プラクティス」は，プロモーションコードをさらに発展させたものとして制定され，その内容はプロモーションのあり方に特化されてはいない．（　）

問6　導入教育で学ぶ基礎知識は，MRに必要とされる知識のほとんどすべてを網羅している．（　）

問7　日薬連が，IFPMAに加盟している．（　）

問8　「製薬企業が行う様々な交流」の対象に，「研究者」は含まれている．（　）

問9　日本医師会の「医の倫理綱領」では，医師は医業で営利を目的としないことが述べられている．（　）

問10　利益相反（COI）に関して，MRが提供する情報が科学的で公平な質を担保しているかといったことが，これまで以上に注目を受けることになる．（　）

問11　プロモーションコードの「MRの行動基準」の中には，効能・効果，用法・用量等の情報は安全性に重点をおいて提供すると規定されている．（　）

問12　製薬協コード第2章「経営トップの責務」では，医療用医薬品以外の部門も製薬協コードの対象であるとされている．（　）

問13　近年の遺伝医療の発展は，遺伝子検査の情報という難しい問題を提起した．（　）

問14　ミッション・マネジメントとは，戦略を重視した経営姿勢のことである．（　）

問15　日本国内の医療関係者に対する国外での対応は，IFPMAコードを遵守する．（　）

問16　被用者が業務に関して違法行為をした場合，その被用者とともに事業主も罰するという規定を，不法行為責任という．（　）

問17　ニュールンベルグ綱領は，米国では実際には無視され，非倫理的な研究や人体実験が続けられた．（　）

問18　CSRの考え方は，1992年の国連開発会議での，自然と調和し，すべての人の利益を尊重し，持続可能な社会をつくるという合意事項が背景になっている．（　）

問19　製薬協内に設置された「コード委員会」は，重要な事項について製薬協会長に報告する．（　）

問20　MRには，法が求める義務以上のものが求められる．（　）

問21　ベルモント・レポートとは，「生物医学および行動科学研究の被験者保護のための全米委員会」が1978年に出した法規制の勧告のことをいう．（　）

■ 次の問いに答えよ.

問22 人が企業で働く意味について,誤りはどれか.(　　)
1. 企業の業績に貢献する.
2. 個々人の成長を犠牲にして会社を成長させる.
3. 仕事を通じて社会に貢献する.

問23 企業理念について,正しいのはどれか.(　　)
a. 企業理念は,職務遂行で回帰すべき創業の原点である.
b. 社会と交わした約束といえる.
c. 理念経営では,利潤追求(ミッション)のためにあらゆる力を結集する.
1. (a, b)　2. (a, c)　3. (b, c)

問24 ISO26000は,次のうちどれのことか.(　　)
1. 品質管理の国際基準　2. 環境管理の国際基準
3. 社会的責任に関する国際基準

問25 ソーシャルメディアの情報発信活動に関して,誤りはどれか.(　　)
1. 代理店などの社外関係者とも製薬協コードの遵守を確認する.
2. 第三者による投稿内容については,企業に責任はない.
3. 企業がスポンサーをした場合は社名を明示する.

問26 景品表示法の所轄官庁は,次のうちどれか.(　　)
1. 消費者庁　2. 公正取引委員会　3. 厚生労働省

問27 正しいのはどれか.(　　)
a. 法は道徳よりもさらに上位の規範である.
b. 法は行為を外から規制し,道徳は内面から規制する.
c. リベラルな社会では,法が強制力を発揮するのは「他者危害の原則」による.
1. (a, b)　2. (a, c)　3. (b, c)

問28 ニュールンベルグ綱領について,誤りはどれか.(　　)
a. 現代の医療倫理は,パターナリズムを基本とする.
b. 綱領では「被験者の自発的な同意が絶対に必要である」とされている.
c. 被験者から明示的な同意を得る前後に,研究についての情報を提供する.
1. (a, b)　2. (a, c)　3. (b, c)

問29 正しいのはどれか.(　　)
ケネディ大統領は1962年「消費者保護特別教書」のなかで消費者の4つの権利,①安全を求める権利,②選ぶ権利,③(　　),④意見を聞いてもらう権利を挙げた.
1. 同意する権利　2. 知らされる権利　3. 反対する権利

問30 MRの職業倫理について,正しい組合せはどれか.(　　)
a. 自らの行動の結果が,企業と社会に貢献する.
b. 医療の一端を担う.
c. 法律や各種自主規範の遵守が求められる.
d. 医療関係者は,正しい知識をもたないMRからの話を聞きたくない.

	a	b	c	d		a	b	c	d
1.	正	正	正	誤	4.	誤	正	正	正
2.	誤	正	誤	正	5.	正	誤	誤	正
3.	正	誤	正	誤					

問31 医の倫理について，正しいのはどれか．（　　）
 a. 医の倫理の歴史は古く，医療のあるところ医の倫理もある．
 b. ヒポクラテスの誓いには，守秘義務もうたわれている．
 c. 「大慈惻隠の心」は，インドで生まれた医の倫理である．
 d. 自己利益を求めないという倫理は，さまざまな文化圏に共通している．

	a	b	c	d		a	b	c	d
1.	正	正	誤	正	4.	誤	正	正	誤
2.	誤	正	誤	誤	5.	正	誤	誤	正
3.	正	誤	正	正					

問32 医薬品産業について，正しいのはどれか．（　　）
 a. 安定供給，品質，安全性の確保や情報提供などの責務がある．
 b. 薬価基準制度により，他と比較して不安定な経営環境にある．
 c. 医療に直接関係する者は，ほとんどが有国家資格者である．

 1. (a, b)　2. (a, c)　3. (b, c)

問33 ビジネスヒエラルキーの頂点に位置するものは，次のうちどれか．（　　）

 1. 戦略　2. 業務　3. 理念

問34 製薬協が制定したものでないのは，次のうちどれか．（　　）

 1. マーケティングコード　2. 行動憲章
 3. コンプライアンス・プログラム・ガイドライン

問35 MRの行動基準について，誤りはどれか．（　　）
 a. 独自に創意工夫した方法でプロモーションを行う．
 b. 情報は，承認の範囲内で安全性に重点をおいて提供する．
 c. 他社および他社品を中傷誹謗しない．

 1. (a, b)　2. (a, c)　3. (b, c)

問36 物品の提供に関するIFPMAコードの考え方で，誤りはどれか．（　　）
 1. 企業と医療関係者の交流は患者に利益をもたらし医療を高めることを目的とする．
 2. 医療関係者の処方などの判断の中立性を妨げるとされる場合は提供できない．
 3. 医療関係者の個人的な利益になる物でも少額なものであれば提供できる．

問37 正しいのはどれか．（　　）
 a. 法は最低限の義務を定めている．
 b. 副作用の厚生労働大臣への報告は，法的義務である．
 c. 法的レベルの精神により医療の質と国民の健康が守られている．

 1. (a, b)　2. (a, c)　3. (b, c)

問38 正しいのはどれか．（　　）
 ニュールンベルグ綱領の精神は，「ヘルシンキ宣言－ヒトを対象とする生物医学研

究に携わる（　　　）」へと引き継がれた．
1．医師および生物学者に対する勧告　　2．医師に対する勧告
3．患者の擁護に関する勧告

問39　市民運動の高まりについて，正しいのはどれか．（　　　）
a．医師はこれまでの権威的な態度を改めなければならなくなった．
b．世界医師会は「患者の権利章典」を定めた．
c．患者の権利章典には，ケアプランについて決定する権利などが記載されている．
1．(a, b)　　2．(a, c)　　3．(b, c)

問40　「製薬企業倫理綱領」の基本理念の項目に含まれるものは，次のうちどれか．
（　　　）
a．生命の尊厳　　b．適正使用のための情報の管理
c．新しい知識と技術に挑戦　　d．高い倫理的自覚

	a	b	c	d		a	b	c	d
1．	正	正	正	誤	4．	誤	正	正	誤
2．	誤	正	誤	正	5．	正	誤	誤	正
3．	正	誤	正	正					

問41　生命倫理について，正しいのはどれか．（　　　）
a．バイオエシックスは，医療倫理と訳されている．
b．生命倫理学は1960年代後半，イギリスにおいて生まれた．
c．1970年代半ば，アメリカでは生命維持装置の扱いをめぐる裁判が頻発した．
d．脳死者からの臓器移植は死の定義を揺るがした．
1．(a, b)　　2．(a, c)　　3．(b, c)　　4．(b, d)　　5．(c, d)

問42　MRの業務の最終目標について，正しいのはどれか．（　　　）
1．医薬品情報が広く行き渡ること．　　2．自社医薬品の使用が増えること．
3．患者の役に立つこと．

問43　CSRについて，正しいのはどれか．（　　　）
CSRとは，企業が（　　　）との関係を重視し社会的責任を果たし，持続的発展をしなければならないとする考え方である．
1．顧客　　2．株主　　3．ステークホルダー

問44　プロモーションコードについて，正しいのはどれか．（　　　）
a．WHO倫理基準とIFPMAコードは連動している．
b．IFPMAコードの遵守がIFPMA加盟の要件となっている．
c．プロモーションコードは，わが国独自のものとなっている．
1．(a, b)　　2．(a, c)　　3．(b, c)

問45　「情報発信活動」のうち，企業の営利目的による不適切なプロモーション活動と疑われることのないように，適切に活動しなければならないとして挙げられているのは次のうちどれか．（　　　）
a．プレスリリース　　b．厚労省への情報提供　　c．疾病啓発活動
1．(a, b)　　2．(b, c)　　3．(a, c)

問46　スキルについて，正しいのはどれか．（　　　）
　　a．医薬品情報は正しく伝わり，正しく理解される必要がある．
　　b．コミュニケーションの上達は，スキルのみの問題である．
　　c．多様な人の考え方や価値観などを理解する柔軟な思考が必要である．
　1．(a, b)　　2．(a, c)　　3．(b, c)

問47　コーポレート・ガバナンスについて，正しいのはどれか．（　　　）
　　a．エンロン事件やワールドコム事件が，SOX法制定のきっかけとなった．
　　b．監査役の設置や社外取締役の導入などは，その一例である．
　　c．コンプライアンス教育の徹底を推奨する．
　1．(a, b)　　2．(a, c)　　3．(b, c)

問48　最適な処方を歪めるような不適切な景品類の提供は，誰に対して行われるのか．（　　　）
　1．患者　　2．医療関係者　　3．患者家族

問49　製薬協コードは，第一編第1章「製薬企業としての基本的責務」の中で，企業活動にあたってなにを判断の最優先基準にするといっているか．（　　　）
　1．医学薬学の発展に貢献すること．　　2．社会の福祉に貢献すること．
　3．患者の健康と生命に貢献すること．

問50　公競規によって禁止されているのは，次のうちどれか．（　　　）
　1．医療関係者個人に対する供応
　2．提供先を指定した製剤見本の卸を通じての提供
　3．金銭的に価値のある自社医薬品の説明用資材

問51　法的責任について，正しいのはどれか．（　　　）
　　a．法的責任には，民事責任と刑事責任とがある．
　　b．民事責任は，債務不履行責任と不法行為責任とに分かれる．
　　c．刑事責任の刑罰は，刑法や行政刑法に定められている．
　1．(a, b)　　2．(a, c)　　3．(b, c)

問52　リスボン宣言について，正しいのはどれか．（　　　）
　　a．医療者の自律の尊重を鮮明にしている．
　　b．多くの病院がリスボン宣言を踏まえて，独自の宣言などを策定している．
　　c．宣言では，患者の自己決定権の権利や尊厳への権利などが謳われている．
　1．(a, b)　　2．(a, c)　　3．(b, c)

問53　生命倫理の4原則について，誤りはどれか．（　　　）
　　a．自律尊重の原則は，配分的正義と呼ばれる問題について論じられる．
　　b．無危害の原則は善行の原則へと連続的に移行する場合がしばしばある．
　　c．正義の原則は，その人の自律的な意思や価値観を尊重することである．
　1．(a, b)　　2．(a, c)　　3．(b, c)

問54　公正競争規約は，誰の認定を受けるのか．（　　　）
　　a．厚生労働大臣　　b．消費者庁長官　　c．厚生局長　　d．公正取引委員会
　1．(a, b)　　2．(a, c)　　3．(b, c)　　4．(b, d)　　5．(a, d)

解答・解説

問1　1：そのため常に学び続けなければならない
問2　2：金融商品取引法が成立した
問3　2：業界の自主規制のルールなので医療機関は拘束されない
問4　2：ヘルシンキ宣言を踏まえている
問5　1：ステークホルダーとの交流を目的とした行動基準として制定された
問6　2：その一部でしかないことを十分に自覚する必要がある
問7　2：日薬連 → 製薬協が加盟している
問8　1：研究者，医療関係者，患者団体などのステークホルダーが交流の対象とされている
問9　1：医の倫理綱領の第6項
問10　1：情報の開示により透明性を高めることが検討されている
問11　2：有効性と安全性に偏りなく公平に提供する
問12　1：医療用医薬品以外の部門でも製薬協コードの精神を尊重するとされている
問13　1
問14　2：経営理念を実現しようとする経営のこと
問15　2：IFPMA → 日本のプロモーションコード
問16　2：不法行為責任 → 両罰規定
問17　1：タスキギー事件のほか，ウィローブルック研究やユダヤ慢性病病院事件などがある
問18　1：持続可能をサスティナビリティという
問19　1：違反した会員会社に対し違反改善のための措置をとることとしている
問20　1：医療を支援するという熱意や，人のいのちにかかわる業務に伴う責任感など
問21　1：タスキギー事件などが背景となっている
問22　2：仕事を通して自ら成長する
問23　1：c.利潤追求 → 企業理念実現
問24　3：1.はISO9001，2.はISO14001
問25　2：2.第三者による内容であってもスポンサーを行った企業が内容に関する一切の責任を負う

問26　1：消費者庁は内閣府の外局の1つ，ほかは公正取引委員会，国家公安委員会，金融庁，宮内庁の全部で5つ
問27　3：a.逆，道徳のほうが法より上位
問28　2：a.パターナリズム → 患者中心の医療，c.同意を得る前後に → 肯定的な意思決定を受ける前に
問29　2：消費者運動の発展
問30　4：a.企業と社会 → 患者と社会
問31　1：c.インド → 中国
問32　2：b.不安定な → 安定した
問33　3
問34　1：1.はIFPMAマーケティングコード，製薬協がつくったのはプロモーションコード
問35　1：a.会社が定める内容と方法で行う，b.有効性と安全性に偏りなく公平に提供する
問36　3：3.個人的な利益になる贈り物は提供できない
問37　1：c.法的レベルの精神 → 積極的に社会に貢献したいという熱意
問38　2：ただし，医師以外の人々に対しても原則の採用を推奨している
問39　2：b.世界医師会 → 米国病院協会
問40　2：b.これは実践綱領の内容
問41　5：a.医療倫理 → 生命倫理，b.英国 → 米国
問42　3：その活動により患者の役に立つことが最終目標である
問43　3：ステークホルダーとは利害関係者で株主，顧客，従業員，取引先，地域社会などのことをいう
問44　1：c.WHO倫理基準やIFPMAコードとも整合性のあるものになっている
問45　3：b.厚労省 → 投資家
問46　2：b.単にスキルのみの向上では難しい
問47　1：c.連邦量刑ガイドラインの内容
問48　2：製薬企業は医療関係者に対して一連の基本動作を確実に行い，また，適正使用のサイクルを歪めるような行為は厳に慎まなければならない
問49　3：IFPMAコードでは，患者のヘルス

ケアと健康の充足としている
問 50　1：2. 提供先を指定しなければならない，3. は費用の肩代わりは不可
問 51　3：a. 行政処分が抜けている
問 52　3：a. 医療者 → 患者
問 53　2：a. と c. は逆
問 54　4：消費者庁長官および公正取引委員会の認定

1 医療用医薬品の定義を正確に述べよ．

1999年（平成11年）4月8日の厚生省医薬安全局長通知（医薬品の承認申請について）において，医療用医薬品が定義されている．すなわち，医療用医薬品とは，「医師もしくは歯科医師によって使用され，またはこれらの者の処方せんもしくは指示によって使用されることを目的として供給される医薬品」のことをいう．

医療用医薬品のほとんどが薬価基準に収載され，保険適用になっている一方で，薬価基準には収載されない予防薬（インフルエンザワクチンなど）や，体外診断用医薬品（ABO式血液型判定用医薬品），生活改善薬（ピル，勃起不全治療薬など）なども医療用医薬品に含まれるが，薬価基準に収載されていないため，保険が効かない．

医療用医薬品と一般用医薬品の比較

	医療用医薬品	一般用医薬品
定義	医師もしくは歯科医師によって使用され，またはこれらの者の処方せん，もしくは指示によって使用されることを目的として供給される医薬品をいう．	医療用医薬品として取り扱われる医薬品以外の医薬品をいう．一般の人が薬局などで購入し，自らの判断で使用する医薬品であって，通常，安全性が確保できる成分の配合によるものが多い．
承認審査上の違い	医師などの管理が必要な疾病の治療・予防に使用されることを前提に，有効性および安全性を比較考量して審査される．	一般の人が直接薬局などで購入し，自らの判断で使用することを前提に，有効性に加え，とくに安全性の確保を重視して審査される．
効能・効果	医師の診断・治療による疾患名 （例：胃潰瘍，十二指腸潰瘍，胃炎，Zollinger–Ellison症候群）	一般の人が自ら判断できる症状 （例：胃痛，胸やけ，もたれ，むかつき）
用法・用量，剤形	医師が自らまたはその指導監督下で使用するものであって，用法や剤形にとくに制限はない．	一般の人が自らの判断で適用できるよう， ・一般の人が使いやすい剤形 　（注射剤などは適当ではない） ・用量は，通常，医療用の範囲内としている．
使用上の注意	医師，薬剤師などの医療関係者にとって見やすくわかりやすいもの．	・一般の人に理解しやすいもの． ・症状の改善がみられない場合には，服用を中止し，医師，歯科医師または薬剤師に相談することを記載．

（注）新規の承認審査に必要とされる資料の範囲（物理・化学的性質，安定性，毒性，薬理作用，臨床試験など）については両者に差はないが，一般用医薬品においては，安全性の確認が行われてきた成分についての既存の資料が活用できる場合が多い．

（厚生科学審議会　医薬品販売制度改正検討部会より）

Step1. 正しいものには○，間違っているものには×を（　）に記入せよ．

薬価基準に収載されていない体外診断用医薬品は，医療用医薬品ではない．
（　）

Step2. （　）に適切な語句を記入せよ．

（　）に収載されていない予防薬や体外診断用医薬品，生活改善薬なども医療用医薬品に含まれる．

答え　【Step1】×（ワクチン，体外診断薬，ピル，バイアグラなども医療用医薬品である），
　　　【Step2】薬価基準

2 一般用医薬品はなにを重視して，成分や分量を決めるのか．

　一般用医薬品は，医薬品医療機器等法では「医薬品のうち，その効能及び効果において人体に対する作用が著しくないものであって，薬剤師その他の医薬関係者から提供された情報に基づく需要者の選択により使用されることが目的とされているもの（要指導医薬品を除く）をいう」と定義されている．

　一般用医薬品は，医師の処方がなくても購入でき，自らの判断で使用できるため，とくに安全性を重視して成分や分量が決められている．一般用医薬品はセルフメディケーションに用いられ，病状の悪化を防ぐ効果が期待されている．

	一般用医薬品
定義	医療用医薬品として取り扱われる医薬品以外の医薬品をいう．一般の人が薬局などで購入し，自らの判断で使用する医薬品であって，通常，安全性が確保できる成分の配合によるものが多い．
承認審査	一般の人が直接薬局などで購入し，自らの判断で使用することを前提に，有効性に加え，とくに安全性の確保を重視して審査される．

一般用医薬品は，とくに安全性の確保を重視する

Step1. 正しいものには○，間違っているものには×を（　）に記入せよ．
　一般用医薬品は有効性とともに，利便性を重視して成分や分量が決められている．（　）

Step2. （　）に適切な語句を記入せよ．
　一般用医薬品は有効性とともに，（　）を重視して成分や分量が決められている．

答え　【Step1】×（利便性 → 安全性），【Step2】安全性

3 ヒスタミン H_2 受容体拮抗薬の出現は,医療にどのような影響を与えたか.

　消化性潰瘍の症状改善には酸中和を目的として,古くから制酸薬(炭酸水素ナトリウム(重曹)や酸化マグネシウムなど)が使用されてきた.1960年代になると,制酸薬,抗コリン薬,攻撃因子抑制薬,防御因子増強薬と数多くの薬剤が開発された.

　1980年代には,胃の壁細胞にあるヒスタミン H_2 受容体に拮抗する H_2 ブロッカーが開発された.H_2 ブロッカーは,それまでの胃潰瘍薬に比べて比較にならないくらい強力な胃酸抑制効果を示し,症状を速やかに改善する効果をもたらした.また,H_2 ブロッカーの出現により,消化性潰瘍の手術療法はほとんどすることがなくなった.

　1990年代に入ると,さらにプロトンポンプを阻害するプロトンポンプインヒビター(PPI)が開発され,H_2 ブロッカーを上回る強力な酸分泌抑制効果で H. pylori(ピロリ菌)除菌療法にも使用されるようになった.

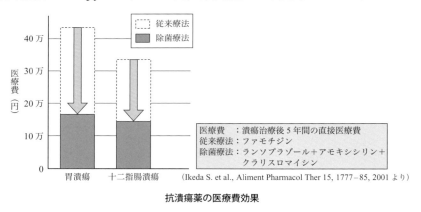

抗潰瘍薬の医療費効果

Step1. 正しいものには○,間違っているものには×を( )に記入せよ.
　ヒスタミン H_2 受容体拮抗薬の出現は,胃潰瘍の外科手術を激減させた.( )

Step2. ( )に適切な語句を記入せよ.
　ヒスタミン( )受容体拮抗薬の出現は,胃潰瘍の外科手術を激減させた.

答え 【Step1】○,【Step2】H_2

4 日本の医薬品市場は、世界のなかでどれくらいか.

　2000～2010年（平成12～22年）までの10年間で世界の医薬品市場はおよそ2.4倍（3,628億ドル→8,612億ドル）もの規模に成長した. 日本市場は北米市場に次ぐ第2位の地位を維持しているが，2010年のシェアは2000年の約3分の2（611億ドルから770億ドルとわずかに1.3倍（シェアは10%まで下がっている））である. たび重なる薬価の引き下げなどで，グローバル市場から見て，日本の医薬品市場成長は抑制されてきていることがわかる（日本製薬工業協会より）.

　しかし，わが国の新薬開発力は米国，英国についで第3位（次いでスイス，ドイツ，フランスの順）に位置しており，優れた新薬開発力により，世界の医療への高い貢献度を誇っている.

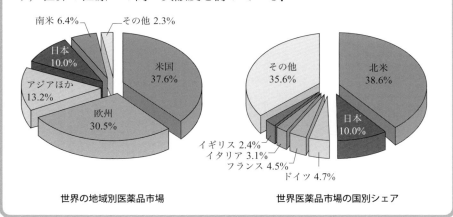

世界の地域別医薬品市場　　　　　世界医薬品市場の国別シェア

Step1. 正しいものには○，間違っているものには×を（　）に記入せよ.

　世界の医薬品市場のなかで，近年のわが国のシェアは約10%にまで下がっている．（　）

Step2. （　）に適切な語句を記入せよ.

　世界の医薬品市場のなかで，近年のわが国のシェアは約（　）%にまで下がっている．

答え☞【Step1】○，【Step2】10

5 アンメットメディカルニーズとはなにか．

　アンメットメディカルニーズは，いまだに有効な治療方法が確立されていない疾病に対する医薬品・医療へのニーズを意味する．公益財団法人ヒューマンサイエンス振興財団による薬剤貢献度のグラフの左下に位置している疾病群がそれに当たる．アルツハイマー病などの認知症，糖尿病の合併症，慢性腎炎，肺がん，肝がんなどは今だに確立した治療法がない．
　アンメットメディカルニーズを大別すると，①患者数が多く，治療薬を必要とする声が多い疾患（生活習慣病，がんなど），②患者数は少ないものの，治療薬の必要性が高い疾患（希少疾病など）に分けられる．製薬企業は，アンメットメディカルニーズに対する創薬に注力している．

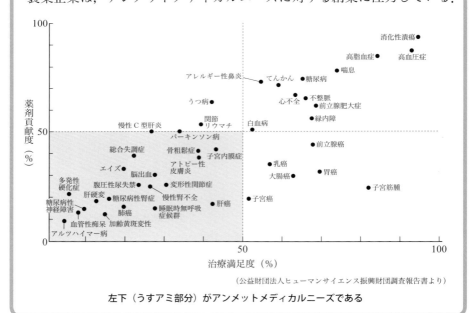

（公益財団法人ヒューマンサイエンス振興財団調査報告書より）

左下（うすアミ部分）がアンメットメディカルニーズである

Step1. 正しいものには○，間違っているものには×を（　）に記入せよ．
　治療方法が確立しておらず，医師も患者も克服されることを希求しているさまざまな病をアンメットメディカルニーズという．（　　）

Step2. （　）に適切な語句を記入せよ．
　治療方法が確立しておらず，医師も患者も克服されることを希求しているさまざまな病を（　　）メディカルニーズという．

答え ☞【Step1】○，【Step2】アンメット

6 新薬創出・適応外薬解消等促進加算とはなにか，いつ導入したのか．

　ドラッグ・ラグ（新薬承認の遅延）問題を解消するため，2009年（平成21年）の6〜8月にかけて，国は学会および患者団体などに対し，医療上必要と考える医薬品についての要望を公募した．その結果，374件の要望が集まった．それに対して国は「医療上の必要性の高い未承認薬・適応外薬検討会議」を開催し，まず1回目として100強の医薬品について製薬企業に開発要請（公知申請を含む）を行った．

　新薬創出・適応外薬解消等促進加算とは，「国が適応外薬等の開発を要請した企業にあっては，その開発に取り組むこと」を加算の条件として，後発品のない新薬で値引率の小さいもの（平均値以下）には改正価格に加算して薬価を維持する（下げない）というものである．2010年（平成22年）薬価改定で試行的に導入され，2012年，2014年改正へと引き継がれている．

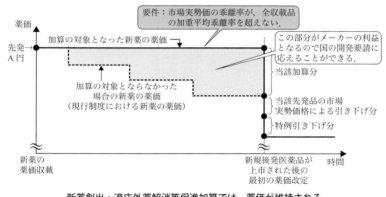

新薬創出・適応外薬解消等促進加算では，薬価が維持される

Step1. 正しいものには○，間違っているものには×を（　）に記入せよ．

2010年から新薬創出・適応外薬解消等促進加算が本格的に導入されている．（　）

Step2. （　）に適切な語句を記入せよ．

2010年から新薬創出・適応外薬解消等促進加算が（　）的に導入されている．

答え　【Step1】×（本格的 → 試行的），【Step2】試行

7 世界の新薬創出国を順に列挙せよ．

　新薬の開発技術は非常に高度であるため，新薬創出国は数えるほどしかない．その中で，日本は新薬の開発品目数において世界第3位を誇っている．

　新薬を創出するには，すそ野が広い基礎研究が行える高い科学技術レベルが必要であり，また1,000億円に達する開発費を賄える経済力を備えている必要もある．その意味では，わが国は先進国であるといえるが，最近のゲノム開発においては，日本発の新薬はほとんど見当たらないという問題を抱えている．

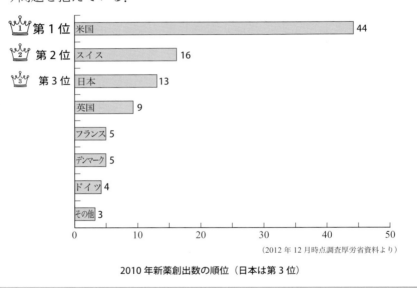

（2012年12月時点調査厚労省資料より）

2010年新薬創出数の順位（日本は第3位）

Step1. 正しいものには○，間違っているものには×を（　）に記入せよ．
　わが国の新薬創出力は，世界第10位である．（　）

Step2. （　）に適切な語句を記入せよ．
　わが国の新薬創出力は，世界第（　）位である．

答え　【Step1】×（米国，スイスに次いで3位，4位は英国，5位がフランス，デンマーク），
　　　【Step2】3

8 わが国の医薬品生産額についてポイントをまとめよ.

　2011年（平成23年）における医薬品最終製品の国内での生産金額は6兆9,874億円であり，その内訳は医療用医薬品が6兆3,445億円で90.8%，一般用医薬品が6,172億円で8.8%，配置販売用医薬品256億円で0.4%，その他6,428億円で9.2%という状況であった．

　過去の推移をみると，薬価改定のあった年はマイナス改定のため生産金額が減少するが，全体としておおむね増加している．一般用医薬品は一時6,000億円を割り込んだが，ここに来て6,000億円台を回復している．

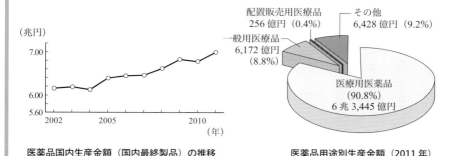

医薬品国内生産金額（国内最終製品）の推移　　医薬品用途別生産金額（2011年）

Step1. 正しいものには○，間違っているものには×を（　）に記入せよ．

　わが国の医薬品最終製品の生産金額は，2011年において6兆9,874億円で，このうち医療用が60%を占めている．（　）

Step2. （　）に適切な語句を記入せよ．

　わが国の医薬品最終製品の生産金額は，2011年において（　）円で，このうち医療用が90.8%を占めている．

答え　【Step1】×（60% → 90.8%），【Step2】6兆9,874億円

❾ 薬効大分類別生産金額の順位を 5 位まで列挙せよ．

医薬品薬効大分類別生産金額は，まず循環器官用薬が断トツの 1 位で 20% 近い割合を占めている．次は中枢神経系用薬，代謝性医薬品，消化器官用薬の 3 つが毎年入れ替わっていたが，ここにきて中枢神経系用薬が増加してきており，他に水をあけるようになってきた．

一方，消化器官用薬が少し減少してきたため，代謝性医薬品がその間に固定されてきた．抗生物質製剤は毎年 8 位前後に位置しており，腫瘍用薬は 14 位と生産金額は多くない．これは抗がん剤の多くは輸入していることを示している．また，ゲノム創薬の遅れが生産金額に現れているようにも見える．

薬効大分類別生産金額（2011 年（平成 23 年））上位 5 位まで

順位	薬効大分類	生産金額（百万円）	対前年増減額（百万円）	構成割合（%）
	総数	6,987,367	208,268	100
1	循環器官用薬	1,347,996	−53,740	19.3
2	中枢神経系用薬	849,373	80,827	12.2
3	その他の代謝性医薬品	679,786	44,822	9.7
4	消化器官用薬	570,135	−11,831	8.2
5	血液・体液用薬	463,919	17,220	6.6
⋮				
8	抗生物質製剤	265,932	25,706	3.8
⋮				
14	腫瘍用薬	152,796	10,703	2.2

Step1. 正しいものには○，間違っているものには×を（　）に記入せよ．
医薬品薬効大分類別生産金額で，循環器官用薬は 19.3% を占めている．（　）

Step2. （　）に適切な語句を記入せよ．
医薬品薬効大分類別生産金額で，（　）は 19% を超えている．

答え ☞ 【Step1】○，【Step2】循環器官用薬

10 医薬品卸の販売先は，医薬品医療機器等法によってどのように規定されているか．

　卸売販売業は，すべての医薬品を薬局や他の医薬品の販売業，製薬企業または医療機関などに対して販売などをする業態であり，業として一般の生活者に対して直接医薬品の販売等を行うことは認められていないため，一般の生活者に対して医薬品を販売することができるのは，薬局，店舗販売業および配置販売業の許可を受けた者のみである．

　2014年（平成26年）の医薬品医療機器等法改正により，卸の販売先および販売品目については医薬品医療機器等法第34条の3および施行規則第158条の2によって規制を受ける．

> （卸売販売業の許可）
> **第34条の3**　卸売販売業の許可を受けた者（以下「卸売販売業者」という．）は，当該許可に係る営業所については，業として，医薬品を，薬局開設者等以外の者に対し，販売し，又は授与してはならない．

医薬品医療機器等法

> （卸売販売業者からの医薬品の販売等）
> **第158条の2**　卸売販売業者は，店舗販売業者に対し，要指導医薬品又は一般用医薬品以外の医薬品を，配置販売業者に対し，一般用医薬品以外の医薬品を販売し，又は授与してはならない．

医薬品医療機器等法施行規則

Step1. 正しいものには○，間違っているものには×を（　）に記入せよ．

　医薬品卸売販売業者の販売先は，医薬品医療機器等法によって規定されている．（　）

Step2. （　）に適切な語句を記入せよ．

　医薬品卸売販売業者の販売先は，（　）によって規定されている．

答え　【Step1】○．【Step2】医薬品医療機器等法

11 医薬品卸の機能を3つ説明せよ．

　医薬品卸には大きく3つの機能がある．医療用医薬品が製薬企業から卸，医療機関を経由して患者に届く①物流機能と，金銭の授受を表す②商流機能と，医薬品という特殊性からくる③情報流機能である．このうち，とくに情報流機能は医薬品卸に特徴的な機能であるといえる．医薬品医療機器等法第68条の2（情報提供の義務）において，製造販売業者（医薬品メーカー）と並んで医薬品卸にも情報提供の義務が規定されている．

　病院における医師らへの情報活動は，主にMR（Medical Representatives）が担っている場合が多いが，開業医においてはMS（Marketing Specialist）も独自に情報提供活動を行っており，MRと並んで重要な機能を果たしている．

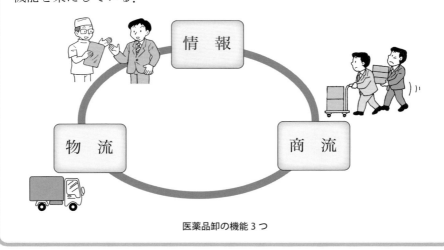

医薬品卸の機能3つ

Step1. 正しいものには○，間違っているものには×を（　）に記入せよ．

医薬品卸は機能として，物流機能，商流機能および危機管理流通機能の3つを担っている．（　）

Step2. （　）に適切な語句を記入せよ．

医薬品卸は機能として，物流機能，商流機能および（　）の3つを担っている．

答え　【Step1】×（危機管理流通機能 → 情報流機能），【Step2】情報流機能

12　医薬品薬価形成の特殊性を説明せよ．

　医療用医薬品の価格には，**仕切価格**（製薬企業が医薬品卸に販売する価格），**市場実勢価格**（医薬品卸が医療機関などへ販売する価格），**薬価基準**（医療機関などが診療報酬の一部として請求するための基準の価格）の3種類がある．仕切価格はメーカーと卸との価格交渉によって決まる．市場実勢価格も卸と医療機関との価格交渉によって決まる．すなわち両者とも自由経済で取引される．

　一方，薬価基準の価格は，厚生労働大臣によって決められた公定価格である．これは医療に市場原理が入り込まないように考え出された仕組みであるが，医療機関（病院や調剤薬局など）は，購入価格（ここでは市場実勢価格）を低く抑えれば抑えるほど大きな薬価差が出るため，いまでもこの仕組みを巧みに利用した利益追求が行われている．その薬価差は国民の保険料から支払われるものである．

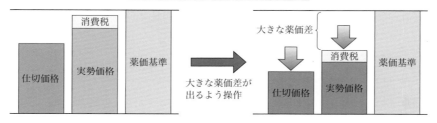

薬価基準が上限として働く（薬価差が出る仕組み）

Step1. 正しいものには○，間違っているものには×を（　）に記入せよ．
薬価基準価格は，取引価格の上限として機能している．（　）

Step2. （　）に適切な語句を記入せよ．
薬価基準価格は，取引価格の（　）として機能している．

答え ☞【Step1】○，【Step2】上限

13 MRとMSの協力関係について，説明せよ．

　医療現場における情報提供はMR（Medical Representatives）とMS（Marketing Specialist）が協働して行われることが多い．2002年（平成14年）の薬事法（現：医薬品医療機器等法）改正（2005年（平成17年）全面施行）では製薬会社から卸への安全管理に関する業務委託が規定され，契約に基づき副作用・感染症報告などの情報の提供，収集，伝達（安全管理業務）が行われることが可能となった．

　病院ではMSが医局を訪問することはないが，MRはほとんど毎日卸の営業所や病院の薬品庫などでMSに会い情報交換をしている．また，開業医へは時によってMSと同行することも多い．

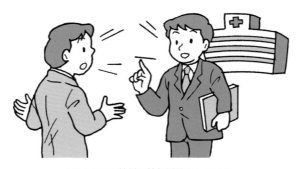

MRとMSは協働で情報活動をしている

Step1. 正しいものには○，間違っているものには×を（　）に記入せよ．

　薬事法改正2005年（平成17年）により製造販売業者は，安全管理業務にかかわる業務を卸に委託できるようになった．（　）

Step2. （　）に適切な語句を記入せよ．

　薬事法改正2005年（平成17年）により製造販売業者は，安全管理業務にかかわる業務を卸に（　）できるようになった．

答え 【Step1】○，【Step2】委託

14 総価取引とはなにか.

　総価取引とは，単品ごとに仕入れ値を決めるのではなく，医療機関が購入する全品目を薬価基準で算出したうえで，全体として割引率と取引価格を決めるやり方を指す．病院や調剤薬局は公定薬価（薬価基準）と仕入価格との薬価差益をできるだけ大きくさせて利益を得ようとしてきた．定常的な取引が多いため，卸はやむなく無理な値引きを強いられ，利潤を圧迫されてきた結果，このような総価取引の慣行が出来上がった．

　総価取引は単品ごとの薬の価格がわからないため，薬価基準制度にも悪い影響を与える．国は1983年（昭和58年）に「医薬品流通近代化協議会（流近協）」を発足させ，メーカーや卸，医療機関に対して是正を求めてきたが，一向に改善が進まないため，2007年（平成19年）に厚生労働省の「医療用医薬品の流通改善に関する懇談会（流改懇）」が「医療用医薬品の流通改善について」という緊急提言を発表し，総価取引の改善を求めた．しかし，やはり改善は進んでいない．

```
┌─────────────────────┐          ┌─────────────────────────┐
│ 1983年（昭和58年）流近協 │          │ 2004年（平成16年）流改懇    │
│ （医薬品流通近代化協議会）  │ ──▶     │（医療用医薬品の流通改善に関する懇談会）│
└─────────────────────┘          └─────────────────────────┘
                                          │
                                 ┌─────────────────────────┐
                                 │ 2007年（平成19年）緊急提言9項目 │
                                 └─────────────────────────┘
                                          │
                   ┌──────────────────────────────────────┐
                   │ ●取引当事者が留意すべき事項（付帯事項）        │
                   │ ・メーカーと卸売業者の取引における留意事項      │
                   │ ・卸売業者と医療機関／薬局の取引における留意事項  │
                   │ ・取引当事者それぞれのもつべき基本認識          │
                   │ ・国の役割                                │
                   └──────────────────────────────────────┘
```

総価取引の改善の流れ

Step1. 正しいものには○，間違っているものには×を（　）に記入せよ．

　国も製薬企業も医薬品卸には，単品単価取引ではなく総価取引への変更を要請している．（　）

Step2. （　）に適切な語句を記入せよ．

　国も製造企業も医薬品卸には，（　）ではなく単品単価取引への変更を要請している．

答え　【Step1】×（単品単価取引と総価取引が逆），【Step2】総価取引

15 医薬品の特性を4つ列挙して各々説明せよ．

　医薬品の特性として，いろいろ考えられるが，一般に次のことがいわれている．①生命関連性，②安定供給・使用の緊急性，③高品質性，④価格規制の4つである．

　生命関連性は食品についてもいえることだが，医薬品はより積極的な意味において生命に強くかかわっている．安定供給と使用の緊急性については，医薬品が必要な時に必要なだけ供給されなければ生命は救えないことから当然のことといえる．高品質性は，精密機械などについてもいえるが，医薬品はとくに人体に使われるものだけに高品質でなければならない．また，価格規制については，市場経済原理を持ち込むと，医薬品は高価格になってしまう．医薬品を金儲けの道具にしてはいけない．

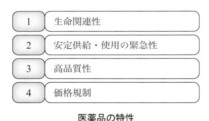

医薬品の特性

Step1. 次の選択肢のうち，正解の番号を（　）に記入せよ．

　医薬品の特性として，生命関連性，安定供給・使用の緊急性，（　），価格規制が挙げられる．

　　1. 高感度性　　2. 高性能性　　3. 高品質性

Step2. （　）に適切な語句を記入せよ．

　医薬品の特性として，生命関連性，安定供給・使用の緊急性，（　），価格規制が挙げられる．

答え　【Step1】3（1と2は医療機器の用語），【Step2】高品質性

16 医療用医薬品の処方せんを発行できるのはだれか，獣医師はどうか．

　医療用医薬品とは，「医師若しくは歯科医師によって使用され又はこれらの者の処方せん若しくは指示によって使用されることを目的として供給される医薬品をいう」（「医療用医薬品と一般用医薬品との比較について」第5回厚生科学審議会　医薬品販売制度改正検討部会　平成16年9月6日　資料3）と定義されている．医師などの管理が必要な疾病の治療・予防に使用されることを前提に，有効性および安全性を比較考量して審査され，承認されることから，一般消費者が大衆薬のように使用するわけにはいかない．

　一方，動物薬も高度な専門性が必要とされるものも多く，獣医師の処方せんが必要になるものが多い．とくに産業動物（家畜の牛，豚や養殖水産物など）に使われる動物用医薬品は，肉などへの残留が問題となるため，使い方が法律で決められ，治療効果だけではなく，食品としての安全性が守られなければならないとされている．

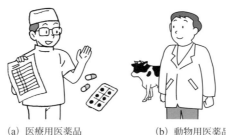

(a) 医療用医薬品　　　　(b) 動物用医薬品
（医師もしくは歯科医師）　　　（獣医師）

医療用医薬品は医師もしくは歯科医師の処方せんが必要

Step1. 次の選択肢のうち，正解の番号を（　）に記入せよ．
　医療用医薬品の定義について，正しいのはどれか．（　）
　（　）によって使用され，またはこれらの者の処方せんもしくは指示によって使用されることを目的として供給される医薬品．
　　1．医師　　2．医師もしくは歯科医師　　3．医師，歯科医師または獣医師

Step2. （　）に適切な語句を記入せよ．
　（　）によって使用され，またはこれらの者の処方せんもしくは指示によって使用されることを目的として供給される医薬品．

答え　【Step1】2（1は明らかに間違い，3は処方せん医薬品の定義），【Step2】医師もしくは歯科医師

17 医薬品の医療への貢献で,満足度および貢献度の高い疾患と低い疾患を各々10ずつ挙げよ.

　公益財団法人 ヒューマンサイエンス振興財団 (2005年 (平成17年) 度国内基盤技術調査結果報告) によると,治療の満足度と薬剤の貢献度はほぼ比例しており,相関性は右肩上がりの直線になる.治療の満足度が高く,医薬品の貢献度が高かった疾患は,消化性潰瘍,結核,高血圧などであり,H_2ブロッカーやストレプトマイシン,各種降圧薬により高い治療効果が得られている.

　逆に,満足度が低く貢献度も低かった疾患は,アルツハイマー病,血管性痴呆,加齢黄斑変性症などである.現在これらの疾患には治療法も確立しておらず,また治療薬もほとんどないという状況になっている.

　がんについては,白血病を除き薬剤の貢献度はかなり低くなっており,効果の高い治療薬の開発が待たれている.

高い	低い
・消化性潰瘍	・アルツハイマー病
・結核	・血管性痴呆
・高血圧症	・加齢黄斑変性症
・痛風	・糖尿病性網膜症
・高脂血症	・糖尿病性神経症
・狭心症	・睡眠時無呼吸
・喘息	・肺がん
・糖尿病	・肝硬変
・心筋梗塞	・糖尿病性腎症
・てんかん	・多発性硬化症

治療満足度と薬剤の貢献度

Step1. 次の選択肢のうち,正解の番号を ( ) に記入せよ.
下記の疾病うち,治療の満足度と薬剤の貢献度がもっとも高いのはどれか.
( )
1. アルツハイマー病　　2. 糖尿病に伴う二次疾患　　3. 糖尿病

Step2. ( ) に適切な語句を記入せよ.
治療の満足度と薬剤の貢献度がもっとも高かった疾患は,( ) である.

答え 【Step1】3 (1, 2は低い), 【Step2】消化性潰瘍

18 最近の創薬技術はどうなっているか,例を示せ.

　最近の創薬技術は,インスリン,成長ホルモン,骨形成ホルモンなどが遺伝子組み換えで大量生産可能となったり,ステロイドの化学合成法が確立したりと進展している.

　このほかにも,2006年ファイアー(Fire)とメロー(Mello)らによって発見されたRNA干渉を基礎にした核酸医薬が実用化されようとしている.加齢黄斑変性症の治療に開発されたペガプタニブは,まさに最初の核酸医薬といえよう.

1	インスリン,成長ホルモン,骨形成ホルモンなどは遺伝子組み換え技術により大量生産が可能となった.
2	ステロイドは化学合成法が確立した.
3	アドレナリン研究から抗不整脈薬,気管支拡張薬,また,ヒスタミン研究から抗アレルギー薬,抗潰瘍薬が開発された.
4	遺伝子発現を調べて,有効性を推定できるようになった.
5	ヒト化抗体,ヒト抗体が開発された.

最近の創薬技術の進展

Step1. 次の選択肢のうち,正解の番号を( )に記入せよ.
　創薬技術について,正しいのはどれか.( )
　　a. インスリンや成長ホルモンなどは遺伝子組み換え技術により大量生産されている.
　　b. ステロイドはまだ牛からの抽出に頼っている.
　　c. 乳がん,大腸がんなどでは抗体を利用した医薬品が利用されている.
　　1.(a, b)　　2.(a, c)　　3.(b, c)

Step2. ( )に適切な語句を記入せよ.
　インスリンや成長ホルモンなどは( )技術により大量生産されている.

答え 【Step1】2(b. 牛からの抽出に頼っている → 化学合成法が確立している),【Step2】遺伝子組み換え

19 治験の空洞化が問題になっている，その内容を説明せよ．

　日本での治験は，諸外国に比べて円滑に進みにくく，複数の国や地域で実施する治験に日本を含めて計画する例が少ないといわれる．その理由は，①わが国ではほとんどの患者がすでに一定水準以上の医療を低負担で受けることができているために参加を考望しない，②1つの医療機関に対象となる患者が多くない，③医療機関の担当医師が日常業務に追われて治験に時間をさけない，④治験に取り組むという仕事が医師の業績評価として低い，などが挙げられる．

　近年，日本企業では治験を国内より欧米で先行させるケースが増加（治験の空洞化）している．たとえば，ある外資系企業は日本での承認申請の目的でフェーズⅠを日本で行い，フェーズⅡやⅢをアジア諸国（インドネシア，マレーシア，ベトナムなど）で実施することにより，治験期間の短縮と経費の削減を図っている．しかし，わが国の保健医療水準や産業の国際競争力に対してマイナスの影響が大きい．

1	日本で用いられる医薬品の被験者を海外の人に頼ること自体に倫理的な問題がある．
2	日本の患者が新しい医薬品の恩恵にあずかる機会が遅れる．
3	国内の治験で本来養われるはずの研究開発力がそがれることになりかねない．

治験の空洞化が進む

Step1. 次の選択肢のうち，正解の番号を（　）に記入せよ．

治験の空洞化について，誤りはどれか．（　）
  1. 治験のコストが低い．　　2. 治験は医師の業務評価として低い．
  3. ほとんどの患者がすでに一定水準以上の医療を低負担で受けことができる．

Step2. （　）に適切な語句を記入せよ．

治験の空洞化の原因の1つとして，治験は医師の業務評価として（　）ことが挙げられる．

答え　【Step1】1（低い → 高い），【Step2】低い

20　ドラッグ・ラグ問題とはなにか.

　ドラッグ・ラグには2つの側面がある．1つは，他の国では発売されているのに，日本では発売されていないという「未承認薬の問題」であり，もう1つは，日本でも発売されてはいるものの，発売までに要した期間が，他の国よりも長かった，という「ラグ（遅延）の問題」である．

　未承認薬の問題では，世界の医薬品市場における売上高上位100品目の中に，自国で未発売の医薬品がどれくらいあるかを見ると，2010年（平成22年）の場合，日本は11品目であったが，米国，英国は2品目であった．

　また遅延の問題では，世界で初めて発売されてから各国における発売までの平均期間を比較すると，2010年の場合，米国0.9年，英国1.2年，ドイツ1.3年に対し，日本は4.7年で，先進国の中でもっとも遅れがでていた．これは，「治験の開始時期」，「治験にかかった時間」，「治験結果の審査時間」が，国によって違うことから生じている．

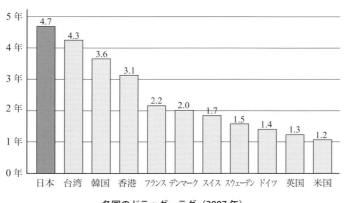

各国のドラッグ・ラグ（2007年）

Step1. 次の選択肢のうち，正解の番号を（　）に記入せよ．
　わが国のドラッグ・ラグ2007年（平成19年）は，次のうちどれか．（　）
　　1．1.2年　　2．2.2年　　3．4.7年

Step2. （　）に適切な語句を記入せよ．
　わが国の2007年（平成19年）のドラッグ・ラグは，（　）にもなっている．

答え　【Step1】3（1は米国，2はフランス），【Step2】4.7年

21 特許権についてポイントをまとめよ．

　知的財産権は，特許権や著作権などの創作意欲の促進を目的とした知的創造物についての権利と，商標権や商号などの使用者の信用維持を目的とした営業上の標識についての権利に大別される．

　知的財産権のうち，特許権，実用新案権，意匠権および商標権の4つを「産業財産権」という．産業財産権制度は，新しい技術，新しいデザイン，ネーミングなどについて独占権を与え，模倣防止のために保護し，研究開発へのインセンティブを付与したり，取引上の信用を維持することによって，産業の発展を図ることを目的としている．

　なお，米国を除く世界の国では先願主義がとられている．米国も2013年には先発明主義から先願主義へと移行した．

知的創造物についての権利
- 特許権（特許法）
- 実用新案権（実用新案法）
- 意匠権（意匠法）
- 著作権（著作権法）
- 回路配置利用権（半導体集積回路の回路配置に関する法律）
- 育成者権（種苗法）
- 営業秘密（不正競争防止法）

営業上の標識についての権利
- 商標権（商標法）
- 商号（商法）
- 商品表示，商品形態（不正競争防止法）

（特許庁資料より）

知的財産権

Step1. 次の選択肢のうち，正解の番号を（　）に記入せよ．
　特許権について，正しいのはどれか．（　）
　　a. 特許期間は，通常25年である．　　b. 国ごとに特許をとる必要がある．
　　c. わが国では，特許は先発明主義をとっている．
　　1.（a, b）　2.（a, c）　3.（b, c）

Step2. （　）に適切な語句を記入せよ．
　特許権について，わが国では特許は（　）をとっている．

答え 【Step1】1（c. 先発明主義 → 先願主義），【Step2】先願主義

22 わが国の医薬品の輸出入はどうなっているか説明せよ．

　医薬品輸出入の金額は，2011年（平成23年）では輸入2兆5,313億円，輸出1,384億円であり，20倍近い輸入超過になっている．この傾向は次第に拡大してきている．これは最終製品での数字なので，輸入に関しては海外で生産した最終製品を日本に大量に輸入しており，逆に，日本で生産した最終製品の輸出は少ないということになる．つまり外資系メーカーはコストの安い外国で生産し，最終製品化したものを日本に持ってきている．

　2002年（平成14年）薬事法（現：医薬品医療機器等法）改正まで，わが国は製造承認制度を採ってきた．いまは製造販売承認制度になっているが，ついこの間までわが国は外資にとって閉鎖的な業許可制度を維持してきたことになる．このこともわが国には外資メーカーが根付かない要因のひとつになっている．

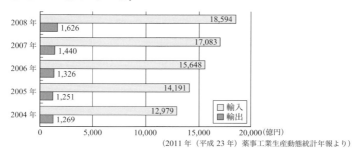

わが国の医薬品輸出入全額の推移

Step1. 次の選択肢のうち，正解の番号を（　）に記入せよ．
医薬品の輸出入について，正しいのはどれか．（　）
　a. 輸入2兆5,312億円，輸出1,384億円（2011年）となっている．
　b. 日本の企業は輸出する分も国内で製品化している．
　c. 国外の企業も製品化したものを日本へ輸出している．
　1．(a, b)　　2．(a, c)　　3．(b, c)

Step2. （　）に適切な語句を記入せよ．
　医薬品の輸出入について，輸入（　）円，輸出1,384億円（2011年）となっている．

答え☞【Step1】2（b．国内 → 海外），【Step2】2兆5,313億

23 後発医薬品，オーファンドラッグとはなにか．

希少疾病用医薬品（オーファンドラッグ）は医薬品医療機器等法第77条2において次のように定められている．

> 1. その用途に係る対象者の数が本邦において厚生労働省令で定める人数（5万人）に達しないこと．
> 2. 申請に係る医薬品又は医療機器につき，製造販売の承認が与えられるとしたならば，その用途に関し，特に優れた使用価値を有することとなる物であること．

オーファン指定を受けると，開発に必要な資金の助成，優先審査の実施，薬価上の優遇，再審査期間の延長，税制上の優遇措置などにより，開発の促進が図られることになる．

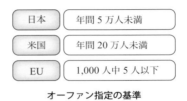

オーファン指定の基準

Step1. 次の選択肢のうち，正解の番号を（　）に記入せよ．

医薬品の定義などについて，正しいのはどれか．（　）
 a. 新しい用量の医薬品は新医薬品である．
 b. 後発医薬品は，新薬の特許期間満了後に市場に出される．
 c. 後発医薬品の承認申請のための試験は，特許期間中でも実施できる．
 d. オーファンドラッグの患者数は，各国で年間5万人未満である．
 1.（a, b）　2.（a, c）　3.（b, c）　4.（b, d）　5.（c, d）

Step2. （　）に適切な語句を記入せよ．

後発医薬品は，通常，新薬の（　）および特許期間満了後に市場に出される．

答え 【Step1】2（b. 特許期間 → 再審査期間および特許期間，d. 各国 → 日本），【Step2】再審査期間

24　1992年（平成4年）に新仕切価制が導入されたいきさつを説明せよ．

　薬害事件が多発した昭和40年代は，社会全体が成長第一主義をかかげ，安全性は二の次にされていた．流通においても適切な規制がなく，野放し状態のなかで成長第一主義が争われた．このときのMRの役割は病院への商品の納入であり，病院との価格交渉がMRの仕事の大きなポーションを占めていた．本来，病院との価格交渉は卸のMSがするべき仕事であるが，医薬品業界の歴史的また，特殊な構造により，MRがそれを行っていた．これは独占禁止法が禁止する行為類型である再販売価格維持行為にあたり，医薬品業界および家電業界が指摘を受けた．

　医薬品流通近代化協議会（流近協）の報告および厚生労働省の指導により，1992年（平成4年）に，薬価改定ルールがそれまでのバルクライン方式から加重平均値一定価格幅方式に変更実施され，同時に医薬品の流通においても新仕切価制へ本格的に移行することになった．すなわちMRはいっさい価格交渉にはかかわらず，情報提供活動に徹するという本来の姿になったのである．

年月	流近協の動き	備考
1983年（昭和58年）3月	医薬品流通近代化協議会（流近協）設置	厚生省業務局長（当時）が設置
1987年（昭和62年）9月	「医療用医薬品流通の近代化に関する報告書」	・モデル契約書の作成
1990年（平成2年）6月	「医療用医薬品の流通の近代化と薬価について」	・値引き補償制の廃止 ・流通改善に資する薬価算定方式を提言
1991年（平成3年）1月		・公正取引委員会が独占禁止法ガイドライン案を公表
4月		・大手6社が新仕切価制へ移行
5月		・中医協建議 （加重平均値一定価格幅方式への変更）
10月		・製薬メーカー各社が新仕切価制へ移行
1992年（平成4年）2月	「医療用医薬品の流通近代化の促進について」	・各流通当事者の留意事項が提示
4月		・薬価改定（R15）
1993年（平成5年）6月	医薬品卸売業将来ビジョン検討部会「医薬品卸業将来ビジョン」	・卸の主体性の確立を求める
1994年（平成6年）2月	「次期診療報酬改定及び薬価改定に向けて」	・診療報酬上の配慮を求める
4月		・薬価改定（R13）
1995年（平成7年）2月	「医療用医薬品流通の近代化の推進について」	・各流通当事者の具体的な留意事項等を改めて確認
1996年（平成8年）2月	「次期診療報酬改定及び薬価改定に向けて」	・各流通当事者の流通改善の精神を再度確認
4月		・薬価改定（R11）
1997年（平成9年）4月		・薬価改定（R10　一部R8） ・消費税上げに伴う改定
8月	医薬品流通近代化協議会（流近協）の廃止	・厚生省の組織再編

（第1回医療用医薬品の流通改善に関する懇談会議事録H16.6 より）

新仕切価制への移行

Step1. 次の選択肢のうち，正解の番号を（　）に記入せよ．

医薬品産業の歴史的変遷について，正しいのはどれか．（　）

a. 国民皆保険制度は，昭和36年（1961年）スタートした．
b. 昭和40～50年代にかけて医療用医薬品の不適正な販売が行われた．
c. 平成4年（1992年）新仕切価制へ移行した．
d. 卸の販売価格に，MRはこれからも積極的に関与しなければならない．

	a	b	c	d
1.	正	正	正	誤
2.	誤	正	誤	正
3.	正	誤	正	誤
4.	誤	正	正	正
5.	正	誤	誤	正

Step2. （　）に適切な語句を記入せよ．

昭和40～50年代にかけて医療用医薬品の不適正な販売が行われ，平成（　）年（1992年）新仕切価制へ移行した．

答え　【Step1】1（d. 関与してはならない），【Step2】4

25 ICHの機能と構成を述べよ．

　ICH（日米EU医薬品規制調和国際会議）は，日米EU三極の医薬品分野における規制調和を図るため，1990年（平成2年）に設立された．当時，ヨーロッパでは市場統合に向けて協議を重ねていたが，EUは通貨だけではなく，医薬品の規制も統一しようという考えが出され，米国や日本へも参加が呼びかけられた．

　ICHの目的は，新薬承認審査の基準の統一，試験の実施方法やルール，承認申請資料の書式などの標準化であり，よりよい新医薬品をより早く患者の手元に届けることにある．すでに50を超えるガイドラインが合意されている．ICHの進展により，開発の世界規模化や迅速化が進んでいるが，一方では，わが国の治験の空洞化や，外資の日本進出の加速も起こっている．

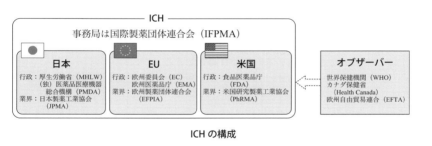

ICHの構成

Step1. 次の選択肢のうち，正解の番号を（　）に記入せよ．
ICHについて，正しいのはどれか．（　）
  a. ICHは日米EU6団体，オブザーバー3団体で構成されている．
  b. 審査資料の標準化，共有化により申請作業が効率化，迅速化する．
  c. 日系製薬企業ではグローバル市場での医薬品開発が遅れる．
  d. 外資系製薬企業の日本から撤退が加速する．
  1.（a, b）　2.（a, c）　3.（b, c）　4.（b, d）　5.（c, d）

Step2. （　）に適切な語句を記入せよ．
　ICHは日米（　）6団体，オブザーバー3団体で構成されており，審査資料の標準化，共有化により申請作業が効率化，迅速化する．

答え　【Step1】1（c. 遅れる→加速する，d. 日本から撤退→日本への進出），【Step2】EU

練習問題

■ 次の文章で，正しいものには1，間違っているものには2と（　）内に記入せよ．

問1　「類似処方医療用医薬品」とは，既承認医薬品と製法が類似している．（　）
問2　抗体医薬では，乳がんや大腸がん，リウマチに有効なものがある．（　）
問3　一般用医薬品の生産金額は約6,000億円となっている（2011年）．（　）
問4　医薬品の使用目的による分類は，予防薬，治療薬，診断薬および公衆衛生用薬の4つである．（　）
問5　医薬品の分類で，承認医薬品は薬局医薬品と一般用医薬品に分ける．（　）
問6　ICHの進展により，世界のすべての国での同時承認申請も可能となった．（　）
問7　MSとMRは相互に補完しながら協力するが，安全管理業務を卸に委託することは法的には認められていない．（　）
問8　一般用医薬品は有効性を重視して，成分や分量が決められる．（　）
問9　医療用医薬品と薬局製造販売医薬品とを合わせて，薬局医薬品と呼ぶ．（　）
問10　ICHの進展により，外資系製薬企業の日本市場進出が減速する．（　）
問11　後発品のシェアは，数量ベースで中国82%，インド90%，韓国47%である（平成22年）．（　）
問12　薬局医薬品は，ドラッグストアでも販売できる．（　）
問13　医師アンケートで，アルツハイマー病に関しては治療満足度も薬剤の貢献度もかなり低い．（　）
問14　厚労省はドラッグ・ラグ問題の対策の1つとして，新薬創出適応外薬解消等促進加算を試行的に導入した．（　）
問15　後発品が開発されないのには，先発品に魅力がないとかという理由のほかに，つくりにくいなどの理由もある．（　）
問16　要指導医薬品は，薬剤師であればインターネット販売が可能である．（　）
問17　2007年総務省は「新医薬品産業ビジョン－イノベーションを担う国際競争力のある産業を目指して」を公表している．（　）
問18　自分で購入したものであれば，一部分をコピーして勉強会に利用しても著作権違反にはならない．（　）
問19　わが国では後発品の数量ベースの目標は50%としている．（　）

■ 次の問いに答えよ．

問20　創薬技術について，正しいのはどれか．（　）
　　a. 1928年フレミングはアオカビからペニシリンを発見した．
　　b. アスピリンは柳からみつかった．
　　c. インスリンや成長ホルモンはいまでも動物組織から抽出している．
　　d. ステロイドは牛からコルチゾンを抽出してつくられている．
　1. (a, b)　　2. (a, c)　　3. (b, c)　　4. (b, d)　　5. (c, d)

問21 医薬品の定義が記載されているのは，次のうちどれか．（　）
　1．日本薬局方　　2．医薬品医療機器等法　　3．健康保険法
問22 一般用医薬品について，誤りはどれか．（　）
　　a．需要者の選択により使用される．
　　b．セルフメディケーションでは患者が，医療用または一般用医薬品を用いる．
　　c．スイッチOTCは，一般用から医療用に転用されたものをさす．
　1．(a, b)　　2．(a, c)　　3．(b, c)
問23 医師アンケートで治療満足度の低い疾患は，次のうちどれか．（　）
　1．喘息　　2．糖尿病　　3．糖尿病にともなう二次疾患
問24 わが国の薬剤費比率（2007年）は，次のうちどれか．（　）
　1．40％弱　　2．30％近く　　3．20％を超える程度
問25 新薬創出国について，正しいのはどれか．（　）
　　a．一定水準以上の経済力をそなえている必要がある．
　　b．基礎研究をしっかり行える科学技術水準がそなわっている必要がある．
　　c．2008年売上5億ドル以上の医薬品を日本はわずか5品目しかもっていない．
　1．(a, b)　　2．(a, c)　　3．(b, c)
問26 ドラッグ・ラグとはなにか，次のうちから選べ．（　）
　1．治療方法が確立しておらず，克服することが希求されている病気のこと．
　2．世界のどこかでは承認されているが，自国では未承認な状況のこと．
　3．希少疾病用医薬品として開発中のこと．
問27 国が医薬品などの生産や輸入などの実態を明らかにする目的で公表している調査は，次のうちどれか．（　）
　1．薬事工業生産動態統計　　2．日本標準商品分類
　3．薬価基準収載医薬品コード
問28 輸出入バランスについて，正しいのはどれか．（　）
　　a．輸入超過の状況は年々増大している．
　　b．日本で創出した医薬品は世界で流通していない．
　　c．日本で製品化することはコスト面から非効率的である．
　1．(a, b)　　2．(a, c)　　3．(b, c)
問29 新薬創出国（売上上位100品目）の順位で，正しいのはどれか．（　）
　1．米国−日本−ドイツ　　2．米国−ドイツ−フランス
　3．英国−米国−フランス　　4．フランス−英国−スイス
　5．米国−英国−日本
問30 医薬品の特性について，正しいのはどれか．（　）
　　a．需要予測が困難なワクチンなどは，国家備蓄が行われる．
　　b．医薬品の品質は，製造時にはGMPに基づき品質が確保される．
　　c．医薬品は価格弾力性が高いため，価格が高どまりする．
　1．(a, b)　　2．(a, c)　　3．(b, c)

問31 正しいのはどれか．（　　）
　医薬品の選択は（　　）によってなされるため，選択の幅がきわめて限られている．
　　1．好みと用途　　2．病気と治療　　3．国内需要と国家戦略
問32 医師アンケートで，睡眠時無呼吸症候群を除き治療満足度と薬剤の貢献がおおむね相関しているがこれは何を意味するのか．（　　）
　　1．薬剤の存在の大きさ　　2．遺伝子療法の進歩　　3．手術手技の発達
問33 アンメットメディカルニーズについて，下記のうち現在開発中の新薬数がもっとも多いのはどれか．（　　）
　　1．高血圧　　2．高脂血症　　3．糖尿病
問34 ICH について，正しいのはどれか．（　　）
　　a．日米 EU 医薬品規制調和国際会議の略称である．
　　b．主催者側に日本からは厚労省のほか製薬協が入っている．
　　c．オブザーバーは，WHO とロシアおよび中国である．
　　1．(a, b)　　2．(a, c)　　3．(b, c)
問35 ドラッグ・ラグが発生する原因として，正しいのはどれか．（　　）
　　a．治験に着手する時期が早すぎる．
　　b．企業戦略の優先順位で，日本が後回しになっている．
　　c．特許期間中でも必ず薬価が下がり続ける．
　　1．(a, b)　　2．(a, c)　　3．(b, c)
問36 2011 年わが国の医薬品国内生産金額は，次のうちどれか．（　　）
　　1．6 兆 9,874 億円　　2．12 兆 108 億円　　3．34 兆 8,084 億円
問37 流通の特殊性について，誤りはどれか．（　　）
　　1．患者には医療用医薬品選択の権限がほとんどなく，医師に委ねられている．
　　2．医療機関の倒産の危険性は年々増大している．
　　3．医療機関と卸は継続的な取引関係にあり，席取り的な取引に意味がある．
問38 医薬品の定義について，正しいのはどれか．（　　）
　　a．局方に収められているガーゼ，包帯，絆創膏は，医薬品である．
　　b．ツバキ油は局方に収められているが，医薬品とはいえない．
　　c．診断に用いる検査薬は，直接人体に用いないものでも医薬品である．
　　d．ひたすら動物にのみ用いる動物薬は，医薬品ではない．

	a	b	c	d		a	b	c	d
1．	正	正	誤	正	4．	誤	正	正	誤
2．	誤	正	誤	誤	5．	正	誤	誤	正
3．	正	誤	正	誤					

問39 日本における治験の空洞化の理由として，誤りはどれか．（　　）
　　a．わが国ではほとんどの患者が，いまだ一定水準以上の医療を受けていない．
　　b．医師が忙しくて治験に時間を割けない．
　　c．治験は医師の業務として評価が高い．
　　d．治験にかかるコストが高い．

1．(a，b)　2．(a，c)　3．(b，c)　4．(b，d)　5．(c，d)

問40　正しいのはどれか．（　　）
新医薬品の定義は，「既に（　　）医薬品と，有効成分，分量，用法，用量，効能，効果等が明らかに異なる医薬品」と規定されている．
1．販売されている．　　2．製造販売の承認を与えられている．
3．薬価収載されている．

問41　医薬品産業について，正しいのはどれか．（　　）
a．医師と患者の理解・協力なくしては，治験は1例も進まない．
b．医薬品という名称は国が承認して初めて使える．
c．国内企業と国外企業には別個の法規制がかかっている．
1．(a，b)　2．(a，c)　3．(b，c)

問42　薬の経済への貢献について，正しいのはどれか．（　　）
a．莫大な費用の手術に代わり，薬物療法による低いコストですむ．
b．ワクチンにより疾患の多大な治療コストをゼロにできる．
c．H_2ブロッカーは胃潰瘍の根治療法となり，治療費用を半減させた．
1．(a，b)　2．(a，c)　3．(b，c)

問43　ドラッグ・ラグの短縮化に向けて，医薬品産業が立ち上げた機関は，次のうちどれか．（　　）
1．医薬基盤研究所　　2．未承認薬等開発支援センター
3．未承認薬・適応外薬検討会議

問44　ICHについて，正しいのはどれか．（　　）
a．日系製薬業の世界における医薬品開発が加速する．
b．世界各国は，ICHガイドラインを遵守する義務がある．
c．ICHでは，新薬承認審査資料の標準化，共通化を図る．
1．(a，b)　2．(a，c)　3．(b，c)

問45　次の知的財産権のうち，事前の手続きなし（出願なし）で当然の権利として主張できるのはどれか．（　　）
1．育成者権（植物品種など）　　2．著作権　　3．回路配置利用権（半導体回路など）

問46　わが国の医薬品の生産金額という場合について，正しいのはどれか．（　　）
a．バルク生産の金額は含まない．　　b．国内最終製品の生産金額をいう．
c．海外での生産金額を含む．
1．(a，b)　2．(a，c)　3．(b，c)

問47　医薬品卸の法的位置づけについて，誤りはどれか．（　　）
1．卸売販売業の開設には地方厚生局長の許可が必要である．
2．各営業所には管理薬剤師を置かなければならない．
3．卸の販売先は医薬品医療機器等法によって限定されている．

問48　後発医薬品について，正しいのはどれか．（　　）
a．先発医薬品と用法・用量が同等な医薬品である．
b．新薬の特許期間満了後に市場に出される．

　　　　c. 特許期間中でも承認申請のための試験は実施できる．
　　　　d. 同等な製品をより安価で供給できる．
　　　1.（a, b）　2.（a, c）　3.（b, c）　4.（b, d）　5.（c, d）

問 49　次の知的財産権のうち，産業財産権でないのはどれか．（　　）
　　1. 特許権　　2. 実用新案権　　3. 著作権　　4. 意匠権　　5. 商標権

問 50　次のうち新医薬品でないのは，どれか．（　　）
　　1. 新有効成分含有医薬品　　2. 新剤形医薬品　　3. 新用法医薬品

問 51　正しいのはどれか．（　　）
　　昭和 20 年，第 2 次大戦直後のわが国では，食料事情の悪さや上下水道の整備の遅れから（　　），赤痢，疫痢，ジフテリアなどの感染症が猛威をふるっていた．
　　1. 結核　　2. 麻疹　　3. コレラ

問 52　現在のわが国が世界医薬品市場に占める割合は，次のうちどれか．（　　）
　　1. 約 1％　　2. 約 10％　　3. 約 20％

問 53　正しいのはどれか．（　　）
　　新薬創出・適応外薬解消等促進加算は，当該品目の市場実勢価格と薬価との乖離率が全品目の平均より（　　）場合に，加算が行われる．
　　1. 小さい　　2. 等しい　　3. 大きい

問 54　治験活性化 5 か年計画を策定，発表したのは，次のうちどれか．（　　）
　　1. 文部科学省　　2. 厚生労働省　　3. 文科省と厚労省の連名

問 55　特許期間とは，次のうちどれか．（　　）
　　1. 10 年間　　2. 20 年間　　3. 50 年間

問 56　わが国の医療用医薬品国内生産額の概数は，次のうちどれか．（　　）
　　1. 6 兆 3,000 億円　　2. 4 兆 6,000 億円　　3. 1 兆 7,000 億円

問 57　卸の機能と薬価について，正しいのはどれか．（　　）
　　　a. 卸には物流機能，商流機能，情報流機能のほか危機管理流通も担っている．
　　　b. 薬価基準と市場実勢価格の差を薬価差という．
　　　c. 薬価基準は中医協が決定する．
　　1.（a, b）　2.（a, c）　3.（b, c）

問 58　医薬品産業の特色について，正しい組合せはどれか．（　　）
　　　a. 企業の顔が前面に出ている産業　　b. 省資源・知識集約型産業
　　　c. 創るのに医療関係者の協力が必要な産業
　　　d. 適正な情報活動なくしては存続しえない産業

	a	b	c	d		a	b	c	d
1.	正	正	誤	正	4.	誤	正	正	正
2.	誤	正	誤	誤	5.	正	誤	誤	正
3.	正	誤	正	誤					

解答・解説

- 問1 　2：有効成分またはその配合剤が類似
- 問2 　1：ハーセプチンなど
- 問3 　1：約 6,172 億円
- 問4 　2：治験薬が抜けている
- 問5 　2：要指導医薬品が抜けている
- 問6 　2：世界のすべての国 → ICH 地域
- 問7 　2：平成 14 年の薬事法（現：医薬品医療機器等法）改正（平成 17 年施行）で委託することができるようになった
- 問8 　2：有効性 → 安全性
- 問9 　1：薬局製造販売医薬品には 394 品目が指定されている
- 問10　2：減速 → 加速
- 問11　1
- 問12　2：薬局以外では販売できない
- 問13　1：新薬の開発数は 9 に昇っている
- 問14　1：2010 年から試行的に導入している
- 問15　1
- 問16　2：薬剤師による対面販売が義務づけられている
- 問17　2：総務省 → 厚労省
- 問18　2：著作権違反になる
- 問19　2：50% → 30%
- 問20　1：c. 遺伝子組み換え技術でつくられている，d. 抽出 → 化学合成法が確立している
- 問21　2
- 問22　3：b. 医療用医薬品は不適切，c. 転用が逆
- 問23　3
- 問24　3：1. は昭和 57 年頃，2. は平成 5 年
- 問25　1：c. 5 品目しかもっていない → 20 品目もっている
- 問26　2：1. アンメットメディカルニーズ，3. はオーファンドラッグ
- 問27　1：2. と 3. は調査ではない
- 問28　2：b. 国外で流通させる医薬品は国外でつくっている
- 問29　5：米国−英国−日本−スイス−ドイツ−フランス
- 問30　1：c. 価格弾力性が低い
- 問31　2：1. は一般消費財，3. は戦略物資
- 問32　1
- 問33　3：高脂血症 2，糖尿病 30
- 問34　1：c. WHO とスイスとカナダ
- 問35　3：a. 早すぎる → 遅い
- 問36　1：2. は後期高齢者医療費（2009 年），3. は国民医療費（2008 年）
- 問37　2：2. 年々増大 → 皆無に等しい
- 問38　3：b. 局方に収載されているものは医薬品である，d. 動物薬も医薬品
- 問39　2：a. すでに一定水準以上の医療を受けている，c. 評価は低い
- 問40　2：製造販売の承認を与えられている医薬品
- 問41　1：c. 全く同じ法規制がかかっている
- 問42　1：c. H_2 ブロッカー → PPI，PPI による除菌療法が根治療法
- 問43　2：毎年開発資金の貸付などの事業を行っている，1. と 3. は国の機関
- 問44　2：b. 非 ICH 地域ではガイドラインの履行義務はない
- 問45　2：産業財産権は出願が必要
- 問46　1：c. 医薬品最終製品の国内での生産金額をいう
- 問47　1：地方厚生局長 → 都道府県知事
- 問48　5：a. 効能・効果が同等，b. 再審査期間が抜けている
- 問49　3：産業財産権は著作権を除く 4 つ
- 問50　3：用法 → 用量
- 問51　1：結核による死亡者数がダントツだった
- 問52　2：1. は無意味，3. は 15 年前の数字，日本の市場は 770 億ドル，世界は 7,700 億ドル
- 問53　1：加算が行われて薬価が下がらないという仕組み
- 問54　3：2007 年 3 月発表
- 問55　2：出願日から 20 年間，死後 50 年間は著作権
- 問56　2：1. は輸入も含めた総生産額，3. は輸入医療用医薬品の生産金額
- 問57　1：c. 中医協 → 厚生労働大臣
- 問58　4：a. 企業の顔が見えにくい産業，承認制度によって維持されているため個別の会社名は必要がない，d. 使用決定者が患者ではなく医師，歯科医師であるため

3章

1 医薬品医療機器等法の規制対象となっているものを，医薬品以外に3つ挙げよ．

医薬品医療機器等法では医薬品以外に，医薬部外品，化粧品，医療機器も規制対象としている．医薬部外品は，マウスウォッシュ，ドリンク剤，ベビーパウダーなど人体に対する作用が緩和なもの，化粧品は石けんや化粧品など人の身体を健やかに保つもの，医療機器は疾病の診断，治療，予防に用いられるもの，または身体の構造，機能に影響を及ぼすもので，政令で定めるものをいう．さらに医療機器は，2002年（平成14年）の薬事法（現：医薬品医療機器等法）改正により，一般医療機器，管理医療機器，高度管理医療機器に分類され，医療機器の安全が図られた．

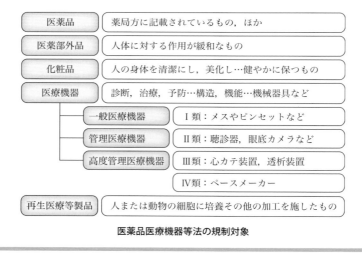

医薬品医療機器等法の規制対象

Step1. 正しいものには〇，間違っているものには×を（ ）に記入せよ．
医薬部外品も，医薬品医療機器等法による規制対象である．（ ）

Step2. （ ）に適切な語句を記入せよ．
医薬品医療機器等法による規制対象は，医薬品，医薬部外品，（ ），医療機器である．

答え ☞【Step1】〇，【Step2】化粧品

2 医薬品の定義を正確に述べよ．

　医薬品の定義は，医薬品医療機器等法第2条に規定されている．疾病の診断，治療，予防に使用されることが目的とされているもの，および身体の構造，機能に影響を及ぼすことが目的とされるもの（医薬部外品，化粧品，医療機器を除く）は，医薬品とみなされる．その判断は，販売方法や宣伝の仕方などから総合的になされる．

　日本薬局方に収められているものは，すべて医薬品である．日本薬局方には一見，衛生用品と思われるようなもの（ガーゼ，脱脂綿，絆創膏）まで収載されているが，これらも薬局方に規定されている規格でつくられたものは医薬品となる．ツバキ油，トウガラシ，ハチミツなども記載されている．

> （定義）
> **第2条** この法律で「医薬品」とは，次に掲げる物をいう．
> 1　日本薬局方に収められている物
> 2　人又は動物の疾病の診断，治療又は予防に使用されることが目的とされている物であつて，機械器具等（機械器具，歯科材料，医療用品，衛生用品並びにプログラム（電子計算機に対する指令であって，1の結果を得ることができるように組み合わされたものをいう．以下同じ．）及びこれを記録した記録媒体をいう．以下同じ．）でないもの（医薬部外品及び再生医療等製品を除く．）
> 3　人又は動物の身体の構造又は機能に影響を及ぼすことが目的とされている物であって，機械器具等でないもの（医薬部外品，化粧品及び再生医療等製品を除く．）

医薬品医療機器等法第2条（定義）

Step1. 正しいものには○，間違っているものには×を（　）に記入せよ．
動物薬は，医薬品医療機器等法が定義するところの医薬品ではない．（　）

Step2. （　）に適切な語句を記入せよ．
動物薬は，（　）が定義するところの医薬品に含まれる．

答え ☞【Step1】×（ではない → に含まれる．医薬品医療機器等法第2条2項および3項），
　　　【Step2】医薬品医療機器等法

3 薬用化粧品は，どのような規制を受けるか．

　化粧品は配合成分が限定されているが，同様の目的でその範囲外の成分を含むものが薬用化粧品，薬用歯磨きであり，医薬部外品として個別に承認が必要である．たとえば，殺菌剤入り石けん，フッ素入り歯磨きなどがそれにあたる．

　医薬部外品の製造販売を行う際には，品目ごとに厚生労働大臣の承認を受けなければならない．ただし，承認基準が制定されている品目（薬用歯みがき類，ビタミン含有保健剤など14品目）については，申請品目がその基準の範囲内に該当する場合，承認権限が医薬部外品製造販売業許可の所在地の都道府県知事に委任されている．

　化粧品の承認は，商品への成分表示の記載を省略しようとする場合のみ必要とされている．全成分を表示すれば化粧品の承認は不要ということになるため，化粧品の製造販売業者は，事前にどのような化粧品を販売するかの届出だけで済む．

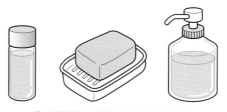

薬用化粧品は医薬部外品に分類される

Step1. 正しいものには○，間違っているものには×を（　）に記入せよ．
薬用化粧品は，化粧品である．（　）

Step2. （　）に適切な語句を記入せよ．
薬用化粧品は，（　）である．

答え　【Step1】×（化粧品→医薬部外品），【Step2】医薬部外品

4　製造販売業の許可基準を述べよ．

　2002年（平成14年）薬事法（現：医薬品医療機器等法）改正により，製薬企業の業許可体系が大きく変わった．これまでの製造承認制度から製造販売承認制度に変わったのに伴い，それまでGMP（Good Manufacturing Practice：製造管理および品質管理に関する基準）に適合する製造所の所有が業許可要件であったが，改正以降は製造所の所有が不要となり，代わりにGVP（Good Vigilance Practice：製造販売後安全管理基準）およびGQP（Good Quality Practice：品質管理基準）に基づく安全管理体制の構築が業許可要件となった．工場の所有を前提とするような古い業許可体制を採り続けていたのはわが国だけであり，医薬品業界の国際化が迫られる中で，国はやっと重い腰を上げたのである．これにより製薬企業は，ものを造ることに重点をおいた工業という考え方から，市販後の安全性に責任をもつ，いわば商業へと変身を遂げることになった．また，工場をもつことを強いてきたこれまでの閉鎖的な業許可がなくなることによって，外資の日本への進出が加速されることになった．

1	申請にかかわる医薬品などの品質管理の方法が，GQPに適合すること．
2	申請にかかわる医薬品などの製造販売後安全管理の方法が，GVPに適合すること．
3	申請者が，欠格条項のいずれにも該当しないこと． 欠格事項 ①医薬品医療機器等法第75条第1項の規定により許可を取り消されたこと． ②禁錮以上の刑に処されたこと． ③薬事に関する法令またはこれに基づく処分に違反したこと． ④後見開始の審判を受けていること．

製造販売業者の業許可要件

Step1. 正しいものには○，間違っているものには×を（　）に記入せよ．
　製造販売業の許可基準は，GQP，GVPに適合することである．（　）

Step2. （　）に適切な語句を記入せよ．
　製造販売業の許可基準は，GQP，GVPに適合することおよび（　）ことである．

答え　【Step1】×（欠格条項が抜けている），【Step2】欠格条項に該当しない

5 製造業の許可権限が知事に委任されていない医薬品を6種述べよ.

医薬品の製造業許可は,医薬品医療機器等法第13条第1項および省令施行規則第26条による区分に従って,それぞれ厚生労働大臣または都道府県知事から与えられる.それぞれの許可区分は,1号は生物学的製剤等区分,2号は放射性医薬品区分,3号は無菌医薬品区分,4号は一般区分,5号は包装等区分である.

このなかで,厚生労働大臣が許可を与えるものは,1号区分と2号区分の①生物学的製剤,②国家検定医薬品,③遺伝子組み換え医薬品,④細胞組織医薬品,⑤特定生物由来製品,⑥放射性医薬品である.

医薬品製造業の許可区分

許可区分	内容
1号	生物学的製剤(体外診断用医薬品を除く),国家検定医薬品,遺伝子組換え技術応用医薬品,細胞培養技術応用医薬品,特定生物由来製品の製造工程の全部または一部を行うもの
2号	放射性医薬品(1号区分に掲げる医薬品を除く)の製造工程の全部または一部を行うもの
3号	無菌医薬品(1号区分,2号区分に掲げる医薬品を除く)の製造工程の全部または一部を行うもの(5号区分に掲げるものを除く)
4号	1号区分,2号区分,3号区分に掲げる医薬品以外の医薬品の製造工程の全部または一部を行うもの(5号区分に掲げるものを除く)
5号	3号区分,4号区分に掲げる医薬品の製造工程のうち包装,表示または保管のみを行うもの

Step1. 正しいものには○,間違っているものには×を( )に記入せよ.

生物由来製品および特定生物由来製品の製造業の許可権限は,知事に与えられている.( )

Step2. ( )に適切な語句を記入せよ.

生物由来製品および特定生物由来製品の製造業の許可権限は,( )に与えられていない.

答え 【Step1】× (特定生物由来製品の許可権限は厚生労働大臣である),【Step2】知事

6　後発医薬品の承認は，どのようにして与えられるか．

　ジェネリック医薬品の承認申請は通常，規格および試験方法の設定，安定性試験，生物学的同等性試験によって評価される．提出されたすべての試験結果は，厚生労働大臣の定めた**申請資料の信頼性の基準**に基づき生データを含めてチェックされ，データの信頼性が厳格に確認される．

　ここでいう「申請資料の信頼性の基準」とはGLP（Good Laboratory Practice：医薬品の安全性に関する非臨床試験の実施基準）およびGCP（Good Clinical Practice：医薬品の臨床試験の実施の基準）のほかに施行規則第43条に規定された内容をさす．施行規則第43条は申請資料作成に関する具体的な方法や注意点などが記述されている．

　ジェネリック医薬品の承認審査は，審査機関である独立行政法人 医薬品医療機器総合機構（PMDA）において提出された試験結果をもとに，先発医薬品とジェネリック医薬品とが同レベルの品質，有効性，安全性を有するかどうかについて厳格な審査を行い，それらについて先発医薬品と同等であると確認された医薬品だけが製造販売承認を得ることになる．

> 1. GLP：「医薬品の安全性に関する非臨床試験の実施の基準に関する省令」に示された基準
> 2. GCP：「医薬品の臨床試験の実施の基準に関する省令」に示された基準
> 3. 申請資料の信頼性の基準：医薬品医療機器等法施行規則第43条

厚生労働大臣が定める医薬品の承認申請資料の収集・作成基準

Step1. 正しいものには○，間違っているものには×を（　）に記入せよ．
　後発医薬品は，厚生労働省の基準に合格すれば承認される．（　）

Step2. （　）に適切な語句を記入せよ．
　後発医薬品は，（　）の基準に合格すれば承認される．

答え　【Step1】○，【Step2】厚生労働省

7 特例承認の要件を述べよ．

　医薬品の承認申請者が製造販売をしようとする医薬品または医療機器が，政令で定めるものである場合，厚生労働大臣は，薬事・食品衛生審議会の意見を聴いて，その品目に係る医薬品医療機器等法第14条の承認を与えることができる．

　これは重大な疾病による被害の発生が予想される場合の特別な措置として規定されたものである．いわば通常の承認手順を踏まずに，厚生労働大臣の一存で承認できる．

　2009年（平成21年）に話題となった海外メーカー製造のH1N1インフルエンザワクチンも，緊急性が高かったことから，通常の承認審査ではなく，特例承認という制度を用いて承認された．

> **第14条の3**（特例承認）
> 1　国民の生命および健康に重大な影響を与えるおそれがある疾病のまん延，その他の健康被害の拡大を防止するため緊急に使用されることが必要な医薬品であり，かつ，当該医薬品の使用以外に適当な方法がないこと．
> 2　その用途に関し，外国（米，英，独，仏など，わが国と医薬品の承認制度が同等の水準にある国）で販売または授与が認められていること．

＊なお厚生労働大臣は副作用の報告を求めることができる

医薬品の特例承認制度（医薬品医療機器等法第14条の3）

Step1. 正しいものには○，間違っているものには×を（　）に記入せよ．
　緊急に使用されることが必要な医薬品は，外国で未承認であっても特例承認を受けることができる．（　）

Step2. （　）に適切な語句を記入せよ．
　緊急に使用されることが必要な医薬品は，米，英，独，仏などで販売・授与が認められていれば，（　）を受けることができる．

答え☞【Step1】×（未承認 → 承認されていることが必要），【Step2】特例承認

8 医療関係者の情報活動に対する努力義務とはなにか，簡潔に述べよ．

　医薬品医療機器等法第68条の2第1項は，製造販売業者の情報提供義務を表した規定である．またそれに続く第68条の2第2項は医薬関係者の情報収集への協力義務，第68条の2第3項は医薬関係者の情報活用義務を定めたものである．

　これらの規定は努力義務といわれており，実効性がないようにも思えるが，実際は努力義務規定は行政指導の根拠規定となり，行政当局は行政措置を総動員して規定の実効性を上げようとする．わが国においては相当の実効性があるものと考えられる．

> **第68条の2**
> 2　薬局開設者，病院，診療所若しくは飼育動物診療施設の開設者，医薬品の販売業者，医療機器の販売業者，貸与業者若しくは修理業者，再生医療等製品の販売業者又は医師，歯科医師，薬剤師，獣医師その他の医薬関係者は，医薬品，医療機器若しくは再生医療等製品の製造販売業者，卸売販売業者，医療機器卸売販売業者等，再生医療等製品卸売販売業者又は外国特例承認取得者が行う医薬品，医療機器又は再生医療等製品の適正な使用のために必要な情報の収集に協力するよう努めなければならない．

医薬品医療機器等法第68条の2第2項

Step1. 正しいものには○，間違っているものには×を（　）に記入せよ．

医薬関係者には，製造販売業者が行う情報活動に協力するよう医薬品医療機器等法により努力義務が課せられている．（　）

Step2. （　）に適切な語句を記入せよ．

医薬関係者には，（　）等が行う情報活動に協力するよう医薬品医療機器等法により努力義務が課せられている．

答え　【Step1】○，【Step2】製造販売業者

9 販売方法の制限について、要点をまとめよ．

　医薬品医療機器等法第37条の第1項，「薬局開設者又は店舗販売業者は店舗による販売又は授与以外の方法により，配置販売業者は配置以外の方法により，それぞれ医薬品を販売し，授与し，又はその販売若しくは授与の目的で医薬品を貯蔵し，若しくは陳列してはならない」とされている．

　医薬品医療機器等法第37条では「店舗による販売」以外を禁止しているが，この店舗の解釈をめぐって国とケンコーコム裁判（インターネット販売裁判）が争われた．最高裁の判決は国が施行規則第159条で示した「対面」による販売という内容は当時の薬事法第37条（販売方法等の制限）には記載されておらず，施行規則の根拠となった省令第10号は違法であると判決した．

　これにより現在，一般用医薬品のインターネット販売は事実上解禁となっている．

インターネット販売最高裁判決
医薬品ネット販売禁止の厚生労働省令は違法
　　→ ケンコーコムら2社が勝訴
最高裁が国の上告を棄却，2社の販売権を認めた
　　→ 二審判決を支持

最高裁は省令に基づく施行規則を違法と判断した

Step1. 正しいものには○，間違っているものには×を（　）に記入せよ．

薬局開設者，店舗販売業者は，店舗による販売以外の方法で販売してはならない．（　）

Step2. （　）に適切な語句を記入せよ．

薬局開設者，店舗販売業者は，（　）による販売以外の方法で販売してはならない．

答え　【Step1】○（2013年（平成25年）1月最高裁はインターネット販売を禁じた施行規則第159条を法の委任を超えた違法なものであるとの判決を下し，一般用医薬品のインターネット販売は事実上解禁された），【Step2】店舗

10 毒薬，劇薬の表示方法を正確に述べよ．

　毒薬はその直接の容器などに「黒地に白枠，白字をもって」その品名および「毒」の文字が記載されていなければならない．また，劇薬は，その直接の容器などに「白地に赤枠，赤字をもって」その品名および「劇」の文字が記載されていなければならない．

　なお，毒・劇薬については，一般販売業者以外の販売業者の開封販売が禁止されている．14歳未満の者，その他安全な取扱いをすることについて不安があると認められる者には交付してはならない．貯蔵，陳列についてもほかのものと区別し，毒薬については鍵を施さなければならない（劇薬に鍵は不要）．

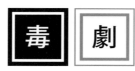

毒薬と劇薬の表示の例

Step1. 正しいものには○，間違っているものには×を（　）に記入せよ．

　毒薬は「毒」の文字だけは目立つように，「黒地に白枠，白字」で表記しなければならない．（　）

Step2. （　）に適切な語句を記入せよ．

　毒薬は（　）および「毒」の文字を直接の容器などに「黒地に白枠，白字」で表記しなければならない．

答え　【Step1】×（品名が抜けている），【Step2】品名

11 適正広告基準とはなにか，広告規制についてまとめよ．

医療用医薬品の広告は，医薬品医療機器等法による規制と，適正広告基準（行政指導）による規制とで成り立っている．

医薬品医療機器等法による規制は3つで，①虚偽誇大広告の禁止，②がん，肉腫および白血病に使用される医薬品の一般向けの広告禁止，③承認前の医薬品の広告禁止である．

医薬品医療機器等法第66条（誇大広告等）では，「何人も，医薬品等の名称，製造方法，効能・効果または性能に関して，明示的，暗示的を問わず，虚偽または誇大な記事を広告・記述・流布してはならない」とされている．医薬品医療機器等法第67条（特定疾病用の医薬品及び再生医療等製品の広告の制限）では，「がんその他の特殊疾病に使用されるものは…医師等の指導が必要」であるとしている．また，医薬品医療機器等法第68条（承認前の医薬品，医療機器及び再生医療等製品の広告の禁止）は名称，製造方法，効能，効果または性能に関する広告を禁止している．

医薬品医療機器等法による禁止
・虚偽・誇大広告禁止
・がんの薬の一般向け広告禁止
・承認前の医薬品の広告禁止

適正広告基準
・医療用医薬品の一般向け広告禁止
※行政指導であり，自粛の基準・指導の基準となっている

医薬品医療機器等法による規制と，行政指導による規制

Step1. 正しいものには○，間違っているものには×を（ ）に記入せよ．

「医薬品等適正広告基準」により，医療用医薬品の一般向け広告や，がん・肉腫・白血病用薬の一般向け広告は禁止されている．（ ）

Step2. （ ）に適切な語句を記入せよ．

「医薬品等適正広告基準」により，医療用医薬品の（ ）広告は禁止されている．

答え　【Step1】× （誇大広告，がんなどの薬の一般向け広告，承認前医薬品の広告は医薬品医療機器等法により禁止である），【Step2】一般向け

12 家庭麻薬とはなにか，正確に述べよ．

　家庭麻薬とは，麻薬及び向精神薬取締法第2条（用語の定義）の5「家庭麻薬：別表第一第七十六号イに規定する物をいう」とあり，その中には「千分中十分以下のコデイン，ジヒドロコデイン又はこれらの塩類を含有する物であって，これら以外の前各号に掲げる物を含有しないもの」と書かれている．

　麻薬の定義はかなりあいまいなものになっているが，日本の法律では20余りの成分が麻薬に指定されている．注意が必要なのが，コデイン，ジヒドロコデインで，1%以上のコデイン，ジヒドロコデインは，麻薬だが，1%以下のコデイン，ジヒドロコデインは，家庭麻薬という分類になり，麻薬ではないことになる．

日本における麻薬および向精神薬取締法の麻薬

1	ヘロイン	12	2C-T-7
2	コカイン	13	2C-I（知事指定薬物から麻薬に変更）
3	LSD（リゼルグ酸ジエチルアミド，通称エル，紙）	14	2C-T-2 同上
4	MDMA（3,4-メチレンジオキシメタンフェタミン，通称エクスタシー，X（エックス），バツ，罰，玉）	15	2C-T-4 同上
5	MDEA（通称イブ）	16	ケタミン（ケタラール）
6	マジックマッシュルーム（成分：シロシビン，シロシン，通称MM（エムエム））	17	モルヒネ
7	2C-B（4-ブロモ-2,5-ジメトキシフェネチルアミン，通称イル，電池）	18	ジヒドロコデイン
8	GHB（ガンマヒドロキシ酪酸）	19	フェンタニル
9	BZP（1-ベンジルピペラジン）	20	ペチジン
10	5-MeO-DIPT（5-メトキシ-N,N-ジイソプロピルトリプタミン，通称ゴメオ，フォキシー）	21	オキシメテバノール
11	AMT（3-(2-アミノプロピル) インドール）	22	その他

Step1. 正しいものには○，間違っているものには×を（　）に記入せよ．

アヘンの含有量1%以下の医薬品は，家庭麻薬として取締りの対象外である．（　）

Step2. （　）に適切な語句を記入せよ．

（　）の含有量1%以下の医薬品は，家庭麻薬として取締りの対象外である．

答え　【Step1】×（家庭麻薬はコデイン，ジヒドロコデインのみ），【Step2】コデイン，ジヒドロコデイン

13 覚せい剤原料で，規制対象外となるのはなにか．

覚せい剤原料は，覚せい剤取締法第2条（用語の定義）および別表で規定されている．エフェドリンおよびメチルエフェドリンほかであるが，覚せい剤原料のエフェドリン，メチルエフェドリンは鎮咳薬として医療上の用途は広いので，含有量が10%以下のものは覚せい剤原料から除外されている．また，ノルエフェドリン（フェニルプロパノールアミン），その塩類およびこれらのいずれかを含有するものも覚せい剤原料であるが，フェニルプロパノールアミンとして50%以下を含有するものは除かれている．

漢方薬として使われている麻黄（マオウ，エフェドラ）からエフェドリンが抽出され，覚せい剤が密造された経緯がある．覚せい剤は分子構造が安定しており，なかなか分解されず長い間体内に残るため乱用者にさまざまな中毒症状を生じさせる．

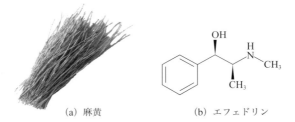

(a) 麻黄　　(b) エフェドリン

エフェドリンは，鬱血除去薬（とくに気管支拡張薬），または局部麻酔時の低血圧に対処するために使われる交感神経興奮薬で，漢方医学で生薬として用いられる裸子植物の麻黄（マオウ）に由来するアルカロイドである．

麻黄とエフェドリン

Step1. 正しいものには○，間違っているものには×を（　）に記入せよ．

エフェドリン，ノルエフェドリンやセレギリンは覚せい剤原料であるが，含有量10%以下のものは規制対象から除外される．（　）

Step2. （　）に適切な語句を記入せよ．

エフェドリン，（　）は覚せい剤原料であるが，含有量10%以下のものは規制対象から除外される．

答え　【Step1】×（ノルエフェドリンは50%以下，セレギリンは除外規定なし），【Step2】メチルエフェドリン

14 総合機構による副作用救済の除外例はなにか.

　医薬品は，その特殊性から，副作用などの被害について民事責任が発生しないものがあったり，また訴訟などによる解決には長期間を要することなどから，副作用によって被害を被った患者に対して，民事責任（損害賠償責任）とは別に，その現実的救済を図っていくために設立された制度がある．1979年（昭和54年），スモン薬害事件（被害者が1万人超）を契機に救済基金法が成立し，それを引き継ぐかたちで現在の総合機構が救済給付を行っている．救済給付は医薬品による疾病と障害と死亡に分かれている．

　医薬品の副作用とは，「医薬品が適正な目的に従い適正に使用された場合においてもなおその薬により人に発現する有害な反応」であり，救済の除外例としては，医薬品を適正目的以外（たとえば自殺するため）に使用した場合や，医療過誤が被害発生の原因である場合などは副作用救済給付の対象とはならない．また，対象とならない医薬品も別途定められている（抗がん剤，免疫抑制剤など厚生労働大臣の指定するもの）．

総合機構による救済給付

給付の種類	区分		給付額
医療費			健康保険等による自己負担分
医療手当	(1) 通院の場合 入院相当程度の通院	1ヶ月のうち3日以上	月額 35,200 円
		1ヶ月のうち3日未満	月額 33,200 円
	(2) 入院の場合	1ヶ月のうち8日以上	月額 35,200 円
		1ヶ月のうち8日未満	月額 33,200 円
	(3) 入院と通院がある場合		月額 35,200 円
障害年金	(1) 1級の場合		年額 2,672,400 円
			(月額 222,700 円)
	(2) 2級の場合		年額 2,138,400 円
			(月額 178,200 円)
障害児養育年金	(1) 1級の場合		年額 835,200 円
			(月額 69,600 円)
	(2) 2級の場合		年額 668,400 円
			(月額 55,700 円)
遺族年金	10年間を限度として		年額 2,337,600 円
	(ただし，死亡した本人が障害年金を受けたことがある場合，その期間が7年に満たないときは10年からその期間を控除した期間，その期間が7年以上のときは3年を限度として支給される．)		(月額 194,800 円)
遺族一時金			7,012,800 円
葬祭料			206,000

Step1. 正しいものには○，間違っているものには×を（ ）に記入せよ．

免疫抑制薬は，機構 PMDA による救済の対象外である．（ ）

Step2. （ ）に適切な語句を記入せよ．

抗がん薬，（ ）などは，機構 PMDA による救済の対象外である．

Memo

答え 【Step1】○（抗がん薬や免疫抑制薬などは対象外），【Step2】免疫抑制薬

15　拠出金についてのルールをまとめよ．

　副作用被害の救済事業に要する費用は，すべての医薬品の製造販売業者から徴収する拠出金によって賄われるのを原則としている．また，感染症被害の救済事業については，すべて生物由来製品の製造販売業者から徴収する拠出金によって賄われるのを原則としている．したがって，生物由来製品をもたない製造販売業者には，感染症拠出金の負担義務はない．
　拠出金は出荷額に一定率を乗じた金額となる．算出方法は独立行政法人 医薬品医療機器総合機構法第19条（副作用拠出金）第1項および第2項によって規定されている（拠出金率＝0.03％ 現行）．

> 拠出金額 ＝ 算定基礎取引額 × 拠出金率（0.03％）
> 算定基礎取引額 ＝ 出荷数量 × 単価 × 傾斜係数
> ＜傾斜係数＞
> 　区分1：医療用医薬品（新薬）　2.0
> 　区分2：医療用医薬品（注射剤等）　1.0
> 　区分3：医療用医薬品（その他）　0.6
> 　区分4：一般用医薬品　0.1

　傾斜係数を考慮しない場合は，売上1,000億円につき約3,000万円となる．

拠出金のルール

	副作用拠出金	感染症拠出金
一般拠出金	すべての医薬品製造販売業者が，出荷数量に応じて拠出する．	すべての生物由来製品の製造販売業者が，出荷数量に応じて拠出する．
付加拠出金	健康被害を発生させた製造販売業者が，さらに拠出する．	健康被害を発生させた生物由来製品の製造販売業者が，さらに拠出する．

Step1. 正しいものには○，間違っているものには×を（　）に記入せよ．
　副作用拠出金はすべての製造販売業者から，感染症拠出金はすべての特定生物由来製品の製造販売業者からそれぞれ出荷数量に応じて徴収する．（　）

Step2. （　）に適切な語句を記入せよ．
　副作用拠出金はすべての製造販売業者から，感染症拠出金はすべての（　）の製造販売業者からそれぞれ出荷数量に応じて徴収する．

答え　【Step1】×（特定生物由来製品 → 生物由来製品），【Step2】生物由来製品

16 PL法の欠陥責任とはなにか，民法とどう違うのか．

　1995年（平成7年）に施行されたPL法は，民法の特例法として制定された．製造物の使用によって被害（損害）を受けた被害者が，民法第709条（不法行為による損害賠償）によって損害賠償を受けるには，①製造業者側に過失があったこと，②損害が発生したこと，③過失と損害の間に因果関係があることを証明しなければならなかった．

　当時の米国では，すでに過失を要件としないstrict liability（厳格責任）の一類型として，判例で無過失責任としての製造物責任が確立されていた．

　PL法の最大の利点は，立証すべき要件の1つが製造業者等の「過失」から製造物の「欠陥」に変わった点にある．これによって被害者の立証負担は大幅に軽減されることになった（「欠陥」とは通常有すべき安全性を欠いていることである）．

設計上の欠陥	製品の開発・設計段階で生じている欠陥．
製造上の欠陥	たとえば異物混入などにより，製造物が設計・仕様どおりに製造されなかったために安全性を欠いたといった場合の欠陥．
指示・警告上の欠陥	製品の説明書や品質表示などにおいて，適切な警告や指示・説明などが欠けていた場合の欠陥．

欠陥の種類

Step1. 正しいものには○，間違っているものには×を（　）に記入せよ．
　PL法成立により被害者が立証すべき要件の1つが「欠陥」から「過失」に変わった．（　）

Step2. （　）に適切な語句を記入せよ．
　PL法成立により被害者が立証すべき要件の1つが「過失」から「（　）」に変わった．

答え　【Step1】×（「欠陥」から「過失」→「過失」から「欠陥」），【Step2】欠陥

17　PL法において，医療行為はどう扱われるのか．

　医薬品は通常，副作用を内在するかたちで存在する製造物であり，副作用被害の発生を完全には避けられない特性をもつ製造物である．したがって，医薬品については，添付文書の記載が適切でない場合は，指示・警告上の欠陥があったことになる．

　また，医療行為については，診断・治療・処方・調剤など（具体的には混合注射，義歯の製作または調剤による医薬品の混合など）は製造・加工に類似する行為ではなく，医療行為の一環であり，立法の趣旨からPL法の製造物には該当しない．もし，医療行為に過失（行為のミス）があって被害が発生した場合には，民法に基づく過失責任を問われて，不適切な医療行為による損害賠償責任を負うことになる．

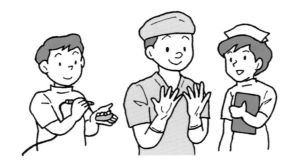

医療行為はPL法の対象とはならない

Step1. 正しいものには○，間違っているものには×を（　）に記入せよ．

　混合注射，義歯，調剤による医薬品混合などは，PL法上の製造物とみなされる．（　）

Step2. （　）に適切な語句を記入せよ．

　混合注射，義歯，調剤による医薬品混合などは，PL法上の（　）には該当しないと説明されている．

答え　【Step1】×（立法の趣旨から製造物には該当しないと説明されている），【Step2】製造物

18 国家公務員に禁止されている行為を9項目挙げよ．

　公務員の不祥事や公務員に対する過剰接待が社会問題化したのを受けて，1999年（平成11年）に，公務員の義務の執行の公正さに対する国民の疑惑や不信を招くような行為の防止を図り，公務に対する国民の信頼を確保することを目的として国家公務員倫理法が制定された．

　国家公務員倫理法第1条（目的）には「この法律は，国家公務員が国民全体の奉仕者であってその職務は国民から負託された公務であることにかんがみ，国家公務員の職務に係る倫理の保持に資するため必要な措置を講ずることにより，職務の執行の公正さに対する国民の疑惑や不信を招くような行為の防止を図り，もって公務に対する国民の信頼を確保することを目的とする」と記されている．そして，第5条（倫理規定の策定）に基づき，国家公務員倫理規定（2000年（平成12年）政令第10号）が制定され，具体的な内容が記された．

1	金銭・物品または不動産の贈与を受ける．	6	供応接待を受ける．
2	金銭の貸付けを受ける．	7	ともに飲食をする．
3	無償で物品または不動産の貸付けを受ける．	8	ともに麻雀などの遊技やゴルフをする．
4	無償でサービスの提供を受ける．	9	ともに旅行をする．
5	未公開株式を譲り受ける．		

国家公務員倫理規定第3条（禁止行為）

Step1. 正しいものには○，間違っているものには×を（　）に記入せよ．
　国家公務員倫理法により，国家公務員は利害関係者と「ともに飲食する」ことは禁止されている．（　）

Step2. （　）に適切な語句を記入せよ．
　国家公務員倫理法により，国家公務員は（　）と「ともに飲食する」ことは禁止されている．

答え　【Step1】○，【Step2】利害関係者

19 医薬品医療機器等法の根拠となっている憲法第25条の内容を再度確認せよ.

　日本国憲法は1946年（昭和21年）に制定され，翌年から施行されたわが国の最高法規であり，憲法の条規に基づいて各種の法律が制定されている．

　医薬品医療機器等法を含むいわゆる衛生法規は，憲法第25条の生存権の規定「国は，すべての生活部面について，社会福祉，社会保障及び公衆衛生の向上及び増進に努めなければならない」に基づき，国民の健康を確保するための国の責務を果たす規定となっている．憲法第25条（生存権）の規定により，国の責務として公衆衛生の向上が定められた．

> 第25条　すべて国民は，健康で文化的な最低限度の生活を営む権利を有する．
> 2　国は，すべての生活部面について，社会福祉，社会保障及び公衆衛生の向上及び増進に努めなければならない．
>
> 第13条　すべて国民は，個人として尊重される．生命，自由及び幸福追求に対する国民の権利については，公共の福祉に反しない限り，立法その他の国政の上で，最大の尊重を必要とする．

憲法第25条（生存権）および第13条（個人の尊重）
（医薬品医療機器等法は憲法第25条を根拠としている）

Step1. 次の選択肢のうち，正解の番号を（　）に記入せよ．

医薬品医療機器等法の法的根拠は，次のうちどれか．（　）
 1．憲法第1条　　2．憲法第13条　　3．憲法第25条

Step2. （　）に適切な語句を記入せよ．

医薬品医療機器等法は，憲法（　）の規定に基づき制定されている．

答え　【Step1】3（1は目的，2は個人の尊重），【Step2】第25条

20 GLP, GCP, GVP, GQP, GMP, GPSP を各々日本語にせよ.

GLP は医薬品の非臨床安全性試験に関する遵守事項であり，資料の信頼性の確保を目的としている．GCP は被験者の人権，安全の保持および福祉の向上を図り，治験の科学的な質および信頼性を確保し，GVP は適正使用情報の収集，検討および安全確保措置の実施などにかかわる市販後安全対策について定めている．GQP は出荷管理，製造業者管理，品質確保の管理などの品質管理業務について規定しており，GMP は製造段階においてより良質な製品の確保を図るために定められている．また，GPSP は安全管理情報の収集・検討・措置，市販直後調査などについて規定している．

GLP	Good Laboratory Practice（医薬品の安全性に関する非臨床試験の実施の基準）
GCP	Good Clinical Practice（医薬品の臨床試験の実施の基準）
GVP	Good Vigilance Practice（製造販売後安全管理基準）
GQP	Good Quality Practice（品質管理基準）
GMP	Good Manufacturing Practice（製造管理および品質管理に関する基準）
GPSP	Good Post Marketing Practice（製造販売後の調査および試験の実施の基準）

各種の省令

Step1. 次の選択肢のうち，正解の番号を（　）に記入せよ．
製造販売後安全管理基準は，次のうちどれか．（　）
　1. GVP　　2. GQP　　3. GPSP

Step2. （　）に適切な語句を記入せよ．
GVP は，（　）基準の略称である．

答え　【Step1】1（2 は品質管理，3 は調査の基準），【Step2】製造販売後安全管理

21 製造販売業の許可についてポイントをまとめよ．

製造販売業許可は医薬品，医薬部外品，化粧品，医療機器ごとに決まっている．医薬品の製造販売業許可は，第1種医薬品製造販売業許可と第2種医薬品製造販売業許可の2つに分かれている．第1種は処方せん医薬品（医薬品医療機器等法第49条第1項）の許可，第2種はそれ以外（処方せん医薬品以外）の医薬品の許可となっている．

許可権限は，総括製造販売責任者が勤務する事務所を所管する都道府県知事に委任されている．第1種および第2種製造販売業とも，5年ごとに許可の更新を受けなければ，その期間の経過により効力を失う．

医薬品製造販売業の許可区分

医薬品，医薬部外品，化粧品または医療機器の種類	許可の種類
医薬品医療機器等法第49条第1項に規定する厚生労働大臣の指定する医薬品（処方せん医薬品）	第1種医薬品製造販売業許可
医薬品医療機器等法第49条第1項に該当する医薬品以外の医薬品（処方せん医薬品以外）	第2種医薬品製造販売業許可
医薬部外品	医薬部外品製造販売業許可
化粧品	化粧品製造販売業許可
高度管理医療機器	第1種医療機器製造販売業許可
管理医療機器	第2種医療機器製造販売業許可
一般医療機器	第3種医療機器製造販売業許可

Step1. 次の選択肢のうち，正解の番号を（　）に記入せよ．

製造販売業について，正しいのはどれか．（　）
 a. 第1種製造販売業は，処方せん医薬品の製造販売業である．
 b. 製造販売業の許可は5年ごとに更新する必要がある．
 c. 製造販売業の許可権限は，本店所在地の知事に委任されている．
 1.（a, b）　2.（a, c）　3.（b, c）

Step2. （　）に適切な語句を記入せよ．

製造販売業の許可権限は，（　）所在地の知事に委任されている．

答え 【Step1】1（c. 本店 → 総括製造販売責任者が勤務する事務所），【Step2】総括製造販売責任者が勤務する事務所

22 製造業者の定義について，ポイントをまとめよ．

　医薬品製造業とは，製造行為のみを行う業態であり，医薬品製造業者は自ら製造した製品を直接卸売販売業者らに販売などを行うことはできない．また医薬品製造業者は GMP（体外診断用薬は，QMS：Quality Management System）に則って製造しなければならないことが，業許可要件として定められている．個々の製品の市場への出荷判断は，当該品目にかかわる製造販売承認を有する製造販売業者の判断によって行われる．製造行為とは，原料の混合，ろ過，充填などの行為だけでなく，包装や製品に製造番号などの法定事項を表示する行為なども含む．最近は，医薬品事業に携わっていなかった大手物流系の企業が，この包装・表示・保管の許可（医薬品製造業許可）を取得して参入してくるケースが増加している．

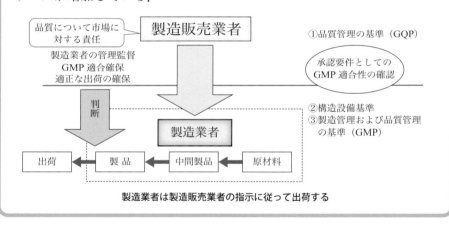

製造業者は製造販売業者の指示に従って出荷する

Step1. 次の選択肢のうち，正解の番号を（　）に記入せよ．

医薬品製造業について，誤りはどれか．（　）
1. GMP に則って製造する．
2. 出荷の判断は製造販売業者が行う．
3. 製造した医薬品を製造販売業者および卸に販売する．

Step2. （　）に適切な語句を記入せよ．

医薬品製造業について，出荷の判断は（　）が行う．

答え☞【Step1】3（3. 卸への販売はできない），【Step2】製造販売業者

23　3つの製造販売後評価制度とはなにか，簡潔に説明せよ．

　3つの製造販売後評価制度とは，①再審査制度および安全性定期報告制度，②再評価制度，③副作用・感染症報告制度をさす．

　再審査制度は1979年（昭和54年）にスタートしたが，わが国独特のものであり，承認取得後通常8年後に有効性・安全性などにつき再審査を行う．再評価制度は1971年（昭和46年）「薬効問題懇談会」の答申を基に，1967年（昭和42年）10月1日に施行した「医薬品等の製造承認等に関する基本方針」を境にスタートした．再評価制度は医療用医薬品だけでなく一般用医薬品に関しても行われている．また，副作用・感染症報告制度はこの「医薬品等の製造承認等に関する基本方針」が，新医薬品に関して，副作用報告を義務づけたのが始まりとされている．副作用・感染症報告には企業報告，医療機関報告（医薬品・医療機器等安全性情報報告制度），WHO報告がある．

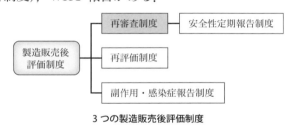

3つの製造販売後評価制度

Step1. 次の選択肢のうち，正解の番号を（　）に記入せよ．
　製造販売後評価制度について，正しいのはどれか．（　）
　　a．再審査制度では，原則8年後に安全性などの再確認を行う．
　　b．再評価制度は，医療用医薬品が対象となっている．
　　c．製薬企業のみならず医療機関・薬局にも，副作用・感染症などの報告義務がある．
　　1．(a, b)　　2．(a, c)　　3．(b, c)

Step2. （　）に適切な語句を記入せよ．
　副作用・感染症報告制度には，企業報告制度と（　）が行うものおよび厚生労働省がWHOに対して行う報告から成り立っている．

答え　【Step1】2（b．一般用医薬品も対象になっている），【Step2】医療機関・薬局

24 薬局の定義，許可について，要点をまとめよ．

薬局とは，「薬剤師が販売又は授与の目的で調剤の業務を行う場所（その開設者が医薬品の販売業を併せ行う場合には，その販売業に必要な場所を含む）．ただし，病院若しくは診療所又は飼育動物診療施設の調剤所を除く」(医薬品医療機器等法第2条第12項)とされている．病院内の薬局は医療法の対象であり，医薬品医療機器等法でいう薬局ではない．また，調剤業務が行えるのは薬局のほか患者の居宅(薬剤師法第22条)である．

薬局を開設しようとする者は，その所在地の都道府県知事の許可（6年更新）を受けなければならない．許可の基準は，構造設備が基準に適合すること，人的欠格事由に該当しないことのほか，調剤数に応じた員数の薬剤師（処方せん40枚につき1人）が置かれていることが必要とされる(医薬品医療機器等法第4条および第5条)．

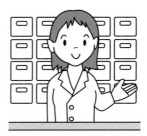

薬剤師数は処方せん40枚ごとに1人とされている

Step1. 次の選択肢のうち，正解の番号を（ ）に記入せよ．

薬局について，正しいのはどれか．（ ）
1. 薬剤師は，往診車のなかでも調剤できる．
2. 薬局の開設には，地方厚生局長の許可が必要である．
3. 調剤数に応じた員数の薬剤師が必要である．

Step2. （ ）に適切な語句を記入せよ．

調剤薬局について，（ ）に応じた員数の薬剤師が必要である．

答え 【Step1】3（1. 調剤できるのは薬局および患者宅，2. 地方厚生局長 → 知事），【Step2】調剤数

25　医薬品の記帳義務とはなにか.

　医薬品の製造販売業者および製造業者，薬局開設者，店舗販売業者および卸売販売業者は，医薬品を譲り受けた時および授与した時は，その譲受けまたは販売もしくは授与したすべての医薬品の品名，数量，譲受けまたは販売，もしくは授与の年月日，および譲渡人または譲受人の氏名について記帳し，その記録を3年間保存しなければならない（医薬品医療機器等法施行規則第14条，第146条ほか）．配置販売業者についても別途，記録の保存が義務づけられている（医薬品医療機器等法施行規則第149条）．

> **（医薬品の譲受け及び譲渡に関する記録）**
> **第14条**　薬局開設者は，医薬品を譲り受けたとき及び薬局開設者，医薬品の製造販売業者，製造業者若しくは販売業者又は病院，診療所若しくは飼育動物診療施設の開設者に販売し，又は授与したときは，次に掲げる事項を書面に記載しなければならない．（保存は3年間）
> 1. 品名　2. 数量　3. 譲受け又は販売若しくは授与の年月日
> 4. 譲渡人又は譲受人の氏名
>
> **（医薬品の譲受け及び譲渡に関する記録）**
> **第146条**　店舗販売業者は，医薬品を譲り受けたとき及び薬局開設者，医薬品の製造販売業者，製造業者若しくは販売業者又は病院，診療所若しくは飼育動物診療施設の開設者に販売し，又は授与したときは，次に掲げる事項を書面に記載しなければならない．（保存は3年間）
> 1. 品名　2. 数量　3. 譲受け又は販売若しくは授与の年月日
> 4. 譲渡人又は譲受人の氏名

記帳義務は3年間（要指導医薬品などは別途）

Step1. 次の選択肢のうち，正解の番号を（　）に記入せよ．
　記帳義務について，正しいのはどれか．（　）
　　a. 配置販売業者も薬局と同じ記帳義務の対象になる．
　　b. 販売もしくは授与したすべての医薬品が記帳対象となる．
　　c. 記録の保存は3年間である．
　　1.（a, b）　　2.（a, c）　　3.（b, c）

Step2.（　）に適切な語句を記入せよ．
　記帳義務について，記録の保存は，（　）年間である．

答え　【Step1】3（a. 配置販売業者の記帳義務は別途定められている），【Step2】3

26 現在定められている医薬品の基準を4つ列挙せよ．

　厚生労働大臣は，保健衛生上，特別の注意を要する医薬品につき，薬事・食品衛生審議会の意見を聴いて，その製法，性状，品質，貯法などに関し，必要な基準を設けることができる（医薬品医療機器等法第42条）．現在定められているのは，①放射性医薬品基準（1985年（昭和60年）厚告第132号），②生物学的製剤基準（1993年（平成5年）厚告第17号），③血液型判定用抗体基準（1994年（平成6年）厚告第204号），④生物由来原料基準（2003年（平成15年）厚告第210号）の4つである．

　医薬部外品，化粧品または医療機器については別途基準が設けられている．

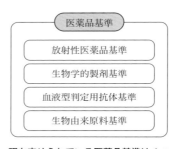

現在定められている医薬品基準は4つ

Step1. 次の選択肢のうち，正解の番号を（　）に記入せよ．

基準について，正しいのはどれか．

現在，厚生労働大臣が定める基準には，生物学的製剤基準，放射性医薬品基準，（　），生物由来原料基準がある．

1. 血液型判定用抗体基準
2. 血液製剤基準
3. 日本抗生物質医薬品基準

Step2. （　）に適切な語句を記入せよ．

現在，厚生労働大臣が定める基準には，生物学的製剤基準，放射性医薬品基準，（　），生物由来原料基準がある．

答え 【Step1】1，【Step2】血液型判定用抗体基準

27 処方箋医薬品に指定されるものを 7 つ列挙せよ.

2005年（平成17年）4月1日より，医薬品の区分が改められて「処方箋医薬品」という区分が新しく設けられた（医薬品医療機器等法第49条第1項）．処方箋医薬品として指定されるのは，今まで「要指示医薬品」の指定を受けていた医薬品のほかに，注射剤，麻薬，向精神薬，覚せい剤，覚せい剤原料などである（厚生労働省告示第24号）．したがって，これらの医薬品は自動的に処方せん医薬品に指定されることになる．

処方せん医薬品の指定基準は，①医師等の診断に基づき，治療方針が検討され，耐性菌を生じやすいまたは使用方法が難しいなどのため，患者の病状や体質などに応じて適切に選択されなければ，安全かつ有効に使用できないもの，②重篤な副作用などのおそれがあるため，その発現の防止のために定期的な医学的検査を行うなどにより患者の状態を把握する必要のあるもの，③併せもつ興奮作用，依存性のため，本来の目的以外の目的に使用されるおそれのあるもの，となっている．

1	放射性医薬品	5	覚せい剤原料
2	麻薬	6	特定生物由来製品
3	向精神薬	7	注射剤（ただし①〜⑥を除く）
4	覚せい剤		

＊その他の医薬品については有効成分ごとに指定される．

処方せん医薬品に自動的に指定される医薬品（告示第4号）

Step1. 次の選択肢のうち，正解の番号を（　）に記入せよ．
処方せん医薬品について，正しいのはどれか．（　）
　a. すべての特定生物由来製品は，処方せん医薬品に指定される．
　b. 注射剤のすべてが処方せん医薬品であるとは限らない．
　c. 獣医師は処方せん医薬品の処方せんを交付できる．
　1.（a, b）　　2.（a, c）　　3.（b, c）

Step2.（　）に適切な語句を記入せよ．
注射剤はすべて，（　）に指定される．

答え　【Step1】2（b. 注射剤はすべて処方せん医薬品に指定される），【Step2】処方せん医薬品

28 特定生物由来製品の記録の保存について，起点と期間を述べよ．

　生物由来製品の記録の保存は，製造販売業者と医療機関とでは期間が異なる．製造販売業者の場合は，特定生物由来製品またはヒトの血液を原材料（製造工程において使用される場合を含む）として製造される生物由来製品についてはその出荷日から起算して少なくとも30年間，それ以外の生物由来製品については，その出荷日から起算して少なくとも10年間保存しなければならない．

　一方，医療機関の場合は，特定生物由来製品の使用の対象者の氏名および住所などを記録し，管理者は特定医療関係者の記録を，その使用した日から起算して少なくとも20年間保存しなければならない．医療機関においては生物由来製品についての記録の保存義務は規定されていない．

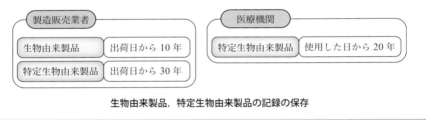

生物由来製品，特定生物由来製品の記録の保存

Step1. 次の選択肢のうち，正解の番号を（　）に記入せよ．
　製造販売業者が行う記録の保存について，正しいのはどれか．（　）
1. 動物の血液を原材料にした生物由来製品の記録保存は出荷日から30年
2. 製造工程においてヒトの血液を原材料として使用した場合は使用した日から30年
3. 特定生物由来製品の記録は，出荷日から30年

Step2. （　）に適切な語句を記入せよ．
　製造販売業者が行う記録の保存について，特定生物由来製品の記録は（　）から30年となっている．

答え ☞【Step1】3（1. 動物→ヒトの血液，2. 使用した日→出荷日），【Step2】出荷日

29 品質情報を入手したときの品質保証責任者の業務をまとめよ．

　品質苦情（クレーム）などの品質情報については，GQP（Good Quality Practice：品質管理基準）において品質保証責任者の対応規定が設けられている．

　GQPでは，「医薬品の製造販売業者は，医薬品に係る品質等に関する品質情報を得た時は，品質管理業務手順書等に基づき，品質保証責任者に次に掲げる業務を行わせなければならない」とされている．①評価する，②原因を究明する，③措置を講じる，④記録して報告する，⑤製造業者を実地に確認する，⑥GVP（Good Vigilance Practice：製造販売後安全管理基準）部門へ情報提供する，である．このうちもっとも特徴的な項目は⑤の実地確認であると考えられる．

　製造販売業者は製造業者に対して措置を指示して，実地に確認をしなければならない．これは2002年（平成14年）薬事法（現：医薬品医療機器等法）改正により，業許可要件が，製造販売業と製造業が分離されたからである．これにより品質情報処理には，医薬品医療機器等法が求める手続きが義務づけられたことになる．

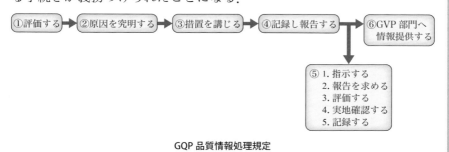

GQP 品質情報処理規定

Step1. 次の選択肢のうち，正解の番号を（　）に記入せよ．
　品質情報を入手したとき，製造所などを実地に確認しなければならないのは，次のうちだれか．（　）
　　1．総括製造販売責任者　　2．安全管理責任者　　3．品質保証責任者

Step2. （　）に適切な語句を記入せよ．
　品質情報を入手したとき，（　）は製造所などの改善状況を実地に確認しなければならない．

答え 【Step1】3，【Step2】品質保証責任者

30　回収報告に関する規定を説明せよ．

　医薬品の回収報告は，それまでの行政指導から 1997 年（平成 9 年）薬事法（現：医薬品医療機器等法）改正により，法律による義務（医薬品医療機器等法第 68 条 11）となった．また，2000 年（平成 12 年）厚生労働省安全局長通知により，回収のクラス分類が始められた．クラス分類は基本的にクラスⅡと考えることから始めて，より悪い場合がクラスⅠ，より軽度の場合はクラスⅢとすることになっている．

　回収報告は，医薬品医療機器等法第 81 条（都道府県等が処理する事務）に基づく政令により，都道府県知事に委任されている．これは薬事監視の権限が都道府県に委任されていることによるもので，知事に提出した回収報告は，都道府県から厚生労働大臣へ報告されることになる．

> 健康被害発生またはそのおそれの程度により分類する．
> ・クラスⅠ…死亡または重篤な健康被害が発生するおそれのある製品
> ・クラスⅡ…一時的なもしくは医学的に治癒可能な健康被害の原因となる可能性がある，または，重篤な健康被害が発生するおそれはまず考えられない製品
> ・クラスⅢ…健康被害の原因となるとはまず考えられない製品

回収のクラス分類

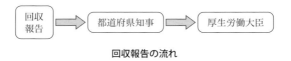

回収報告の流れ

Step1. 次の選択肢のうち，正解の番号を（　）に記入せよ．
　回収報告はだれに行うのか．（　）
　　1．厚生労働大臣　　2．知事　　3．地方厚生局長

Step2. （　）に適切な語句を記入せよ．
　製造販売業者らは，仕組み上（　）に回収報告をしなければならない．

答え　【Step1】2（薬事監視の権限が知事に委任されているため），【Step2】知事

31 命令のレベルと，各々の命令権者を整理せよ．

　行政が発出する各種命令には，その内容と重要度により命令権者がいくつかのレベルに分かれている．

①緊急命令については，厚生労働大臣は医薬品等による保健衛生上の危害の発生または拡大を防止するため必要があると認めるときは，医薬品等の製造販売業者等に対し，その医薬品等の販売の一時停止その他の応急の措置を命ずることができる．

②厚生労働大臣または都道府県知事は，法の定めるところにより，廃棄または回収命令，検査命令，改善命令等を行うことができる．

③厚生労働大臣，都道府県知事，保健所を設置する市の市長および特別区の区長は，法および厚生労働省令で定めるところにより，必要があると認めるときは医薬品等を業務上取り扱う場所への立入検査を行うことができる．

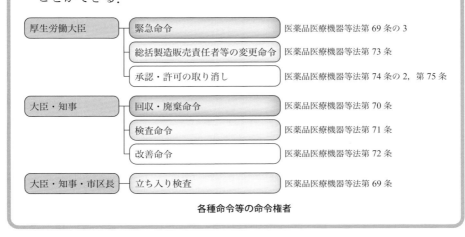

各種命令等の命令権者

Step1. 次の選択肢のうち，正解の番号を（　）に記入せよ．
　緊急命令を出せるのは，次のうちだれか．（　）
　1. 厚生労働大臣
　2. 厚生労働大臣および都道府県知事
　3. 厚生労働大臣，都道府県知事および市長，区長

Step2. （　）に適切な語句を記入せよ．
　（　）は，応急の措置（緊急命令）を命ずることができる．

答え　【Step1】1（2は改善命令など，3は立入検査），【Step2】厚生労働大臣

32 医薬品医療機器等法(旧:薬事法)改正の経緯について,各々の改正のポイントを簡潔に述べよ.

現行の医薬品医療機器等法(旧:薬事法)は,1961年(昭和36年)2月1日から施行されたものであるが,規制の対象,医薬品等の定義,医薬品の製造の登録・許可等といった法の骨格は,1948年(昭和23年)に米国FDA法にならい制定された旧薬事法においてすでに示されていた.なお,旧薬事法の前には戦時立法としての色彩を強くもつ薬事法が施行(1943年(昭和18年))されていた,という経緯がある.

その後,主な改正はまず1967年(昭和42年)の「基本方針」,これは行政指導ではあるが現在に通じる厳格な承認制度をつくった重要なものである.1979年(昭和54年)の改正は安全性確保の大改正といわれる.1997年(平成9年)はGCP(Good Clinical Practice:医薬品の臨床試験の実施の基準)の義務づけ,2002年(平成14年)はメーカー業の業態改正,2006年(平成18年)は販売業改正であった.

1967年(昭和42年)基本方針	医薬品等の製造承認等に関する基本方針
1979年(昭和54年)改正	安全性確保,再審査・再評価,副作用・感染症報告
1997年(平成9年)改正	GCP義務づけ
2002年(平成14年)改正	業態改正(メーカー業),業許可要件の見直し,GVP,GQP,GPSP
2006年(平成18年)改正	業態改正(販売業),薬局,店舗販売業,配置販売業,卸売販売業
2013年(平成25年)改正	添付文書の届出義務,医療機器の規制緩和,再生医療等製品の創設,要指導医薬品の導入

医薬品医療機器等法改正の経緯

Step1. 次の選択肢のうち,正解の番号を( )に記入せよ.

薬事法(現:医薬品医療機器等法)改正について,2002年(平成14年)改正の内容は次のうちどれか.( )
1. 一般用医薬品のリスク分類,販売制度の見直し
2. GCPの義務づけ
3. 承認・許可制度の見直し
4. 再審査・再評価の規定
5. 製造承認等に関する基本方針

Step2. ( )に適切な語句を記入せよ.

承認・許可制度の見直しは,平成( )年薬事法(現:医薬品医療機器等法)改正によって行われた.

答え 【Step1】3(1は2006年(平成18年),2は1997年(平成9年),4は1979年(昭和54年),5は医薬品医療機器等法ではなく行政指導),【Step2】14

33 承認審査の手順について,要点をまとめよ.

　医薬品の承認申請は,まず独立行政法人 医薬品医療機器総合機構(総合機構)で審査され,その報告書を基に厚生労働省の薬事・食品衛生審議会の審議・調査などを経て,厚生労働大臣に答申されて承認される.

　総合機構では審査チームによる詳細な審査が行われ,同チームにより「審査報告書」が作成される.その後,チーム審査専門員と外部専門家が重要な問題について議論する「専門協議」が実施され,審査専門員,外部専門家および申請者との「面接審査会」(問題がある場合に開催されることが多い)が専門協議後に行われることがある.GCPの実地調査などが行われたあと,審査報告書が作成され,薬事・食品衛生審議会へ諮問を行う.

　厚生労働省 薬事・食品衛生審議会の医薬部会および薬事分科会における審議・報告が行われ,別途実施されるGMP適合性調査で確認された後,結果が答申され,新医薬品として厚生労働大臣の製造販売承認が与えられる.

　また,厚生省告示第366号(1970年(昭和45年)10月19日)に定められた承認基準の範囲内である医薬品(承認基準該当品目:かぜ薬,解熱鎮痛薬など14品目)については,その承認権限が都道府県知事に委任されている.

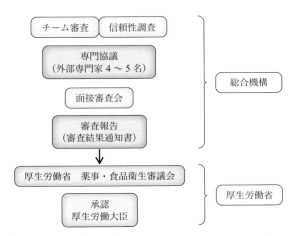

総合機構による審査の後,薬事・食品衛生審議会で審議・答申される

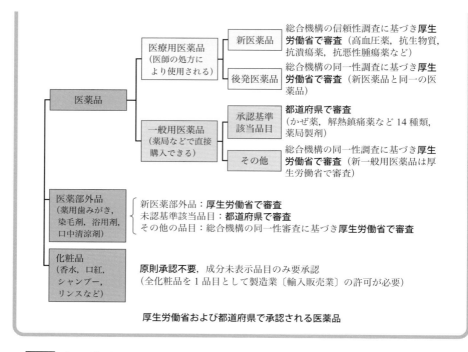

厚生労働省および都道府県で承認される医薬品

Step1. 次の選択肢のうち，正解の番号を（ ）に記入せよ．

承認について，正しいのはどれか．（ ）

a. 厚生労働大臣または中医協の承認を受ける．
b. 厚生労働省に申請書を提出する．
c. 知事権限のものは，総括製造販売責任者の所在地の知事に申請する．
d. 専門的裁量によって承認が拒否されることもある．

	a	b	c	d
1.	正	正	正	誤
2.	誤	正	誤	正
3.	正	誤	正	誤
4.	誤	正	正	誤
5.	誤	誤	誤	正

Step2. （ ）に適切な語句を記入せよ．

承認申請について，知事権限のものは（ ）の知事に申請する．

答え 【Step1】5（a. 厚生労働大臣の承認，b. 厚生労働省 → 総合機構，c. 総括製造販売責任者の所在地の知事 → 申請者の住所地の知事），【Step2】申請者の住所地

34 店舗販売業者のリスク区分と情報提供について,述べよ.

2006年(平成18年)の薬事法(現:医薬品医療機器等法)改正により,一般用医薬品のリスク区分が実施された.それに先立ち登録販売者制度がスタートし,各地で資格試験が行われた.それにより今まで有名無実であった薬剤師による情報提供が,登録販売者によっても行われることになり,リスク区分に基づく情報提供義務が設定された.

> 第1類:薬剤師による書面での情報提供が義務づけられている.
> 第2類:薬剤師または登録販売者による努力義務となっている.
> 第3類:購入者から相談があった場合のみ情報提供が義務とされる.

この法改正により取扱い医薬品も厳格に規制され,薬局および卸はすべての医薬品が扱えるが,店舗販売業は一般用医薬品のみ,また配置販売業は一般用医薬品のうちの配置販売用医薬品のみを販売できることになった.

一般用医薬品のリスク区分と情報提供

医薬品のリスク分類	情報提供	相談があった場合	対応	市場
第1類 とくにリスクの高い医薬品	義務	義務	薬剤師	5% 225億円
第2類 リスクが比較的高い医薬品	努力義務	義務	薬剤師 登録販売者	60% 3,640億円
第3類 リスクが比較的低い医薬品	不要	義務	薬剤師 登録販売者	35% 2,205億円

Step1. 次の選択肢のうち,正解の番号を( )に記入せよ.

医薬品販売業について,誤りはどれか.( )
 a. 店舗販売業者は,一般用医薬品以外に一部の医療用医薬品も販売できる.
 b. 薬剤師は第1類医薬品を,登録販売者は第2類,第3類医薬品を販売する.
 c. 製造販売業者の支店・出張所なども卸売販売業に該当する.
 d. 配置販売業者は取り扱える品目が決められている.
 1.(a,b) 2.(a,c) 3.(b,c) 4.(c,d) 5.(a,d)

Step2. ( )に適切な語句を記入せよ.

店舗販売業者は,( )以外の医薬品を販売してはならない.

答え ☞【Step1】1(a.一般用医薬品以外は販売できない,b.薬剤師は第2類,第3類も販売できる),【Step2】一般用医薬品

35 添付文書の記載義務事項とはなにか，記載禁止事項とはなにか．

医薬品添付文書記載義務事項とは，医薬品医療機器等法第52条に記されている4項目である．このうちとくに第1項が重要で，ここでは3つの内容が記されている．すなわち，記載義務は，①用法・用量，②使用上の注意，③取扱い上の注意，である．

また記載禁止事項は，医薬品医療機器等法第54条に記されているが，ここでも第2項は「承認を受けていない効能・効果」であり，第3項は「保健衛生上危険がある用法・用量または使用期間」となっている．

「効能・効果」および「用法・用量」が使い分けられている点を注意する必要がある．

（添付文書等の記載事項）

第52条　医薬品は，これに添付する文書又はその容器若しくは被包（以下この条において「添付文書等」という．）に，当該医薬品に関する最新の論文その他により得られた知見に基づき，次に掲げる事項（次項及び次条において「添付文書等記載事項」という．）が記載されていなければならない．ただし，厚生労働省令で別段の定めをしたときは，この限りでない．

1. 用法，用量その他使用及び取扱い上の必要な注意
2. 日本薬局方に収められている医薬品にあつては，日本薬局方において添付文書等に記載するように定められた事項
3. 第41条第3項の規定によりその基準が定められた体外診断用医薬品にあつては，その基準において添付文書等に記載するように定められた事項
4. 第42条第1項の規定によりその基準が定められた医薬品にあつては，その基準において添付文書等に記載するように定められた事項
5. 前各号に掲げるもののほか，厚生労働省令で定める事項

記載義務事項（第52条）

> （記載禁止事項）
> 第54条　医薬品は，これに添付する文書，その医薬品又はその容器若しくは被包（内袋を含む.）に，次に掲げる事項が記載されていてはならない.
> 1　当該医薬品に関し虚偽又は誤解を招くおそれのある事項
> 2　第14条，第19条の2，第23条の2の5又は第23条の2の17の承認を受けていない効能，効果又は性能（第14条第1項，第23条の2の5第1項又は第23条の2の23第1項の規定により厚生労働大臣がその基準を定めて指定した医薬品にあつては，その基準において定められた効能，効果又は性能を除く.）
> 3　保健衛生上危険がある用法，用量又は使用期間

記載禁止事項（第54条）

Step1. 次の選択肢のうち，正解の番号を（　）に記入せよ.

医薬品添付文書への記載義務事項および記載禁止事項について，正しいのはどれか.（　）

- a. 効能・効果は，医薬品医療機器等法第52条第1項に明記されている記載義務事項である.
- b. 承認を受けていない効能・効果は記載禁止事項である.
- c. 保健衛生上危険がある用法・用量および使用期間は記載禁止事項である.
- d. 記載禁止事項は添付文書，容器，被包が対象であり，内袋は含まない.

1.（a, b）　2.（a, c）　3.（b, c）　4.（c, d）　5.（a, d）

Step2.（　）に適切な語句を記入せよ.

保健衛生上危険がある（　）および使用期間は添付文書記載禁止事項である.

答え　【Step1】3（a. 効能・効果 → 用法・用量，d. 内袋も含む），【Step2】用法・用量

練習問題

■ 次の文章で，正しいものには1，間違っているものには2と（　）内に記入せよ．

問1　回収報告が義務づけられたのは，昭和54年薬事法（現：医薬品医療機器等法）改正によってである．（　）

問2　再生医療等製品には，動物に使用するものは含まない．（　）

問3　製薬企業が医師主導治験に治験薬を提供する場合は，その治験薬は医薬品GMPに則って製造したものでなければならない．（　）

問4　覚せい剤を使用できる医療機関には制限があり，消化器内科や循環器内科は覚せい剤を使用できない．（　）

問5　総合機構による救済事業の対象は，許可医薬品であり，再生医療等製品は対象外である．（　）

問6　欧州でも，わが国同様再審査制度，再評価制度が行われている．（　）

問7　ワクチンは特定生物由来製品に分類される．（　）

問8　総合機構の救済は，現物給付で行われる．（　）

問9　医師主導治験が規定されたのは，平成14年薬事法（現：医薬品医療機器等法）改正である．（　）

問10　配置販売業では，薬剤師でなく登録販売者でも管理者になれる．（　）

問11　日本薬局方では，医薬品には封を施すよう定めている．（　）

問12　製造販売業者が自ら製造行為をしない場合の製品の安全性責任は，製造したものが負う．（　）

問13　記帳義務は，体外診断用薬については対象外である．（　）

問14　品質保証責任者は，品質情報（クレーム情報）に基づき所要の措置を決定する．（　）

問15　製造販売業者は製造販売業三役のうち，総括製造販売責任者の設置義務がある．（　）

問16　向精神薬のうち睡眠導入薬には，処方せん医薬品でないものもある．（　）

問17　MRの守秘義務は，過去に職務を行っていた者にも適用される．（　）

問18　医薬品医療機器等法の規制対象は，医薬品と医療機器だけとなった．（　）

問19　医薬品医療機器等法は，第1条で医薬品等の「品質，有効性及び安全性の確保」のほか，これらの使用による「保健衛生上の危害の発生及び拡大の防止」を目的としている．（　）

問20　医薬品医療機器等法（平成25年改正）には，国や都道府県等の責務のほか，国民の役割も明記された．（　）

問21　指定薬物の広告制限に違反した者に対して，厚生労働大臣のみが中止命令を出せる．知事にはその権限はない．（　）

問22　指定薬物等である疑いがある物品に係る違法広告を送信したプロバイダーに対して，厚生労働大臣および知事は中止を命令することができる．（　）

■ 次の問いに答えよ．

問23 昭和42年「基本方針」について，正しいのはどれか．（　）
    a．これは厚生省薬務局長通知であり，行政指導である．
    b．昭和36年サリドマイドに対応したものであった．
    c．実質的な薬事法（現：医薬品医療機器等法）改正の効果をもつものではなかった．
  1．(a, b)　　2．(a, c)　　3．(b, c)

問24 製造業の定義について，誤りはどれか．（　）
    a．製造した製品は卸以外へなら，販売してもよい．
    b．GMPに則って製造しなければならない．
    c．卸への出荷の判断は自らが主体的に行う．
  1．(a, b)　　2．(a, c)　　3．(b, c)

問25 特例承認する場合，外国で販売または授与が認められている国として挙げられているのはどこか．（　）
    a．米国　　b．英，独，仏　　c．中国，ロシア
  1．(a, b)　　2．(a, c)　　3．(b, c)

問26 薬局について，誤りはどれか．（　）
  1．許可の更新は6年となっている．
  2．麻薬を除くすべての医薬品を取り扱える．
  3．販売方法は店舗販売のみである．

問27 登録販売者が販売できない医薬品は，次のうちどれか．（　）
  1．第一類医薬品　　2．指定第二類医薬品　　3．第二類医薬品

問28 処方せん医薬品について，正しいのはどれか．（　）
    a．生物由来製品はすべて処方せん医薬品である．
    b．体外診断用薬は注射剤であっても処方せん医薬品ではない．
    c．素人により非科学的に使用されては好ましくない医薬品が指定される．
  1．(a, b)　　2．(a, c)　　3．(b, c)

問29 広告規制について，医薬品医療機器等法により禁止されているのは次のうちどれか．（　）
    a．医療用医薬品の一般人を対象とする広告
    b．がん，肉腫，白血病に使用される医薬品の一般向けの広告
    c．承認前の医薬品の広告
  1．(a, b)　　2．(a, c)　　3．(b, c)

問30 製造販売業者が行う回収に関する報告は，次のうちだれに行うのか．（　）
  1．総合機構　　2．都道府県知事　　3．管轄保健所のある市長

問31 機構の救済に当たっての医学薬学的判断は，次のうちだれがするのか．（　）
  1．総合機構　　2．薬事・食品衛生審議会　　3．厚生労働大臣

問32 医薬品販売の記帳義務3年間が課されていないのは，次のうちどれか．（　）
  1．製造販売業者および製造業者　　2．配置販売業者
  3．薬局開設者　　4．店舗販売業者　　5．卸売販売業者

問33 改善命令を出せるのは，次のうちだれか．（　　）
1. 厚生労働大臣　　2. 厚生労働大臣と都道府県知事
3. 管轄市長（特別区の区長を含む）

問34 総合機構の救済の対象にならないのは，次のうちどれか．（　　）
a. 医療過誤　　b. 抗がん剤，免疫抑制薬による副作用
c. 適正に使用されてもなお起こってしまった副作用
1. (a, b)　　2. (a, c)　　3. (b, c)

問35 PL 法の時効について，誤りはどれか．（　　）
1. 損害および加害者を知ったときから 3 年　　2. 製造物を製造したときから 10 年
3. 製造物を引き渡したときから 10 年

問36 医薬品の定義について，正しいのはどれか．（　　）
a. 日本薬局方に収められているものはすべて医薬品である．
b. 禁煙補助薬のニコチン製剤は医薬品である．
c. 医薬品の添加剤は医薬品ではない．
d. 尿の妊娠検査薬は部外品に分類される．
1. (a, b)　　2. (a, c)　　3. (b, c)　　4. (b, d)　　5. (c, d)

問37 医薬品医療機器等法（平成 25 年改正）の内容でないものはどれか．ひとつ選べ．（　　）
1. 添付文書等の届出義務の創設
2. 医療機器の登録認証機関による認証範囲の拡大
3. 再生医療等製品の条件および期限付承認制度の創設
4. 医薬品の区分として要指導医薬品を新設
5. 医療事故調査委員会の設置

問38 医薬品の販売業の仕組みを変えた薬事法（現：医薬品医療機器等法）改正は，次のうちどれか．（　　）
1. 昭和 54 年改正　　2. 平成 14 年改正　　3. 平成 18 年改正

問39 製造業許可区分について，正しいのはどれか．（　　）
a. 製造業の許可区分は会社ごとに与えられる．
b. 許可区分は大きく体外診断用とそれ以外とに分けられる．
c. 製造業の許可は 5 年ごとに更新する．
1. (a, b)　　2. (a, c)　　3. (b, c)

問40 情報の提供などの努力義務について，誤りはどれか．（　　）
a. 情報の提供義務が課されているのは製造販売業者だけである．
b. 薬剤師でない薬局開設者には情報収集への協力義務はない．
c. 医師，歯科医師などには情報の活用，利用義務がある．
1. (a, b)　　2. (a, c)　　3. (b, c)

問41 店舗販売が義務づけられているのは，次のうちどれか．（　　）
1. 店舗販売業，配置販売業　　2. 薬局，店舗販売業
3. 卸売販売業，店舗販売業

問42 PL法の製造物に該当するのは，次のうちどれか．（　　）
　1．調剤による医薬品の混合　　2．義歯の製作　　3．血液製剤
問43 医薬品の「品質管理基準」は，次のうちどれか．（　　）
　1．GCP　　2．GVP　　3．GQP　　4．GMP　　5．GPSP
問44 独禁法が禁止する3つの行為のうち，再販売維持行為や過大なリベートはどれに該当するか．（　　）
　1．不公正な取引方法　　2．不当な取引制限（カルテル）
　3．私的独占（コンツェルン）
問45 製造販売業の許可について，正しいのはどれか．（　　）
　a．第1種は，処方せん医薬品の許可である．
　b．許可更新は6年ごとに行う．
　c．GQP，GVPに適合するほか，欠格条項に該当しないことが必要である．
　1．(a, b)　　2．(a, c)　　3．(b, c)
問46 一般用医薬品について，正しいのはどれか．（　　）
　a．申請者が区分を記載して承認申請し，妥当性も含めて審査を受ける．
　b．医療用医薬品から転用されたものをスイッチOTCという．
　c．医療用医薬品をそのまま一般用にもってきたものをダイレクトOTCという．
　1．(a, b)　　2．(a, c)　　3．(b, c)
問47 薬局について，誤りはどれか．（　　）
　a．薬局開設には地方厚生局長の許可が必要である．
　b．いわゆる院内薬局も開設許可をとる必要がある．
　c．調剤数に応じた員数の薬剤師を置かなければならない．
　1．(a, b)　　2．(a, c)　　3．(b, c)
問48 一般用医薬品の区分について，正しいのはどれか．（　　）
　a．区分は第一類，第二類，指定第二類，第三類となっている．
　b．新医薬品ははじめ第一類に区分される．
　c．指定第二類は表示上2を○か□で囲む．
　1．(a, b)　　2．(a, c)　　3．(b, c)
問49 国家検定について，正しいのはどれか．（　　）
　a．ワクチンは国家検定品に指定されている．
　b．検定機関には，国立感染症研究所および国立医薬品食品衛生研究所がある．
　c．検定品および検定機関は薬事・食品衛生審議会が指定する．
　1．(a, b)　　2．(a, c)　　3．(b, c)
問50 医薬品医療機器等法第52条（添付文書等の記載事項）に記載されていない項目は，次のうちどれか．（　　）
　1．効能・効果　　2．用法・用量　　3．使用上の注意，取扱い上の注意
問51 治験について，正しいのはどれか．（　　）
　a．治験依頼者側には副作用の報告義務があり，実施者には報告義務はない．
　b．厚生労働大臣は必要な場合，医療機関などへ立入検査をさせることができる．

c．治験は計画の届出日から30日を経過しなければ依頼してはいけない．
　　1．(a, b)　　2．(a, c)　　3．(b, c)
問52　次のうち，覚せい剤はどれか．（　　）
　　1．メタンフェタミン　　2．エフェドリン　　3．セレギリン
問53　PL法について，誤りはどれか．（　　）
　　1．民法と比し，立証すべき要件が過失から欠陥に変わった．
　　2．過失とは，通常有すべき安全性を欠いていることである．
　　3．医薬品に副作用があることをもってただちに欠陥製造物とはいえない．
問54　国家公務員倫理法・倫理規定で明らかに禁止されている行為は，次のうちどれか．（　　）
　　a．ともに飲食をする．　　b．ともにゴルフをする．
　　c．ともに研究会に出席する．
　　1．(a, b)　　2．(a, c)　　3．(b, c)
問55　医薬品医療機器等法の位置づけについて，正しいのはどれか．（　　）
　　a．憲法第25条には公衆衛生の向上が定められている．
　　b．化粧品は，医薬品医療機器等法ではなく衛生管理法の対象である．
　　c．脱法ハーブに関する規制が定められている．
　　d．研究開発の促進が第1条に規定されている．
　　1．(a, b)　　2．(a, c)　　3．(b, c)　　4．(b, d)　　5．(a, d)
問56　製造業許可区分で，誤りはどれか．（　　）
　　1．生物学的製剤，国家検定医薬品等　　2．放射線医薬品
　　3．無菌医薬品　　4．特定生物由来製品　　5．それ以外の医薬品
問57　医薬品医療機器等法でいう「プログラム」とは，下記のうちどれに該当するか．（　　）
　　1．医薬品　　2．医療機器　　3．再生医療等製品
問58　要指導医薬品について，正しいのはどれか．（　　）
　　a．登録販売者も販売できる．　　b．対面販売が義務づけられている．
　　c．情報提供は文書で行う．
　　1．(a, b)　　2．(b, c)　　3．(a, c)
問59　添付文書の届出義務について，正しいのはどれか．（　　）
　　a．販売開始および改訂のたびに届出を行う．
　　b．取扱い上の注意の改訂は届出しなくてもよい．
　　c．届け出た添付文書はホームページで公表する．
　　1．(a, b)　　2．(b, c)　　3．(a, c)
問60　指定薬物について，正しいのはどれか．（　　）
　　a．指定薬物は，一般向けの広告は禁止されている．
　　b．指定薬物の広告禁止は，適正広告基準による．
　　c．指定薬物の承認前の広告は禁止されている．
　　1．(a, b)　　2．(b, c)　　3．(a, c)

解答・解説

- 問1　2：昭和54年 → 平成8年改正
- 問2　2：「医療または獣医療に使用されることが目的とされている物」となっている
- 問3　2：医薬品GMP → 治験薬GMP
- 問4　1：使用できるのは精神科，神経科，外科，整形外科，産婦人科，眼科，耳鼻咽喉科の7つ
- 問5　2：許可医薬品および許可再生医療等製品が対象
- 問6　2：承認が更新性であるため，わが国のような両制度は存在しない
- 問7　2：特定生物 → 生物
- 問8　2：金銭給付など
- 問9　1：平成15年から実施された
- 問10　1
- 問11　2：薬局方 → 医薬品医療機器等法
- 問12　2：安全性などの責任は製造販売業者が負う
- 問13　2：すべての医薬品が対象となる，医薬品医療機器等法施行規則第14条
- 問14　2：総括製造販売責任者
- 問15　2：品質保証責任者，安全管理責任者も設置しなければならない
- 問16　2：向精神薬は自動的に処方せん医薬品に指定される
- 問17　1：医薬品医療機器等法第14条の4第7項ほか
- 問18　2：医薬品・医薬品部外品・化粧品・医療機器・再生医療等製品の5つ
- 問19　1：「危害の発生及び拡大の防止」は，平成25年改正で加わった
- 問20　1：国民は知識と理解を深めるよう努力する
- 問21　2：厚生労働大臣および知事は中止命を令出すことができる
- 問22　2：命令 → 要請
- 問23　1：c. その後の判例において実質的な法改正の効果をもつものであった
- 問24　2：a. 直接卸などへは販売できない，c. 製造販売業者の判断による
- 問25　1：わが国と医薬品の承認制度が同等の水準にある国
- 問26　2：麻薬を含むすべての医薬品を扱える
- 問27　1：指定第二類は第二類に含まれる
- 問28　3：a. 生物由来製品 → 特生物由来製品
- 問29　3：a. は適正広告基準（行政指導によって禁止されている）
- 問30　2：薬事監視の権限が都道府県に委任されているため
- 問31　3：厚生労働大臣が薬事・食品衛生審議会の意見を聞いて判断する
- 問32　2：医薬品医療機器等法施行規則第14条，配置販売業者は配置記録をつけているため
- 問33　2：1. 緊急命令は大臣だけ，3. 立入検査は大臣，知事，市長区長が行う
- 問34　1：a. とb. のほかに自殺も対象とならない
- 問35　2：1. は短期の時効，3. は長期の時効，2. 誤り
- 問36　1：c. 添加剤は局方に載っている，d. 妊娠検査薬は診断に用いられる医薬品
- 問37　5：5. は平成25年改正医法の内容
- 問38　3：平成18年改正はリスク区分，登録販売者，店舗販売業等を導入した
- 問39　3：a. 製造所ごとに与えられる
- 問40　1：a. 卸などにも義務が課されている，b. 薬局開設者には義務が課されている
- 問41　2：1. 配置販売業は配置のみ，3. 卸売販売業は卸売のみ
- 問42　3：1. と2. は医療行為の一環と説明されている
- 問43　3
- 問44　1
- 問45　2：b. 6年 → 5年，6年は販売業
- 問46　1：c. 最初から一般用として開発申請したもの
- 問47　1：a. 都道府県知事の許可，b. 院内薬局は必要ない
- 問48　3：a. 指定第二類は第二類に含まれる
- 問49　1：c. 厚生労働大臣が指定する
- 問50　1：1. は明記されていない
- 問51　3：a. 自ら治験を実施した者にも報告義務がある
- 問52　1：2. 3. は覚せい剤原料，1. 医療で用い

られるのはメタンフェタミン（ヒロポンのみ）
問53　2：2. 過失とは人の行為のミスのこと
問54　1：a. と b. は倫理規定に明示されている
問55　5：b. 医薬品医療機器等法の対象であり，衛生管理法は関係がない，c. 脱法ハーブ→指定薬物
問56　4：特定生物の単独の区分はない
問57　2：医薬品の定義のなかで医療機器等に記載されている
問58　2：a. 薬剤師が対面で，文書で情報提供する
問59　3：b. 使用上の注意，取扱い上の注意，その他省令で定めるものが届出の対象
問60　3：b. 適正広告基準 → 医薬品医療機器等法

1 社会保障制度の変遷を,大きく4つに分けてまとめよ.

　日本の社会保障は,第二次世界大戦前にドイツのビスマルクの社会政策制度にならいつくられたといわれている.昭和20年代,第二次世界大戦後に緊急対策として求められたのは,引揚者や失業者などを中心とした生活困窮者に対する生活援護施策と結核,コレラなどの伝染病予防だった.昭和30〜40年代,高度経済成長の中で,社会保障分野での制度の充実・給付改善が行われた.田中角栄内閣は1973年(昭和48年)を福祉元年と位置づけ,社会保障の大幅な制度拡充を実施した.しかし1973年秋にはオイルショックが勃発し,高度経済成長時代の終焉がもたらされる.昭和50〜60年代,安定成長への移行に伴い社会保障制度の見直しが行われた.高齢者の介護問題が老後最大の不安要因として認識された.平成以降,1989年(平成元年)の合計特殊出生率がひのえうまの年を下回り,戦後最低となったことは1.57ショックと呼ばれた.

昭和20年代	・戦後の混乱 ・戦後の緊急援護と基盤整備
昭和30〜40年代	・高度経済成長 ・国民皆保険・皆年金と社会保障制度の発展
昭和50〜60年代	・高度経済成長の終焉 ・安定成長への移行と社会保障制度の見直し
平成以降	・少子化問題 ・少子高齢化社会に対応した社会保障制度の構造改革

(厚生労働省資料より)

社会保障制度の変遷

Step1. 正しいものには○,間違っているものには×を( )に記入せよ.
昭和50年代には,高度経済成長に伴い医療関連制度の拡充が図られた.
( )

Step2. ( )に適切な語句を記入せよ.
昭和( )年代には,高度経済成長に伴い医療関連制度の拡充が図られた.

答え 【Step1】× (昭和50年代 → 昭和30年代),【Step2】30

2 社会保障制度の財源総額はいくらか，またその構成はなにか．

　財務省の資料によると，わが国の社会保障給付費およびその財源は2006年（平成18年）にはすでに100兆円を超えている．

　給付に関しては，年金の割合がもっとも高く50%強，次いで医療が30%強，福祉その他がそれに続いている．昭和40年代では医療が50%強であったが，年金が逆転し，年金の増大は今も続いている．

　財源では，保険料が50%強でもっとも高く，次いで公費すなわち税金などが30%前後，資産収入，その他の収入が続いている．保険制度は保険料で賄うのが本来の姿であるが，わが国では給付の内容が保険料収入を上回るため，足りない分を税金で補てんしている．

総額	104.3713
保険料	56.2016
公　費	31.075
資産収入	8.7222
他収入	8.3725

（単位：兆円）

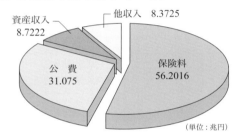

（単位：兆円）

社会保障財源2006年（平成18年）度

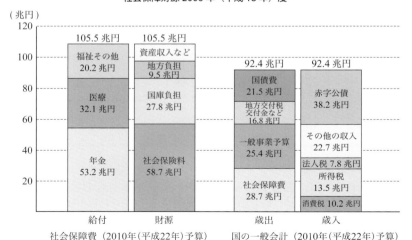

（財務省資料より）

社会保障給付費および社会保障関係費の規模

Step1. 正しいものには○，間違っているものには×を（　）に記入せよ．

社会保障制度財源 101 兆 5,378 億円のうち，公費が 56.6% を占める．（　）

Step2. （　）に適切な語句を記入せよ．

社会保障制度財源 101 兆 5,378 億円のうち，56.6% を占めるのは（　）である．

答え☞【Step1】×（公費 → 社会保険料），【Step2】社会保険料

3 医療圏とはなにか，一次，二次，三次医療圏について述べよ．

　医療圏は，1985年（昭和60年）第一次医療法改正のときに導入されたもので，この時の医療行政は偏在の是正を目的としたものであった．1948年（昭和23年）に医療法を制定し，戦後の焼け野原に医療施設の量的整備を推し進めてきたが，それから37年後，病院および医師の偏在が社会問題化したため，厚生省（現：厚生労働省）は「医療計画制度」を導入し，二次医療圏ごとに必要病床数を割り当てた．

　一次医療圏は法律による規定はないが，日常生活圏を想定している．二次医療圏は広域市町村，三次医療圏は都道府県を圏域としている．それぞれ診療所，病院，大学病院などが医療を受けもつ．

> **医療圏について**
> 　都道府県は，医療計画の中で，病院の病床および診療所の病床の整備を図るべき地域的単位として区分する医療圏を定めることとされている．
>
> **一次医療圏**：日常生活に密着した，かかりつけ医の診療所が中心．
> **二次医療圏**：さまざまな専門治療ができる病院．一般の入院に係る医療を提供．
> **三次医療圏**：最先端の治療ができる病院．特殊な医療を提供．

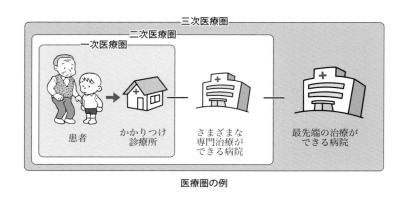

医療圏の例

Step1. 正しいものには○，間違っているものには×を（　）に記入せよ．
　医療圏は，広域市町村ごとに設定する．（　）

Step2. （　）に適切な語句を記入せよ．
　医療圏は，（　）ごとに設定する．

答え　【Step1】×（市町村 → 都道府県），【Step2】都道府県

4 医師などの再教育制度について，述べよ．

「医師等の行政処分のあり方等に関する検討会」の 2005 年（平成 17 年）12 月の答申を受けて第五次医療法改正に研修の実施などの規定が盛り込まれた．それを受けて医師法が改正され，医師の再教育制度が始まった．

医師法第 7 条の 2（歯科医師法第 7 条の 2）は，戒告処分もしくは医業・歯科医業停止処分を受けた者と免許取消後に再免許を受けようとする者に対して，「医師としての倫理の保持又は医師として具有すべき知識及び技能に関する研修として厚生労働省令で定めるもの」を受ける義務を課している．前者を倫理研修，後者を技術研修といい，医師法施行規則第 7 条にその詳細が定められた．

> 第 7 条の 2　厚生労働大臣は，前条第 2 項第 1 号若しくは第 2 号に掲げる処分を受けた医師又は同条第 3 項の規定により再免許を受けようとする者に対し，医師としての倫理の保持又は医師として具有すべき知識及び技能に関する研修として厚生労働省令で定めるもの（以下「再教育研修」という．）を受けるよう命ずることができる．

医師法第 7 条の 2

Step1. 正しいものには○，間違っているものには×を（　）に記入せよ．

医師など医療従事者が行政処分を受けた場合は，ただちに免許が停止される．（　）

Step2. （　）に適切な語句を記入せよ．

医師など医療従事者が行政処分を受けた場合は，（　）が義務化された．

答え　【Step1】×（再教育研修を受けなければ免許が停止される），【Step2】再教育研修

5 医療法とはなにか，内容のポイントを述べよ．

医療法とは，良質な医療提供体制を確立するための医療および医療施設に関する基本的法規である．したがって，医療法の改正にはそのときの医療行政の方向が示されることになる．

最初に医療法が制定されたのは 1948 年（昭和 23 年）で，このときの医療法は量的整備を目指していた．当初の目標達成には 37 年もかかってしまったが，1985 年（昭和 60 年）に第一次医療法改正が行われる．この時の課題は偏在の是正であった．以降，第二次改正では医療施設機能の体系化，第三次改正では地域医療の充実，第四次改正では一般病床と療養病床の区分，第五次改正では医療情報の公表制度および医療計画の見直しが行われた．

また第三次改正では，「医療の担い手は，医療を提供するにあたり，適切な説明を行い，医療を受ける者の理解を得るよう努めなければならない」という医療の提供に当たってのインフォームド・コンセント（患者に対する十分な説明と同意）の努力義務規定が整備された．

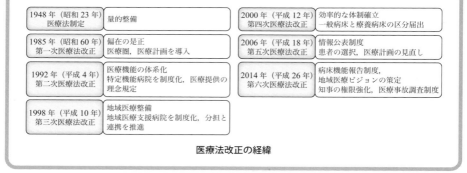

医療法改正の経緯

Step1. 正しいものには○，間違っているものには×を（ ）に記入せよ．

わが国においてインフォームド・コンセントは，医療法に努力義務として明記されている．（ ）

Step2. （ ）に適切な語句を記入せよ．

わが国においてインフォームド・コンセントは，（ ）に明記されている．

答え ☞【Step1】○，【Step2】医療法

6 医療法では，保健・福祉との連携をどのように述べているか．

　医療法第1条の4第4項に，「病院又は診療所の管理者は，当該病院又は診療所を退院する患者が引き続き療養を必要とする場合には，保健医療サービス又は福祉サービスを提供する者との連携を図り，当該患者が適切な環境の下で療養を継続することができるよう配慮しなければならない」と記されている．

　この条項が盛り込まれた背景には，平均在院日数の短縮という差し迫った課題があり，医療が終了したあとは速やかに退院して他の医療機関に連携をとらなければならない．はじめは医療機関との連携を謳っていたが，その後，保健・福祉との連携，あるいは介護との連携も必要と認識されるようになった．

> 第1条の4
> 4　病院又は診療所の管理者は，当該病院又は診療所を退院する患者が引き続き療養を必要とする場合には，保健医療サービス又は福祉サービスを提供する者との連携を図り，当該患者が適切な環境の下で療養を継続することができるよう配慮しなければならない．

医療法には保健・福祉との連携が明記されている

Step1. 正しいものには○，間違っているものには×を（　）に記入せよ．
　医療法により病院・診療所の管理者は，医療のみならず保健・福祉とも連携を図らなければならない．（　）

Step2. （　）に適切な語句を記入せよ．
　医療法により病院・診療所の管理者は，医療のみならず（　）とも連携を図らなければならない．

答え　【Step1】○，【Step2】保健・福祉

7 医薬分業について，分業元年とはいつのことか．

　医薬分業については，1240年シチリア島の皇帝フリードリッヒⅡ世が薬事に関する法律を定めたことから始まるといわれている．当時の中世ヨーロッパでは毒殺がはやっており，それを防ぐための方法として考え出されたものである．

　日本においては，明治以前まで医師による調剤が普通のことと考えられ，医薬分業の思想がなかった．医薬分業が取り入れられたのは，1870年（明治3年）にドイツ医学が導入されたことから始まるとされるが，その後も長い間定着しなかった．1951年（昭和26年）には医師法・歯科医師法の改正が行われ，医師による処方せんの発行を義務づけ，調剤権を分離させようとしたが，「自ら発行した処方せんを自ら調剤する場合を除いた」ため骨抜きとなった．実際の分業が始まったのは，1974年（昭和49年）診療報酬改定において処方せん料が5倍50点に引き上げられてからである．この時が**分業元年**と呼ばれる．さらに1995年（平成7年）には厚生省（現：厚生労働省）が国立病院に院外処方せんの比率を引き上げるよう通達を出した．ここで公的病院が一斉に分業へと動き出した．

第1条　医師が薬室をもつことを禁ずる．また，薬剤師との共同経営を禁ずる．
第2条　医師の委員が薬局を監視する．
第3条　薬局の数を制限する．
第4条　薬品調製の基準を定める．
第5条　薬価計算法を制定する．

神聖ローマ帝国のフリードリッヒⅡ世が制定した法令

| 昭和49年（1974年） | 処方せん料**5倍50点**（**分業元年**） |
| 平成7年（1995年） | 厚労省が**国立病院に通達**院外処方せんを指示した |

院外処方せん促進の契機となった時点

Step1. 正しいものには○，間違っているものには×を（　）に記入せよ．
　医薬分業は，1974年（昭和49年）処方せん料が100円から500円に引き上げられたのを契機に動き出した．（　）

Step2. （　）に適切な語句を記入せよ．
　医薬分業は，1974年（昭和49年）（　）が100円から500円に引き上げられたのを契機に動き出した．

答え　☞【Step1】○，【Step2】処方せん料

8　分業に関連した薬剤師の義務を述べよ．

　まず医師法第22条では，「医師は，患者に対し治療上薬剤を調剤して投与する必要があると認めた場合には，患者又は現にその看護に当っている者に対して処方せんを交付しなければならない」として，医師による処方せん発行が義務づけられている．一方，薬剤師法第19条には「薬剤師でない者は，販売又は授与の目的で調剤してはならない」として調剤は薬剤師の独占業務となっている（ただし医師が自らの処方せんを自ら調剤する場合を除く）．

　また調剤する場所については，薬剤師法第22条に「薬局，患者宅以外の場所で調剤してはならない」とされ，調剤できる場所を限定している．さらに，薬剤師法第21条には応需義務，第24条には疑義照会義務，第25条には患者への情報提供義務が記載されている．

薬剤師法第19条（調剤の独占）	薬剤師以外のものは調剤してはならない．
薬剤師法第21条（応需義務）	調剤の求めがあったとき拒んではならない．
薬剤師法第22条（調剤の場所）	薬局，患者宅以外の場所で調剤してはならない．
薬剤師法第24条（疑義照会義務）	疑義を照会したあとでなければ調剤してはならない．
薬剤師法第25条（情報提供義務）	調剤した薬剤の必要な情報を提供しなければならない．

薬剤師の義務

Step1. 正しいものには○，間違っているものには×を（　）に記入せよ．
薬剤師は，薬局以外では調剤できない．（　）

Step2. （　）に適切な語句を記入せよ．
薬剤師は，（　）と薬局以外では調剤できない．

答え　【Step1】×（患者の居宅が抜けている），【Step2】患者の居宅

9 医療保障制度の概要をまとめよ．

　わが国の社会保障制度における社会保険（年金，医療，介護）は，強制加入になっており，国民の生活を基盤として支えている．とくに医療については，日本国民は，何らかの医療保険に加入することが義務づけられており，これを**国民皆保険制度**という．性別，年齢を問わず，国民が医療を必要とする時に，医療費負担のリスクを分散することで安定して必要な医療を受けられる相互扶助制度である．また，わが国の国民皆保険のカバー率が非常に高い（ほぼ100％に近い）のは，保険料の免除制度や減額制度が組み入れられているからである．

　世界保健機関（WHO）が2000年6月に発表した「世界保健報告」では，世界191か国の中で日本の保健システムが世界一に輝いている．評価項目は，健康到達度第1位，健康の公平性第3位，人権の尊重と配慮第6位，医療受診の公平性第3位，医療費負担の公平性第8位で，総合第1位であった．これには国民皆保険とフリーアクセスの果たした役割が大きい．

> Ⅰ．我が国の医療提供体制の現状と課題
>
> 　我が国の医療は，**国民皆保険制度**の整備とどの医療機関でも受診が可能な**フリーアクセス**の仕組みの下で，全般的な生活水準や公衆衛生の向上，医療関係者の努力等とも相まって，世界最高の平均寿命・健康寿命を達成し，WHO（世界保健機関）の評価においても，我が国の保険システムは**世界最高**と評価されている．

（厚生労働省2001年（平成13年）9月25日資料より）

わが国の保健システムは世界一

Step1. 正しいものには○，間違っているものには×を（　）に記入せよ．

国民皆保険は1961年（昭和36年）に達成された．社会保険（年金，医療，介護）が強制加入である．（　）

Step2. （　）に適切な語句を記入せよ．

国民皆保険は1961年（昭和36年）に達成された．社会保険（　）は強制加入である．

答え 【Step1】○，【Step2】年金，医療，介護

10 医療保険のしくみを，簡潔にまとめよ．

日本の医療保険制度の特徴は，国民皆保険制度とフリーアクセスといえる．国民皆保険制度は1961年（昭和36年）に達成された．医療扶助（生活保護者に関する医療費補助）を除くと，国民皆保険は，医療保険制度，後期高齢者医療制度（2008年（平成20年）から開始），公費負担医療（新・1類感染症などに要する医療費の補助）から成り立っている．このうち，後期高齢者制度対象者以外の日本人はすべて，職域保険か地域保険に加入しなければならない．

職域保険はいわゆるサラリーマンの健康保険であるが，協会けんぽ（2008年（平成20年）までは政府管掌健康保険といっていた），組合健保（組合管掌健康保険），共済組合の保険の3つに分かれる．協会けんぽ加入者には中小企業が多い（単一健康保険組合の設立は従業員700人以上必要）．一方，地域保険は市町村が保険者であるもの，および国民健康保険組合（同業者300名以上で設立）がある．組合のものは現在，建設業32組合（平成23年度），三師（医師・歯科医師・薬剤師）92組合，その他一般40組合がある．

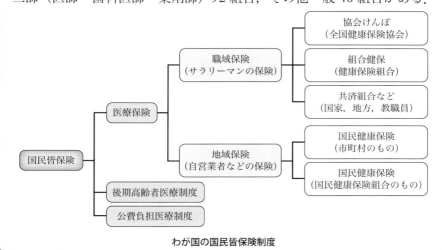

わが国の国民皆保険制度

Step1. 正しいものには○，間違っているものには×を（　）に記入せよ．
医療保険は，職域保険（被用者保険）と公費負担医療とに大別される．（　）

Step2. （　）に適切な語句を記入せよ．
医療保険は，職域保険（被用者保険）と（　）とに大別される．

答え　【Step1】×（公費負担医療 → 地域保険），【Step2】地域保険

11 国民健康保険組合とはなにか，だれの認可が必要か．

　国民健康保険組合を設立しようとするときは，15人以上の発起人が規約を作成し，組合員となるべき300人以上の同意を得て，主たる事務所の所在地の都道府県知事の認可を受けなければならない．

　都道府県知事は，認可の申請があった場合，組合の地区を含む市町村長の意見を聴き，これらの市町村の国民健康保険事業の運営に支障を及ぼさないと認めるときでなければ認可をしてはならない．市町村国保を原則とする立場から，厚生省（現：厚生労働省）は1959年（昭和34年）以降，原則として新規設立を認めていないが，建設従事者対象の39組合や全国歯科医師国民健康保険組合などは特例として認可されている．

　ちなみに，サラリーマン（職域保険）のほうは，適用事業所の事業主が健康保険組合を設立しようとするときは，適用事業所に使用される被保険者（700人以上）の2分の1以上の同意を得て規約をつくり，厚生労働大臣の認可を受けなければならない（健康保険法第12条）．

国民健康保険（組合数および被保険者数）

年度	平成13年度	平成14年度	平成15年度
組合数	166	166	166
被保険者数	418万人	411万人	404万人

Step1. 正しいものには○，間違っているものには×を（　）に記入せよ．
　国民健康保険組合の設立には，地方厚生局長の認可が必要である．（　）

Step2. （　）に適切な語句を記入せよ．
　国民健康保険組合の設立には，（　）の認可が必要である．

答え　【Step1】×（地方厚生局長→知事），【Step2】知事

12 後期高齢者の医療費はどれくらいか,いくつかの数値でこたえよ.

　後期高齢者の医療費額は,国民医療費の約3分の1を占めている.後期高齢者医療費の特性は,平成20年度において,後期高齢者1人あたりの医療費が86.5万円(入院:43.1万円,外来:39.5万円)と,75歳未満の世代の1人あたりの医療費が18.6万円(入院:6.0万円,外来:10.4万円)であるのに比べて,4.7倍となっており,とくに入院で高額(7.2倍)となっている.平成21年度の後期高齢者医療事業年報では,後期高齢者1人当たりの医療費はさらに増加し,88.2万円(入院:43.7万円,外来:44.5万円)となっている.

　2025年はベビーブーマー(1947〜1949年(昭和22〜24年)に生まれた約800万人,団塊の世代ともいう)が75歳に達する年(「2025年問題」といわれる)であり,それ以降もさらに高齢者医療費が増加すると見込まれる.

後期高齢者1人当たりの医療費

	総計	医療保険適用	
		75歳未満	75歳以上
平成21年度	27.5	18.9	88.2
平成22年度	28.6	19.5	90.1
平成23年度	29.6	20.1	91.6
平成24年度	30.1	20.4	91.5
平成25年度	30.8	20.7	92.7

(単位:万円)

Step1. 正しいものには○,間違っているものには×を( )に記入せよ.
　後期高齢者の1人当たりの医療費は,75歳未満の4.7倍(平成20年度)である.( )

Step2. ( )に適切な語句を記入せよ.
　後期高齢者の1人当たりの医療費は,75歳未満の( )倍である(平成20年度).

答え ☞【Step1】○(86.5万円対18.6万円),【Step2】4.7

13　高額療養費とはなにか.

　高額療養費制度は，1973年（昭和48年）田中角栄内閣によって始められた．当時の日本は高度経済成長期にあり，社会保障の拡充の一環として創設された．この制度は，医療機関における窓口負担に一定の限度額を設け，それを超えた金額については保険が賄うという仕組みとなっている．

　具体的には，公的医療保険における制度の一つとなり，医療機関や薬局の窓口で支払った額が，月の初めから終わりまでで一定額を超えた場合に，その超えた金額を支給する制度である．高額療養費は，年齢や所得に応じて，ご本人が支払う医療費の上限が定められており，またいくつかの条件を満たすことで，さらに負担を軽減する仕組みも設けられている．

> 世帯合算：窓口でそれぞれ支払った自己負担額を1ヵ月（暦月）単位で合算することができる.
> 多数該当：直近の12ヵ月間に，すでに3回以上高額療養費の支給を受けている場合（多数回該当の場合）には，その月の負担の上限額（¥44,400）がさらに引き下がる.

負担限度額

所得区分	1ヵ月の負担上限額
上位所得者 （月収53万円以上など）	150,000円＋（医療費－500,000円）×1%
一般所得者	80,100円＋（医療費－267,000円）×1%
低所得者 （住民税非課税の人）	35,400円

Step1. 正しいものには○，間違っているものには×を（　）に記入せよ．

医療保険給付における一部負担金額は，一定額超過分が高額療養費として月単位で償還払いされる．（　）

Step2. （　）に適切な語句を記入せよ．

医療保険給付における一部負担金額は，一定額超過分が（　）として月単位で償還払いされる．

答え　【Step1】○，【Step2】高額療養費

14 薬価決定のプロセスを説明せよ．

　医薬品医療機器等法に基づき承認された新薬について，企業から保険適用の希望が出されると，厚生大臣は関係学術団体から保険適用の可否について意見を聴いて，既に薬価収載されている医薬品のうち，もっとも類似したものを選定し，必要に応じて加算するなどの薬価算定作業を行い，定められた薬価を告示する，のが従来の手続だった．

　しかし，類似薬の選定や有用性の加算などで薬価が異なることになるので，新薬の薬価算定の過程を透明化し，適正な手続を確保する点から，2000年（平成12年）10月に薬価算定組織が設置された．

　今後は，保険適用が適当とされた医薬品は，薬価算定組織の検討を経た後，中央社会保険医療協議会（中医協）の承認を経て薬価基準に収載されることになる．薬価算定組織は11名の本委員および必要に応じ数十名の分野別専門委員からも参加を得て運営されている．

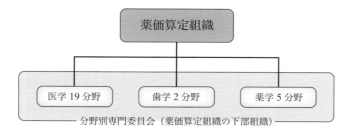

薬価算定組織

※ 薬価算定過程のより一層の透明化と適正手続きを確保するために「薬価制度の基本方針」として2000年10月に中医協の下部組織として設置された．

Step1. 正しいものには○，間違っているものには×を（　）に記入せよ．

薬価は厚生労働大臣の承認後，官報告示される．（　）

Step2. （　）に適切な語句を記入せよ．

新薬の薬価は（　）の承認後，官報告示される．

答え　【Step1】×（厚生労働大臣 → 中医協），【Step2】中医協

15 薬価再算定の対象となる基準を述べよ．

　市場拡大再算定対象品目は，使用方法の変化や効能追加などがあった医薬品の薬価を，使用量が増大した使用実態などに合わせて見直す仕組みである．原則として，年間 150 億円以上の販売があり，薬価収載時の予想販売額と比べ，実際の販売額の 2 倍以上となった製品が対象となる．その対象品目と競合している医薬品との間で公平な薬価改定を行うため，対象品の薬理作用類似薬も再算定される．

　薬価収載時に類似薬効比較方式で薬価算定された医薬品は最大 15％，原価計算で薬価算定された医薬品は最大 25％ の引き下げを受ける．具体的な引き下げ率は，通常なら 2 月上旬に予定される製薬各企業への内示を経て，3 月上旬に予定される薬価告示で公表になる．

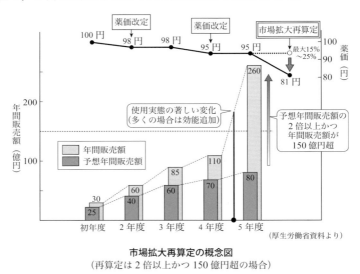

市場拡大再算定の概念図
（再算定は 2 倍以上かつ 150 億円超の場合）

Step1. 正しいものには○，間違っているものには×を（　）に記入せよ．
　薬価再算定の対象になるのは，予想販売額の 2 倍以上かつ 15 億円以上の場合である．（　）

Step2. （　）に適切な語句を記入せよ．
　薬価再算定の対象になるのは，予想販売額の 2 倍以上かつ（　）円以上の場合である．

答え　【Step1】×（15 億円 → 150 億円），【Step2】150 億円

16　包装単位についての，指導内容を説明せよ．

薬価基準収載医薬品の円滑な供給について，1984年（昭和59年）以降いくつかの通知が発出されているが，そのなかで1992年（平成4年）薬発第293号（厚生労働省より日本製薬団体連合会会長あて）にて小包装単位について具体的な「指導」がなされた．

たとえば，錠剤・カプセル剤の場合，標準承認包装は100錠・カプセル剤で，許容大包装は6,000錠とされている．標準小包装は医薬分業促進のため，許容大包装は不当納入防止のための供給が求められている．

この要請は指導であり義務ではないので，正当な理由がある場合にはそれ以外の包装もありうることになる．

小包装医薬品の円滑な供給について

別表　1992年（平成4年）薬発第293号

包装単位

医療用医薬品の包装単位については，次のような基準により指導が行われている．
① 標準小包装以下の包装単位を少なくとも1種類は供給すること（医薬分業促進のため）．
② 許容大包装を上回る包装単位は供給しないこと（不当納入防止のため）．
③ 表に掲げられていない剤形については，類似する剤形に準ずること．

なお，ここにいう小包装医薬品とは，薬価基準収載医薬品の包装単位基準中，標準小包装以下の包装単位のものをいう．

剤型	標準小包装	許容大包装
内用剤		
錠剤・カプセル剤	100錠（カプセル）	6000錠（カプセル）抗生物質については600錠（カプセル）
散・末・顆粒・細粒剤	100 g	5000 g
シロップ剤	500 mL	2000 mL
注射剤		
	10管（瓶）	200管（瓶）抗生物質については50管（瓶）
外用剤		
軟膏・クリーム剤	10本	50本
吸入剤	5本	50本
点眼・点鼻・点耳剤	5本	50本
パップ剤	1本	18 kg
液剤	100 mL	18 L
坐剤	50個	1000個
鎮痛炎症薬およびニトログリセリン系プラスター	50個	1000個

包装単位の指導

Step1. 正しいものには○，間違っているものには×を（　）に記入せよ．

製薬企業には，標準小包装以下を供給する，あるいは許容大包装超の供給はしないことが義務づけられている．（　）

Step2. （　）に適切な語句を記入せよ．

製薬企業には，標準小包装以下を供給する，あるいは許容大包装超の供給はしないことが（　）いる．

答え☞【Step1】×（義務づけられ → 指導され），【Step2】指導されて

17 介護サービス提供者の指定を受けるにはどうしたらよいか.

　介護サービス事業を始めるには，介護サービス事業者の指定を都道府県知事より受けることが必要である．事業者および施設の指定は，事業所ごと，サービスの種類ごとに行うため，申請書は，事業所ごと・サービスごとに1部提出する．1つの事業所（同一名称，同一所在地）で複数のサービスを提供される場合でもそれぞれ提出が必要となる．

　また，全国の介護サービス提供状況については，厚生労働省の「介護サービス情報公表システム（http://www.kaigokensaku.jp/）」が稼働しており，ここからすべてのサービスが検索できる．

- 申請者の定款，寄附行為およびその登記簿謄本または条例など
- 病院・診療所の使用許可証などの写
- 薬局の開設許可証の写
- 介護老人保健施設の開設許可証の写
- 特別養護老人ホームの認可証などの写
- 訪問看護ステーションの指定通知書または指定更新通知書の写
- 従業者の勤務体制および勤務形態一覧表
- 訪問看護ステーション管理者の免許証の写
- 管理者の経歴
- サービス提供責任者の経歴

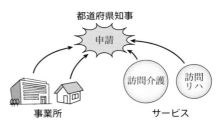

申請は，事業所ごと，サービスごとに提出する

介護の負担は原則1割

Step1. 正しいものには○，間違っているものには×を（　）に記入せよ.

　医療保険の指定を受けた医療機関等は，知事より介護サービス提供者の指定を受けたものとみなされる．（　）

Step2. （　）に適切な語句を記入せよ．

　医療保険の指定を受けた医療機関等は，知事より介護サービス提供者の（　）を受けたものとみなされる．

答え☞【Step1】○，【Step2】指定

18 介護サービスの利用者負担は，どれくらいか正確に述べよ．

介護保険サービスの提供を受けると，原則として，1割に相当する分を負担することになっている．

> ①介護サービス，介護予防サービスは要介護度ごとに利用できる上限額が決められている．限度額の範囲内でサービスを利用したときは，1割の自己負担である．
> ②限度額を超えてサービスを利用したときは，超えた分が全額自己負担となる．
> ③施設サービスは，施設サービス費の1割のほか，居住費（部屋代）・食費・日常生活費の合計が自己負担となる．

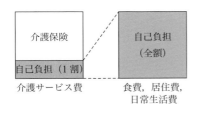

要介護度	利用限度額（1ヵ月）
要支援1	49,700 円
要支援2	104,000 円
要介護1	165,800 円
要介護2	194,800 円
要介護3	267,500 円
要介護4	306,000 円
要介護5	358,300 円

介護の自己負担は原則1割

Step1. 正しいものには○，間違っているものには×を（ ）に記入せよ．
介護保険の利用者負担は，高額所得者を除き1割である．（ ）

Step2. （ ）に適切な語句を記入せよ．
介護保険の利用者負担は，（ ）1割である．

答え 【Step1】× （所得にかかわらず1割負担），【Step2】所得にかかわらず

19　要介護認定の手順を述べよ．

要介護認定の手順を以下に示す．

①現住所の市区町村の窓口で要介護認定（要支援認定を含む）の申請をする．
②申請後に市区町村の職員などから訪問を受け，聞き取り調査（認定調査）が行われる．また，市区町村からの依頼により，かかりつけ医が心身の状況について意見書（主治医意見書）を作成する．
③認定調査結果や主治医意見書に基づくコンピュータによる一次判定および，一次判定結果や主治医意見書に基づく介護認定審査会による二次判定を経て，市区町村が要介護度を決定する．

介護保険では，要介護度に応じて受けられるサービスが決まっているため，自分の要介護度が判定された後は，自分が「どんな介護サービスを受けるか」，「どういった事業所を選ぶか」についてサービス計画書（ケアプラン）を作成し，それに基づいたサービスが利用できるようになっている．

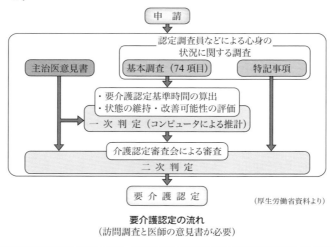

要介護認定の流れ
（訪問調査と医師の意見書が必要）
（厚生労働省資料より）

Step1. 正しいものには○，間違っているものには×を（　）に記入せよ．
介護認定申請には，主治医の診断書を添える必要がある．（　）

Step2. （　）に適切な語句を記入せよ．
介護認定申請には，主治医の（　）を添える必要がある．

答え　【Step1】×（診断書 → 意見書），【Step2】意見書

20 介護認定の一次判定はどのように行われるか.

　介護認定の一次判定は,「介護の手間」を表す「ものさし」としての時間である要介護認定等基準時間を基準にあてはめ,コンピュータで判定される.さらに,要介護認定は,痴呆性高齢者の指標を加味して実施するもので,「要介護認定等に係る介護認定審査会による審査及び判定の基準等に関する省令(1999年(平成11年)4月30日厚生省令第58号)」として定められている.

　認定基準は5項目(直接生活介助,間接生活介助,問題行動関連介助,機能訓練行為,医療関連行為)の各々に要する時間を計算して,その時間の長さにより要介護度が決定される.

介護判定の基準

要介護度	基準時間
非該当	25分未満
要支援1	25分以上32分未満
要支援2	32分以上50分未満
要介護1	
要介護2	50分以上70分未満
要介護3	70分以上90分未満
要介護4	90分以上110分未満
要介護5	110分以上

要介護認定等基準時間5項目	
直接生活介助	身体に直接触れて行う入浴,排泄,食事等の介護など
間接生活介助	衣服等の洗濯,日用品の整理等の日常生活上の世話など
問題行動関連介助	徘徊,不潔行動等の行為に対する探索,後始末等の対応
機能訓練関連行為	嚥下や歩行訓練等の身体機能の訓練およびその補助
医療関連行為	呼吸管理,褥瘡処置の実施等の診療の補助など

Step1. 正しいものには○,間違っているものには×を( )に記入せよ.
　介護認定の一次判定は,コンピュータにより行う.( )

Step2. ( )に適切な語句を記入せよ.
　介護認定の一次判定は,( )により行う.

答え　【Step1】○,【Step2】コンピュータ

21 介護審査会の委員は, だれが任命するのか.

　介護認定審査会（市町村ごと）は，申請に基づき介護認定の審査判定を行う機関である．介護認定審査会は，保健，医療，福祉の学識経験者で構成されている．委員の定数は 5 人を標準に，市町村の条例で定めている．介護認定審査会の委員の任期は 2 年である．委員には，審査についての守秘義務が課せられている．

　介護審査会は，医師，保健師，訪問調査員など 5 人で構成され，委員は医師会など各関係団体からの推薦により，市町村長（特別区は区長）が任命する．任期は 2 年で再任も可能である．

認定審査会委員構成例
（介護審査委員は市町村長が任名する）

市町名	医　療	保　健	福　祉	計
○○市	医師…28 人 歯科医師…1 人 薬剤師…2 人	看護師…14 人 歯科衛生士…1 人	介護福祉士…8 人 社会福祉主事…3 人 社会福祉士…2 人 精神保健福祉士…1 人 介護支援専門員…1 人 管理栄養士…2 人	63 人
△△市	医師…6 人 歯科医師…1 人 薬剤師…1 人	保健師…2 人	施設長…3 人 介護支援専門員…1 人	14 人
□□町	医師…4 人	保健師…3 人 看護師…3 人 理学療法士…2 人	社会福祉士…1 人	13 人
○△町	医師…5 人	保健師…2 人 作業療法士…1 人 看護師…2 人 歯科衛生士…1 人	施設長…2 人 福祉従事者…1 人	14 人

Step1. 正しいものには○，間違っているものには×を（　）に記入せよ．
　介護認定審査会の委員は，市町村区長が任命する．（　）

Step2. （　）に適切な語句を記入せよ．
　介護認定審査会の委員は，（　）が任命する．

答え　【Step1】○，【Step2】市町村区長

22 介護認定結果に不服がある場合は，どうするのか．

　認定結果により，非該当・要支援1・2と認定された場合は地域包括支援センター介護予防ケアプランを，要介護1～5と認定された場合は，居宅介護支援事業者の介護支援専門員（ケアマネジャー）がケアプランを作成する．認定結果に不服がある場合は，不服申し立てを都道府県介護保険審査会に提出する．介護保険審査会は，各都道府県に設置されている．この審査会は，都道府県区域内の市町村で行った処分に対する不服申し立ての審理裁決を執行している．

　介護保険審査会は，介護保険の保険料の徴収や給付の決定などに不服があった場合に，被保険者が審査を請求する機関のことである．これは，介護保険法において，被保険者の不服に対する審査を行うために各都道府県に設置することが定められており，この審査会は，行政不服審査法に基づく審査を行う地方自治法上の都道府県の付属機関と位置づけられている．

審査会名	所属	任命者	任期
介護保険審査会	各都道府県	委員は知事が任命	3年

介護保険審査会が不服に対する審査を行う

Step1. 正しいものには○，間違っているものには×を（　）に記入せよ．
介護認定の判定結果に不満がある場合は，厚生労働省に不服申し立てを行う．（　）

Step2. （　）に適切な語句を記入せよ．
介護認定の判定結果に不満がある場合は，（　）に不服申し立てを行う．

答え　【Step1】×（厚生労働省 → 都道府県介護保険審査会），【Step2】都道府県介護保険審査会

23 社会保障給付の内容を説明し，課題を指摘せよ．

　社会保障給付費とは，ILO が定めた基準に基づき，社会保険や社会福祉などの社会保障制度を通じて，1 年間に国民に給付される金銭またはサービスの合計額のことである．この給付費の範囲は，ILO（国際労働機関）が国際比較上定めた社会保障の基準に基づいて決定されている．

　社会保障給付費は，2008 年（平成 20 年）で総額 95.7 兆円であるが，「医療」「年金」「福祉その他」の部門別に分類してみると，「医療」が 29.8 兆円で総額に占める割合は 31.1％，「年金」が 50.5 兆円で 52.8％，「福祉その他」が 15.4 兆円で 16.1％ であった．

　65 歳以上の高齢者人口は年々増加し，2,958 万人（内閣府：高齢社会白書 2010 年（平成 22 年）10 月 1 日現在）にのぼり，高齢化率は 23.1％ と，人口，割合ともに過去最高となった．そして，社会保障給付費に占める年金の増大が著しい．

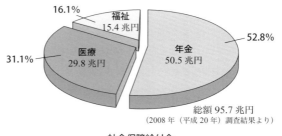

社会保障給付金

Step1. 次の選択肢のうち，正解の番号を（　）に記入せよ．
　社会保障給付について，正しいのはどれか．（　）
　　a．65 歳以上の高齢化率（2010 年（平成 22 年））は 23.1％ になっている．
　　b．社会保障給付費のうち，年金が 52.8％ を占めている．
　　c．課題は，年金給付の減少および国民医療費の増大である．
　　1．（a，b）　　2．（a，c）　　3．（b，c）

Step2. （　）に適切な語句を記入せよ．
　社会保障給付について，社会保障給付費のうち（　）が 52.8％ を占めている．

答え ☞【Step1】1（c．年金給付の減少 → 増大），【Step2】年金

24 地域医療計画とはなにか，基準病床数とはなにか．

　地域医療計画とは，限られた医療資源を有効に活用し，質の高い医療を実現するため，都道府県が医療提供の体制確保に関する計画（医療計画）を作成し，5年ごとに見直すことである．つまり，地域の医療機関等の役割分担や連携体制を明確にし，地域全体で切れ目なく必要な医療を提供する体制を整備することを目的としている．また，都道府県は，5疾病（がん，脳卒中，急性心筋梗塞，糖尿病，精神疾患）・5事業（救急医療，災害時における医療，小児医療，周産期医療，へき地の医療）ごとに，必要となる医療機能を定めたうえで，それぞれの医療機能を担う医療機関を明示し，地域の医療連携体制を構築している．

　1985年（昭和60年）の第一次医療法改正時には，二次医療圏ごとに基準病床数を設定し，偏在の是正を目的とした医療計画制度がスタートした．その後20年経って医療計画が大幅に見直され，5疾病・5事業を中心とした医療連携が計画に組み込まれることになった．

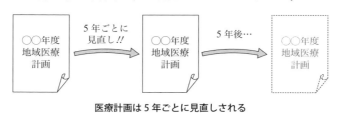

医療計画は5年ごとに見直しされる

Step1. 次の選択肢のうち，正解の番号を（　）に記入せよ．

地域医療計画について，誤りはどれか．（　　）
1. 各地域の計画は，都道府県がインターネットで公開している．
2. 一次医療圏は医療法による定めはない．
3. 療養病床および結核病床は，二次医療圏ごとに基準病床数が定められている．

Step2. （　）に適切な語句を記入せよ．

地域医療計画について，療養病床および一般病床は，（　　）ごとに基準病床数が定められている．

答え 【Step1】3（3．結核病床 → 一般病床），【Step2】二次医療圏

25 新臨床研修医制度を概説せよ．

1968年（昭和43年）実地修練制度を廃止し，臨床研修制度を創設した．大学医学部卒業直後に医師国家試験を受験し，医師免許取得後も2年以上の臨床研修を行うように努めるものとするとされたが，この時は努力規定であった．

2004年（平成16年）新医師臨床研修制度が始まり，診療に従事しようとする医師は，2年以上の臨床研修を受けなければならないとされ，臨床研修が必修化された．必修化の背景には，①地域医療との接点が少なく，専門の診療科に偏った研修が行われ，「病気は診るが，人は診ない」と評されていたこと，②多くの研修医について，処遇が不十分（月10万円程度）であり，アルバイトをせざるをえず，研修に専念できない状況であったこと，③出身大学やその関連病院での研修が中心で，研修内容や研修成果の評価が十分に行われてこなかったこと，などがある．

医師の臨床研修の必修化にあたっては，医師としての人格を涵養し，プライマリ・ケアの基本的な診療能力を修得する（スーパーローテイト方式）とともに，アルバイトせずに研修に専念できる環境を整備することを基本的な考え方として，制度が構築された．しかし，これを機会に臨床研修病院で研修を受ける医師が増え，大学へ戻る研修医が減ってしまったため，大学の医師不足（とくに小児科，産婦人科）を招いてしまうことになった．

臨床研修医在籍状況の推移

区分	平成15年度 研修医数	比率	平成16年度 研修医数	比率	平成17年度 研修医数	比率	平成18年度 研修医数	比率	平成19年度 研修医数	比率
臨床研修病院	2,243	27.5	3,262	44.2	3,824	50.8	4,266	55.3	4,137	54.7
大学病院	5,923	72.5	4,110	55.8	3,702	49.2	3,451	44.7	3,423	45.3
計	8,166	100	7,372	100	7,526	100	7,717	100	7,560	100

（厚生労働省医政局より）

1946年（昭和21年） 実地修練制度（いわゆるインターン制度）の創設	● 研修医は，約13,500人（2学年分，対象者数の87%），その7割が大学病院で，3割が臨床研修病院で研修を実施（平成13年度）． ● 研修医の4割程度が，出身大学（医局）関連の単一診療科によるストレート方式による研修を受けていた． ● 幅広い診療能力が身に付けられる総合診療方式（スーパーローテイト）による研修を受けていた研修医は少なかった． ● 2004年，診療に従事しようとする医師は，2年以上のスーパーローテイト方式による臨床研修を受けなければならないとされた（必修化）．
1968年（昭和43年） 実地修練制度の廃止，臨床研修制度の創設．（努力規定）	
2004年（平成16年） 新医師臨床研修制度の開始（必修化）	

臨床研修の必修化

Step1. 次の選択肢のうち，正解の番号を（ ）に記入せよ．

臨床研修医制度について，正しいのはどれか．（ ）
 a．スーパーローテイト方式がとり入れられた．
 b．臨床研修が任意化された．
 c．大学の医師派遣機能が低下し，医師不足を顕在化させた．
 1．(a, b)　　2．(a, c)　　3．(b, c)

Step2. （ ）に適切な語句を記入せよ．

臨床研修医制度に義務化により，（ ）の医師派遣機能が低下し，医師不足を顕在化した．

Memo

答え 【Step1】2（b．任意化 → 義務化），【Step2】大学

26 病院の類型について説明せよ．

　医療法による病院の種類は，①精神科病院，②結核療養所，③一般病院の3つがある．病院の機能による類型では，厚生労働大臣が承認する特定機能病院と，都道府県知事が承認する地域医療支援病院とがある．

　特定機能病院については，高度の医療の提供，高度の医療技術の開発および評価および高度の医療に関する研修の3つの機能（3機能）からとくに専門的な役割を担う医療機関を，特定機能病院として承認される．

　地域医療支援病院については，紹介患者に対する医療の提供，医療機器の共同利用の実施，救急医療の提供および地域の医療従事者に対する研修の実施の4つの機能（4機能）を考慮して承認される（2012年（平成24年）では，特定機能病院数84，2011年（平成23年）地域医療支援病院数340）．

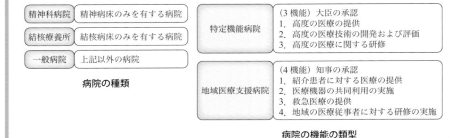

病院の種類　　　　　　　　　　　　　　　　病院の機能の類型

Step1. 次の選択肢のうち，正解の番号を（　）に記入せよ．

病院機能について，正しいのはどれか．（　）
1. 精神科病院および結核療養所は一般病院である．
2. 地域医療支援病院は，高度の医療を提供する．
3. 特定機能病院は，厚生労働大臣が承認する．

Step2. （　）に適切な語句を記入せよ．

一般病院とは，（　）および結核療養所以外の病院をさす．

答え　【Step1】3（1．一般病院は精神科病院および結核療養所を除く，2．地域医療支援病院→特定機能病院），【Step2】精神科病院

27 医療施設の整備状況についてポイントをまとめよ.

　日本の医療施設は人口あたりの病床数は多いが，病床あたりの医療従事者数が少ない（医師数では欧米の3分の1）．急性期病院の外来に患者が集中して病院勤務医の労働環境が悪化する問題や，全国的な地域間，同じ都道府県の中での医療機関や診療科の偏在も問題となっている．外来診療における診療所と病院の役割分担，都道府県を中心とした医師派遣機能（これまでは大学を中心としていた）の構築が短期的な対応として挙げられている．

　病床数では，医療計画導入以降上昇傾向に歯止めがかかっているが，高齢者では在院日数と医療費（入院費）の相関性が高く，地域（医療）連携クリニカルパスの導入で，在院日数の短縮が図られている．

医療提供体制各国の比較

（1,000人当たり）	病床数	医師数	看護数	平均在院日数
日　本	13.1	12.5	43.5	31.8
ドイツ	9.3	37.6	99.8	12
フランス	8.5	35.2	69.7	10.8
英　国	4.2	40.7	120	9.8
米　国	3.7	71.6	221	7.5

（日本は厚生省調べ，諸外国はOECD Health Data 2000より）

Step1. 次の選択肢のうち，正解の番号を（　）に記入せよ．
医療施設の整備について，正しいのはどれか．（　）
 a. わが国では，病床あたりの医療従事者数も人口あたりの病床数も少ない．
 b. 都道府県を中心とした医師派遣機能の構築が求められている．
 c. 在院日数の短縮が図られている．
 1.（a, b）　　2.（a, c）　　3.（b, c）

Step2. （　）に適切な語句を記入せよ．
　医療施設の整備について，わが国では，人口あたりの病床数は多いが，病床あたりの（　）数が少ないのが特徴である．

答え　【Step1】3（a. 病床数は多い），【Step2】医療従事者

28 5疾病5事業とはなにか，列挙せよ．

医療計画は，1985年（昭和60年）の第一次医療法改正で導入された制度であるが，この時の目的は偏在の是正であったため，病床数の割り当てが行われた．2006年（平成18年）の第五次医療法改正では20年ぶりに医療計画が大幅に見直され，計画の中に医療連携が組み込まれた．医療連携は当初4疾病5事業と称していたが，その後，2011年（平成23年）には精神疾患が追加になり5疾病5事業となった．

5疾病（がん，脳卒中，糖尿病，心筋梗塞，精神疾患）は，いわば日本人にとっての重大な疾病であり，連携を組んで国全体が解決に取り組む必要がある疾病であるといえる．また5事業（救急，災害，小児，周産期，へき地医療）は，日本において社会問題化している医療であり，社会全体で対策していかなければならない．この対策に都道府県は，具体的な病院名をあげて連携を組むことになった．

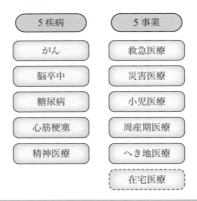

Step1. 次の選択肢のうち，正解の番号を（ ）に記入せよ．

医療計画に定める5疾病とは，がん，脳卒中，（ ），急性心筋梗塞，精神疾患である．

　　1. 糖尿病　　2. 高血圧　　3. 高脂血症

Step2. （ ）に適切な語句を記入せよ．

医療計画に定める5疾病とは，がん，脳卒中，（ ），急性心筋梗塞，精神疾患である．

答え　【Step1】1，【Step2】糖尿病

29 被保険者資格証明書とはなにか.

　国民健康保険において，被保険者が保険料を未納した場合，市町村から保険証の返還が求められる．そして，保険証の代わりに市町村からは被保険者資格証明書が交付される．しかし，資格証明書による受診は医療機関の窓口で10割の自己負担が求められるため，実際には無保険と同じような状態になってしまう．

　バブル経済が破たんした直後に企業の倒産が相次ぎ，夜逃げして国民健康保険料が払えない者が15万人ほどいた．その後，政府の発表では資格証明証発所帯数は，2006年（平成18年）で約35万所帯にのぼる．1所帯平均の人数は2人弱であるので，約70万人が無保険者状態になっている．支払遅延を含めた滞納世帯にいたっては480万世帯，1,000万人近くにもなるといわれている．

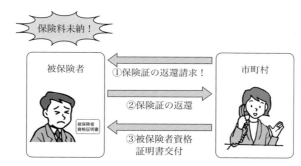

被保険者資格証明は10割自己負担

Step1. 次の選択肢のうち，正解の番号を（　）に記入せよ．
医療保険について，誤りはどれか．（　）
　a. 国民皆保険の財源は，税と保険料である．
　b. 保険者は，政府管掌と組合等管掌がある．
　c. 被保険者資格証明書による受診は7割負担となる．
　1.（a, b）　　2.（a, c）　　3.（b, c）

Step2. （　）に適切な語句を記入せよ．
医療保険について，被保険者資格証明書による受診は（　）負担となる．

答え　【Step1】1（c．7割負担 → 10割負担），【Step2】10割

30 協会けんぽおよび組合健保の保険料はどうなっているか.

　全国健康保険協会において被保険者が支払う保険料は，事業主と被保険者が 50% ずつ負担しているが，保険料率は 2009 年（平成 21 年）9 月分から都道府県ごとに異なっている．保険料は，被保険者の標準報酬月額および標準賞与額に保険料率（約 10% 前後）を乗じた額となる（2013 年（平成 25 年）度でもっとも負担の低い県が長野県，負担の高い県が佐賀県）．

　健康保険組合において被保険者が支払う保険料は，保険料率と保険料の負担割合を 30 〜 100/1,000（3 〜 10%）の範囲内で組合が独自に決めることができる．原則として事業主と被保険者が 50% ずつ負担するが，事業主の負担割合を増やすことができる．たとえば，トヨタ自動車の場合は，トヨタの健康保険組合が定めている保険料率が 8.30% で，会社 5.31%，本人 2.99% の負担（2013 年）となっている．

協会けんぽの（都道府県単位）保険料率　平成 25 年度

北海道	10.12%	滋賀県	9.97%	東京都	9.97%	香川県	10.09%
青森県	10.00%	京都府	9.98%	神奈川県	9.98%	愛媛県	10.03%
岩手県	9.93%	大阪府	10.06%	新潟県	9.90%	高知県	10.04%
宮城県	10.01%	兵庫県	10.00%	富山県	9.93%	福岡県	10.12%
秋田県	10.02%	奈良県	10.02%	石川県	10.03%	佐賀県	10.16%
山形県	9.96%	和歌山県	10.02%	福井県	10.02%	長崎県	10.06%
福島県	9.96%	鳥取県	9.98%	山梨県	9.94%	熊本県	10.07%
茨城県	9.93%	島根県	10.00%	長野県	9.85%	大分県	10.08%
栃木県	9.95%	岡山県	10.06%	岐阜県	9.99%	宮崎県	10.01%
群馬県	9.95%	広島県	10.03%	静岡県	9.92%	鹿児島県	10.03%
埼玉県	9.94%	山口県	10.03%	愛知県	9.97%	沖縄県	10.03%
千葉県	9.93%	徳島県	10.08%	三重県	9.94%		

Step1. 次の選択肢のうち，正解の番号を（ ）に記入せよ．

被用者保険について，正しいのはどれか．（ ）
- a. 協会けんぽの保険料率は，全国一律となっている．
- b. 組合管掌健康保険では，法定給付のほか付加給付が認められている．
- c. 組合管掌健康保険の保険料は，一定範囲内で組合が独自に決める．

1. （a，b）　　2. （a，c）　　3. （b，c）

Step2. （ ）に適切な語句を記入せよ．

協会けんぽの保険料率は，2009年（平成21年）9月より（　）ごとに異なっている．

Memo

答え 【Step1】3（a．全国一律 → 都道府県ごとに異なる），【Step2】都道府県

31 在留外国人の健康保険について，説明せよ．

　外国人登録を行って在留資格があり，滞在期間が1年以上と認められる時は，外国人にも地域保険の加入が認められている．在留資格が「短期滞在」の外国人は加入することができない．

> 　在留期間1年以上の「留学」「教授」「文化活動」などの在留資格をもっているすべての外国人は「国民健康保険」に加入する義務がある．外国人登録証明書を持参し，外国人登録をしている市区町村役所の国民健康保険課に加入の申し込みを行う．
> 　加入手続きに必要なものとしては，在留カード（外国人登録証）またはパスポートである．また，日本に90日以上滞在する外国人は，「外国人登録法」の定めるところにより，居住地の市・区役所に登録しなければならない．

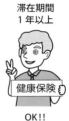

滞在期間
1年以上

健康保険
OK!!

Step1. 次の選択肢のうち，正解の番号を（　）に記入せよ．

地域保険について，正しいのはどれか．（　）
1. 被保険者は，各人が保険料を納付する．
2. 短期滞在の外国人も保険に加入できる．
3. 地域保険の保険料率は，市町村により異なる．

Step2. （　）に適切な語句を記入せよ．

　外国人登録を行って在留資格があり，滞在期間が1年以上と認められる時は，外国人にも（　）の加入が認められている．

答え　【Step1】3（1. 世帯主が納付する．2. 外国人登録をした滞在1年以上の者が加入できる），【Step2】地域保険

32　後期高齢者医療制度の仕組みを説明せよ．

　後期高齢者医療制度（2008年（平成20年）発足）では，都道府県ごとに後期高齢者医療広域連合（その都道府県の区域内の全市町村が加入する広域連合）がおかれ，保険者となることである．これまでの「老人保健法」による老人保健制度（1983年（昭和58年）発足）と大きく異なる点としては，従来は他の健康保険などの被保険者資格を有したまま老人医療を適用していたのに対し，後期高齢者医療制度では適用年齢（75歳以上）になると，現在加入している国保や健保から移行となり，後期高齢者だけの独立した医療制度に組み入れられるという点などがある．

　対象となる被保険者は，広域連合の区域内に住所を有する75歳以上の高齢者，および広域連合の区域内に住所を有する65～74歳の者であって広域連合から障害認定を受けた者である．

　また，2013年（平成25年）4月を目標に新たな制度を施行することが示されたが，実施時期，廃止時期は先送りされた．

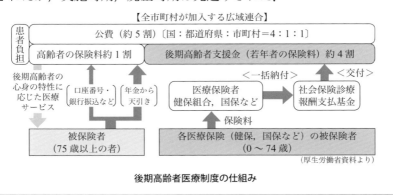

後期高齢者医療制度の仕組み

Step1. 次の選択肢のうち，正解の番号を（　）に記入せよ．
　後期高齢者医療制度について，正しいのはどれか．（　）
　　a. 実施時期，廃止時期は，先送りされた．
　　b. 実施主体は，都道府県である．
　　c. 保険の取扱いは，国民健康保険団体連合会（国保連）が行う．
　　1.（a, b）　　2.（a, c）　　3.（b, c）

Step2. （　）に適切な語句を記入せよ．
　後期高齢者医療制度については，2013年廃止が決まっていたが，（　）された．

答え　【Step1】2（b．都道府県 → 広域連合），【Step2】先送り

33 国民医療費とはなにか，また総額はいくらか．

　国民医療費は，医療機関などにおける保険診療の対象となりうる傷病の治療に要した費用を推計したものである．この費用には，医科診療や歯科診療にかかる診療費，薬局調剤医療費，入院時食事・生活医療費，訪問看護医療費などが含まれる．

　なお，保険診療の対象とならない評価療養（先進医療（高度医療を含む）など），選定療養（入院時室料差額分，歯科差額分など）および不妊治療における生殖補助医療などに要した費用は含まない．また，傷病の治療費に限っているため，①正常な妊娠・分娩に要する費用，②健康の維持・増進を目的とした健康診断・予防接種などに要する費用，③固定した身体障害のために必要とする義眼や義肢などの費用も含まない．

　国民医療費は，平成に入ってからは毎年1兆円ずつ膨張し続けてきた．種々の医療費抑制策にもかかわらず2012年（平成24年）には38兆4,000億円余りに達している．

国民医療費の推移

平成19年度	平成20年度	平成21年度	平成22年度	平成23年度	平成24年度
33.44075093	34.0600294	35.25010006	36.61776026	37.76662117	38.4074012

単位：（兆円）

国民医療費に含まれるものと含まれないもの

- 国民医療費の計算に含まれるもの：診療費（医科・歯科），訪問看護医療費，調剤費
- 国民医療費の計算に含まれないもの：正常な妊娠・分娩，健康診断・人間ドック，大衆薬，美容整形，介護保険適用部分，差額ベッド，歯科材料，移送費補装費，めがねなど，交通費

Step1. 次の選択肢のうち，正解の番号を（　）に記入せよ．

国民医療費2008年（平成20年）の額は，次のうちどれか．（　）
1. 12兆108億円　　2. 34兆8,084億円　　3. 92兆4,116億円

Step2. （　）に適切な語句を記入せよ．

国民医療費2008年（平成20年）の額は，（　）である．

答え　【Step1】2（1. は後期高齢者医療費，3. は一般会計予算額），【Step2】34兆8,084億円

34 医療機関が保険指定を受ける際の過程を説明せよ．

　医療機関が保険指定を受けるには，まず病院の開設許可を知事から受けている必要がある．そしてその許可を受けたもの（指定の同一性）が，地方厚生局長に保険指定の申請を出すことになる．地方厚生局長は地方社会保険医療協議会に諮問し，その答申を受けて保険指定する．指定の有効期間は6年間である．

　指定の同一性とは，医療法に規定する病院もしくは診療所または医薬品医療機器等法に規定する薬局について行われるものであるから，その廃止，開設者の死亡あるいは開設者の変更などにより病院もしくは診療所または薬局としての同一性が失われた場合には，保険医療機関または保険薬局の指定の効力も同時に失われる（1957年（昭和32年）5月15日保発第42号）．

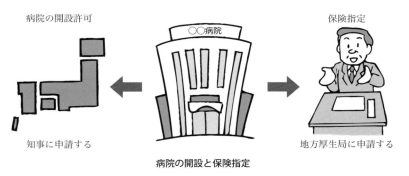

病院の開設と保険指定

Step1. 次の選択肢のうち，正解の番号を（　）に記入せよ．
　保険指定について，正しいのはどれか．（　）
　　a. 地方厚生（支）局長が指定する．
　　b. 指定の有効期間は6年である．
　　c. 申請を受けた地方厚生（支）局長は，中医協に諮問する．
　　1．(a, b)　　2．(a, c)　　3．(b, c)

Step2. （　）に適切な語句を記入せよ．
　保険指定について，申請を受けた地方厚生（支）局長は（　）に諮問する．

答え　【Step1】1（c．中医協（中央社会保健医療協議会）→ 地方社会保険医療協議会），
　　　【Step2】地方社会保険医療協議会

35 保険医療で使える医薬品規定の，例外を説明せよ．

　医師（歯科医師）は，療養の給付として用いる医薬品や歯科材料は，厚生労働大臣の定める医薬品以外の薬物を患者に施用し，または処方することはできない．療養担当規則には，保険医の守るべき規則として，「厚生労働大臣の定める医薬品以外の薬物を患者に施用し，又は処方してはならない」と記載されている．厚生労働大臣の定める医薬品とは，医薬品医療機器等法で承認され，薬価基準に収載された医薬品をさす．したがって薬価基準に収載されていない医療用医薬品のバイアグラやピル，あるいは一般用医薬品などは保険医療では使用できない．

　例外として，評価療養や選定療養で用いられる実費負担の医薬品については，保険外併用療養費により使用が認められている．

薬価基準収載品目の数

区分	内用薬	注射薬	外用薬	歯科用薬剤	計
品目数	9,934	3,951	2,540	26	16,451

●評価療養（7種類）
・先進医療
・医薬品の治験に係る診療
・医療機器の治験に係る診療
・医薬品医療機器等法承認後で保険収載前の医薬品の使用
・医薬品医療機器等法承認後で保険収載前の医療機器の使用
・適応外の医薬品の使用
・適応外の医療機器の使用

●選定療養（10種類）
・特別の療養環境（差額ベッド）
・歯科の金合金等
・金属床総義歯
・予約診療
・時間外診療
・大病院の初診
・小児う触の指導管理
・大病院の再診
・180日以上の入院
・制限回数を超える医療行為

例外として保険外併用療養費により使用が認められているもの

Step1. 次の選択肢のうち，正解の番号を（　）に記入せよ．
診療の具体的方針について，誤りはどれか．（　）
1. 医師は，厚生労働大臣の定める医薬品以外は保険医療では使えない．
2. 厚生労働大臣の定める医薬品とは，薬価基準収載品を指す．
3. 例外として評価療養に用いる医薬品は保険適用となる．

Step2. （　）に適切な語句を記入せよ．
　医師は，厚生労働大臣の定める医薬品以外は保険医療では使えないが，厚生労働大臣の定める医薬品とは（　）をさす．

答え　【Step1】3（3．保険適用 → 実費負担），【Step2】薬価基準収載品

36 保険給付の種類と範囲について要点をまとめよ.

　医療給付の種類は，健康保険に代表される「療養の給付」（医療給付）だけではなく，その対象外となる入院に伴う費用や出産，埋葬などに関する給付も広く含まれている（健康保険法第52条～55条ほか）．たとえば出産の場合は，1子につき42万円の出産祝い金が保険者から被保険者に支払われる．また，その受給権は，譲渡，担保，差押さえの対象とすることはできない（健康保険法第61条）．さらに医療保険給付として支給されたものは，税金算出の金額からは除かれる（健康保険法第62条）．

医療保険の給付内容

医療給付	療養の給付	食事療養費，入院時生活療養費，保険外併用療養費など
現金給付	出産育児一時金	出産につき原則42万円
	埋葬料	定額5万円
	傷病手当	最長1年6か月，標準報酬日額の3分の2
	出産手当金	出産後56日まで標準報酬日額の3分の2

（受給権の保護）
第61条　保険給付を受ける権利は，譲り渡し，担保に供し，又は差し押さえることができない．

（租税その他の公課の禁止）
第62条　租税その他の公課は，保険給付として支給を受けた金品を標準として，課することができない．

受給権の保護など

Step1. 次の選択肢のうち，正解の番号を（　）に記入せよ．

保険給付について，正しいのはどれか．（　）
　a. 国民健康保険では，業務上の疾病についても保険給付される．
　b. 保険給付の受給権は，譲渡，担保，差押さえできない．
　c. 出産手当金は，高額なため税金控除の対象とはならない．
　1.（a, b）　2.（a, c）　3.（b, c）

Step2. （　）に適切な語句を記入せよ．

　国民健康保険の事業主は（　）に加入できないため，国民健康保険では業務上の疾病についても保険給付される．

答え　【Step1】1（c. 保険給付されたものは税金控除となる），【Step2】労災保険

37 診療報酬の改定は，どのように行われるか．

　診療報酬改定（2年ごと）の流れは，①予算編成過程を通じて内閣が決定した「改定率」を所与の前提として，②社会保障審議会（社保審）の医療保険部会および医療部会において策定された「基本方針」に基づき，③中央社会保険医療協議会（中医協）において具体的な診療報酬点数の設定などにかかわる審議を行い実施される．

　中医協は，支払側委員7名，診療側委員7名，公益代表委員6名の三者構成（委員長は公益代表から選ばれる）となっている．中医協委員の任期は2年で，1回の更新が認められている．中医協委員と専門委員の名簿や，中医協で審議された内容の議事録は，厚生労働省のホームページに公開されている．

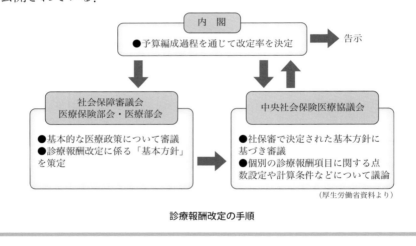

（厚生労働省資料より）

診療報酬改定の手順

Step1. 次の選択肢のうち，正解の番号を（　）に記入せよ．
　診療報酬改定について，正しいのはどれか．（　）
　　a. 厚生労働大臣は中医協に諮問する．
　　b. 中医協は，診療側委員7名，支払側委員7名，公益代表7名で構成される．
　　c. 改定は2年ごとに行われている．
　　1.（a, b）　　2.（a, c）　　3.（b, c）

Step2. （　）に適切な語句を記入せよ．
　中医協は，診療側委員7名，支払側委員7名，（　）6名で構成される．

答え 【Step1】2（b. 公益代表7名→6名），【Step2】公益代表

38 薬価基準はだれが定めたものか,また品目表と価格表とはなにか.

　診療報酬改定の手続は,厚生労働大臣の諮問機関である中央社会保険医療協議会(中医協)の議論を踏まえて,国の予算案を作成する際に診療報酬全体の平均改定率が決められている(健康保険法第82条).その後,個々の診療報酬の点数について,中医協の答申を受けて,厚生労働大臣が決める.診療報酬は(薬価などの改定と併せて)ほぼ隔年で改定されている.

　薬価基準は,保険医療に使用できる医薬品の「品目」と「価格」を厚生労働大臣が定めたものであり,「価格表」と「品目表」の性格をもっている.すなわち,価格は請求金額を定めたもので,品目は保険医療に使用できる医薬品を掲載したものである.薬価基準に収載されていない医薬品(たとえば,バイアグラやピルなど)は保険が効かない.

価格表	薬価基準は保険医療で使用した薬剤の費用の請求額を定めたもので,「価格表」の性格を有する
品目表	保険医または保険薬剤師は,原則として薬価基準収載品以外の医薬品を使用してはならない

価格表と品目表

Step1. 次の選択肢のうち,正解の番号を( )に記入せよ.
　医療用医薬品の薬価を定めるのは,次のうちだれか.( )
　1. 厚生労働大臣　　2. 製薬企業　　3. 財務省

Step2. ( )に適切な語句を記入せよ.
　薬価基準は,保険医療に使用できる医薬品の品目と価格を( )が定めたものである.

答え 【Step1】1,【Step2】厚生労働大臣

39 薬価基準の収載方式について，ポイントを述べよ．

　1966年（昭和41年）まで，統一収載といわれ，同一成分・規格のものすべてが同一価格で保険適用となっていた．ところが当時，後発医薬品の中には市場参入の遅れを取り戻そうと，薬価基準よりもはるかに安価に供給するものも現れ，薬価差問題が発生した．1967年（昭和42年）に，従来の収載方式を改め，統一収載の価格と併せて銘柄名を併記するようになったため，併記されない銘柄の製品は健康保険で使用できなくなった．これは統一限定列記収載といわれた．しかし，限定された中での競争は一段と激化し，製品の無償添付を行うものも現れ，薬価基準に列記されなかった製品名を列記された製品名で保険請求するという，いわゆる代替請求が発生し，大きな問題となった．

　こうした事態の解決のために個別の銘柄にそれぞれの価格を設定するようになり，1979年（昭和54年）から現行の銘柄別収載に変更された．これにより保険薬価のうえからも先発医薬品と後発医薬品との区別が明示されるようになったのである．

銘柄別収載方式	新薬として製造販売承認を得た医療用医薬品や，初めて薬価収載された後発医薬品など
統一名収載方式	売上げの少ない後発医薬品や日本薬局方に収載されている多くの医薬品

薬価収載時期の目安
（新医薬品の収載は年4回である）

承認	1月	4月	7月	10月
収載	3月	6月	9月	12月
GE	5月		11月	

Step1. 次の選択肢のうち，正解の番号を（　）に記入せよ．
薬価基準について，正しいのはどれか．（　）
　a. 体外診断薬は収載されている．
　b. 後発医薬品は統一名収載方式で収載される．
　c. 新医薬品の収載は年4回である．
　1．(a, b)　　2．(a, c)　　3．(b, c)

Step2. （　）に適切な語句を記入せよ．
薬価基準について，新医薬品の収載は年（　）回である．

答え　【Step1】3（a. 収載されていない），【Step2】4

40　薬価基準の収載手続きを説明せよ．

　承認取得後，薬価基準収載を希望する製薬企業は，所定の申請書類に資料を添えて，新医薬品，報告品目，新キット製品，ジェネリック医薬品ごとに定められた期間内（承認後60日以内，遅くとも90日以内）に厚生労働省へ提出する．

　新医薬品の場合，厚生労働省（経済課）は当該製薬企業に対してヒアリングを行った後，医療課に資料を回す．医療課はその資料に基づき算定原案を作成し，中央社会保険医療協議会（中医協）の下部組織である「薬価算定組織」に提出する．そこで検討された後，算定組織は算定案を作成する．この段階でメーカーへ内示される．不服がない場合は，算定案は中医協へ提出され，審議のあとに承認される．その後，厚生労働大臣が決定して告示する．

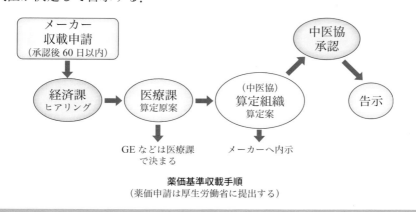

薬価基準収載手順
（薬価申請は厚生労働省に提出する）

Step1. 次の選択肢のうち，正解の番号を（　）に記入せよ．
薬価収載申請書を提出する先は，次のうちどれか．（　）
　1．中医協　　2．厚生労働省　　3．総合機構

Step2. （　）に適切な語句を記入せよ．
薬価収載申請書類を提出する先は，（　）である．

答え　【Step1】2，【Step2】厚生労働省

41 類似薬効比較方式を説明せよ，類似薬を選定する観点はなにか．

　わが国の薬価算定方式は，類似薬効比較方式を原則としている．類似薬がないものについては，原価計算方式を採っている．米国の場合は，公定価格はなく，個々の保険者と製薬会社との交渉に任されている．英国では，製薬企業の利益率に枠をはめ，間接的に薬価の上限を定める制度で運用されている．ドイツでは，同系統の効能ごとに保険負担の上限を定める参照価格制度があり，フランスでは，医療上の有用性や既存薬からの医療上の改善度を判定して薬価に反映させる制度が採られている．

　類似薬効比較方式は，基本的に効能・効果，薬理作用，構造式の3つの観点から，新医薬品に類似すると考えられる既収載医薬品を比較対照薬として選定し，1日通常最大用量による薬価比較を行い，1日あたりの薬価が比較対照薬と同じになるように算定する．そのあと新医薬品の画期性，有用性，市場性，小児の4つのメリットについて評価を行い，必要に応じて補正加算が行われて薬価が決定する．

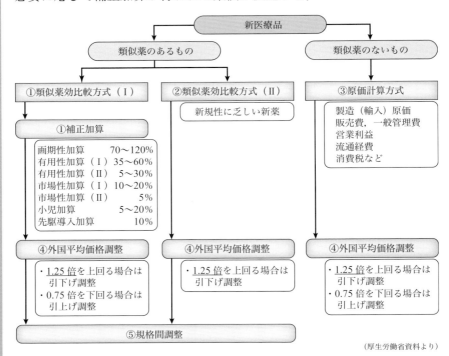

（厚生労働省資料より）

類似薬効比較方式（補正加算が行われる）

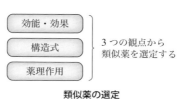

類似薬の選定

Step1. 次の選択肢のうち，正解の番号を（　）に記入せよ．

類似薬効比較方式において，類似の観点は基本的に効能・効果，薬理作用，（　）である．

　　1．用法・用量　　2．構造式　　3．分子式

Step2. （　）に適切な語句を記入せよ．

類似薬効比較方式において，類似の観点は基本的に効能・効果，薬理作用，（　）である．

Memo

答え 【Step1】2，【Step2】構造式

42 地域包括支援センターとはなにか.

　地域における介護相談の最初の窓口となるのが地域包括支援センターであり，地域包括支援センターは，原則市町村に1ヵ所以上設置することになっているが，定数に決まりはなく，市町村によっては10ヵ所以上配置している所もある（複数の市町村が広域連合を組織し共同で設置する場合もある）．なお，地域包括支援センターが担当する地域を日常生活圏域という．各センターには，専門職員として社会福祉士・保健師・主任ケアマネジャーが配置され，主に地域内に住む高齢者の「総合相談」，「介護予防」，「サービスの連携・調整」などの業務を行っている．

　要介護認定の判定で「非該当」となった高齢者を対象に，市町村が実施するサービスは，大きく3つの事業がある．

- ・介護予防事業（特定高齢者施策，一般高齢者施策など）
- ・包括的支援事業（介護予防ケアマネジメントなど）
- ・任意事業（成年後見制度利用支援など）

　介護保険サービスのうち，要支援者を対象に，今よりもさらに要介護度が重度になることを防止するため，介護予防マネジメントを行う介護予防サービスも日常生活圏域で行われる．

地域包括支援センターとは

　2006年（平成18年）4月，介護保険法が改正になり，各市町村では地域包括支援センターを設置した．

　地域包括支援センターとは，地域住民の心身の健康の維持，生活の安定，保険・福祉・医療の向上と増進のため必要な援助，支援を包括的に担う地域の中核機関である．

Step1. 次の選択肢のうち，正解の番号を（　）に記入せよ．

介護予防ケアマネジメントを行うのは，次のうちどれか．（　）

1. 地域包括支援センター　　2. 居宅介護支援事業所
3. 介護老人保健施設

Step2. （　）に適切な語句を記入せよ．

（　）が介護予防ケアマネジメントを行い，介護が必要になったら居宅介護支援事業所がケアマネジメントを行う．

答え　【Step1】1（2. はケアマネジメントを行う，3. は介護三施設の1つ），【Step2】地域包括支援センター

43 介護保険の保険者，保険料について概説せよ．

　介護保険制度から，介護保険サービス事業の事業者に対して支払われる報酬の公定価格のことを介護報酬というが，「介護報酬の単位数」は，医療保険の診療報酬の点数（1点＝10円）に該当するものであるとされており，「地域ごとの1単位の介護報酬単価」は現在（2012年（平成24年）4月より），10～11.26円までの範囲に設定されている．

　実際に介護サービスを提供した事業者は，その提供した介護サービスの種類ごとの「介護報酬の単位数」の合計を算出し，それに「地域ごとの1単位の介護報酬単価」を乗じて売価を算定することになっている．

　介護保険サービス事業の事業者は，要介護の事業については居宅介護支援事業者から，要支援の事業については地域包括支援センターから「サービス提供票」を受け取り，この「サービス提供票」を基にして介護サービスの提供を行う．

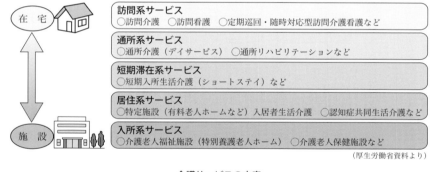

介護サービスの内容
（厚生労働省資料より）

Step1. 次の選択肢のうち，正解の番号を（　）に記入せよ．
介護保険について，正しいのはどれか．（　）
　a. 保険者は都道府県である．
　b. 保険料は原則として年金天引き（特別徴収）される．
　c. 介護報酬は，介護報酬単位に地域別単位を乗じた額で算定する．
　1.（a, b）　2.（a, c）　3.（b, c）

Step2. （　）に適切な語句を記入せよ．
介護報酬は，介護報酬単位に（　）を乗じた額で算定する．

答え　【Step1】3（a．都道府県 → 市町村），【Step2】地域別単位

44 わが国の社会保障制度の，基本的な考え方を概説せよ．

　わが国の社会保障制度についての基本的な考え方を最初に示したのは，社会保障制度審議会の1950年（昭和25年）の勧告であった．勧告では，「社会保障制度とは疾病，負傷，分娩，廃疾，死亡，老齢，失業，多子その他の困窮の原因に対し，保険的方法または直接公の負担において経済保障の途を講じ，生活困窮に陥った者に対しては，国家扶助によって最低限の生活を保障するとともに，公衆衛生および社会福祉の向上を図り，もってすべての国民が文化的社会の成員たるに値する生活を営むことができるようにすること」としている．

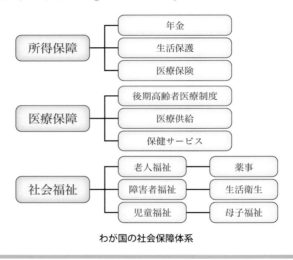

わが国の社会保障体系

Step1. 次の選択肢のうち，正解の番号を（　）に記入せよ．

　正しいのはどれか．（　）

　社会保障制度は，国民の生活を支える社会基盤として，年金，（　），福祉その他の給付を社会保険，公費負担あるいは公的扶助の形で行うことにより，国民のセーフティネットとなっている．

　　1. 介護　　2. 教育　　3. 医療　　4. 労災保険　　5. 住宅

Step2. （　）に適切な語句を記入せよ．

　わが国の社会保障制度についての基本的な考え方を最初に示したのは，（　）の1950年（昭和25年）の勧告であった．

答え　【Step1】3（社会保障の3部門は年金，医療，福祉の3つである），【Step2】社会保障制度審議会

45 医療制度改革大綱とはなにか.

　高齢者医療制度の歩みは，1973年（昭和48年）田中角栄内閣による「老人医療費無料化」政策から始まる．しかし，このあと起こったオイルショックにより日本国は低成長時代へと突入する．膨張する老人医療費に対して，国は老人保健法を制定し，1983年（昭和58年）に老人医療費を各保険者からの拠出金と税金とで賄う老人保健制度をスタートさせたが，老人医療費は膨張を続けたため，小泉内閣は「医療制度改革大綱」を制定するなど，聖域なき財政再建を断行した．この大綱の中には「超高齢化社会を展望した新たな医療保険制度体系の実現」という項目がかかげられ，これに基づき，2008年（平成20年）「後期高齢者医療制度」が施行された．

　2009年（平成21年）民主党の鳩山内閣が発足すると，後期高齢者医療制度の問題点が大いに議論されるところとなり，まもなく廃止が決定されるが，時期は未定となっている．

1973年 (昭和48年)	1983年 (昭和58年)	1999年 (平成11年)	2003年 (平成15年)	2005年 (平成17年)	2008年 (平成20年)
老人医療費無料化					
	老人保健法制定				
		老健拠出金不払運動（高齢化進展）			
			改革基本方針を閣議決定		
				医療制度改革大綱制定	
					後期高齢者医療制度施行

高齢者医療制度のあゆみ

Step1. 次の選択肢のうち，正解の番号を（　）に記入せよ．
医療制度改革について，正しいのはどれか．（　）
- a. 2005年（平成17年）に医療制度改革大綱がとりまとめられた．
- b. 「大綱」では超高齢化社会を展望した医療制度体系を実現するとされている．
- c. 第五次医療法改正が施行された．
- d. 改正では行政による医療情報提供が義務づけられた．

	a	b	c	d
1.	正	正	正	誤
2.	誤	正	誤	正
3.	正	誤	正	誤

Step2. （　）に適切な語句を記入せよ．
医療制度改革について，2005年（平成17年）に（　）がとりまとめられた．

答え　【Step1】1（d．行政 → 医療機関），【Step2】医療制度改革大綱

46 医療安全対策について,ポイントを5つ挙げよ.

　平成18年(2006年)第五次医療法改正において,医療安全対策が大幅に強化された.主な内容は,①都道府県等(都道府県,保健所がある市区)に医療安全支援センターの設置,②医療機関の管理者に安全管理指針の策定および研修の実施,③管理者に手順書の作成とそれに基づく業務の実施,④「院内感染対策のための指針」の策定,⑤行政処分を受けた医師などの再教育制度,の5点である.

　このうちとくに,④の「院内感染対策のための指針」は重要で,多くの内容が盛り込まれている.感染制御の組織化,感染制御チームの設置,標準予防策と感染経路別予防策,手指衛生,職業感染防止(針刺し防止),環境整備と環境微生物調査,医療機器の洗浄・消毒・滅菌,手術と感染防止,新生児集中治療部門での対応,感染性廃棄物の処理,医療機関間の連携,アウトブレイク時の対応など,医療関係者の安全対策に関する負担は大きくなっている.

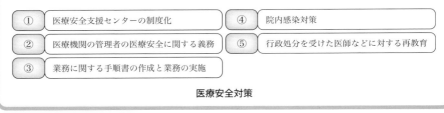

医療安全対策

Step1. 次の選択肢のうち,正解の番号を( )に記入せよ.
医療安全対策について,正しいのはどれか.( )
　a. 医療安全支援センターの設置は市町村ごとに義務づけられている.
　b. 病院,診療所,助産所の管理者には医療安全管理指針の策定が義務づけられた.
　c. 薬局には医薬品安全使用に関する「手順書の作成」などは義務づけられていない.
　d. 医療機関には「院内感染対策のための指針」の策定が義務づけられた.
　1. (a, b)　2. (a, c)　3. (b, c)　4. (c, d)　5. (b, d)

Step2. ( )に適切な語句を記入せよ.
　医療安全対策について,( )には医薬品安全使用に関する「手順書の作成」などが義務づけられた.

答え 【Step1】5(a. 市町村 → 都道府県,市,区,二次医療圏,c. 調剤薬局にも義務づけられている),【Step2】薬局

47　5疾病・5事業および在宅医療の医療連携ネットワークとはなにか．

　第五次医療法改正において，5疾病（がん，脳卒中，急性心筋梗塞，糖尿病，精神疾患），5事業（救急医療，周産期医療，小児医療，へき地医療，災害医療）および在宅医療の，医療体制を構築するにあたり，①必要となる医療機能を明らかにしたうえで，②各医療機能を担う医療機関等の名称，③数値目標を医療計画に記載することが義務づけられた．これらの情報は公開されるため，医療機関にとっては，医療機能がどのように区分され，いずれの機能を担う病院として自院が掲載されるかがとくに重要である．

　病床規制に過ぎないと批判されてきた従来の二次医療圏に対して，5疾病・5事業は，それぞれに対する医療提供体制を提示し，これから重点的に整備していく医療を明確化したうえで地域住民に情報提供する点で画期的である．しかしながら，都道府県の実情に合わせるという名目で，医療機関が所在している都道府県によって，大きく異なる基準が適用されている（全国病院協会報告書より）．

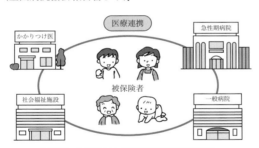

5疾病・5事業ごとの連絡体制を構築する

Step1. 次の選択肢のうち，正解の番号を（　）に記入せよ．
医療計画に定めている5疾病・5事業のうち，5事業ついて誤りはどれか．
（　）
1. 救急医療　　2. 災害医療　　3. 高齢者医療
4. 周産期医療　5. へき地医療

Step2. （　）に適切な語句を記入せよ．
医療計画に定めている5疾病・5事業および在宅医療のうち，5事業とはなにか．
①救急医療，②災害医療，③（　　），④周産期医療，⑤へき地医療

答え　【Step1】3（3. 高齢者医療 → 小児医療），【Step2】小児医療

48 保険外併用療養費とはなにか，説明せよ．

1984年（昭和59年），特定療養費制度がスタートした．この制度は新しい医療技術の出現や医療に対するニーズの多様化に対応して，先進的な医療技術と一般の保険診療の調整を図る制度である．保険診療をベースとして，別途に特別な料金を負担することにより，先端的な医療（高度先進医療）を受けやすくしようというものである．つまり，一般保険診療と共通する部分は特定療養費として保険の対象となり，高度先進医療にかかわる部分だけが特別料金（自費負担）となるというものであった．

2006年（平成18年）10月1日より，特定療養費制度が見直され，保険適用にすべきか評価を行うことが必要な「評価療養」と，患者の選択に任せる「選定療養」とに分ける保険外併用療養費制度となった．いわば評価療養は新しい医療技術に関する内容，選定療養は特別なサービス（たとえば差額ベッド）に関する内容である．

保険外併用療養費の仕組み
差額ベッドの場合

基礎的部分 （入院基本料相当）	上乗せ部分 （差額ベッド料）
保険で給付	患者が払う

評価療養…保険導入のための評価を行うもの
選定療養…保険導入を前提としないもの

●評価療養（7種類）
・先進医療
・医薬品の治験に係る診療
・医療機器の治験に係る診療
・医薬品医療機器等法承認後で保険収載前の医薬品の使用
・医薬品医療機器等法承認後で保険収載前の医療機器の使用
・適応外の医薬品の使用
・適応外の医療機器の使用

●選定療養（10種類）
・特別の療養環境（差額ベッド）
・歯科の金合金など
・金属床総義歯
・予約診療
・時間外診療
・大病院の初診
・小児う触の指導管理
・大病院の再診
・180日以上の入院
・制限回数を超える医療行為

保険外併用療養費

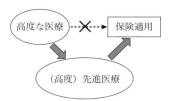

先進的な医療が保険適用になるまでの過渡的な扱い
（保険外併用療養費制度）

Step1. 次の選択肢のうち，正解の番号を（　）に記入せよ．

保険外併用療養費について，正しいのはどれか．（　）
- a. 評価療養と選定療養とがある．
- b. 内容と費用などについては機構のホームページで公開される．
- c. 保険の対象とならない部分については，全額自己負担である．
- d. 一部負担金は高額療養費制度が適用となる．

	a	b	c	d
1.	正	正	正	誤
2.	誤	正	誤	正
3.	正	誤	正	正
4.	誤	正	正	誤
5.	正	誤	誤	正

Step2. （　）に適切な語句を記入せよ．

保険外併用療養費には，評価療養と（　）とがある．

Memo

答え 【Step1】3（b．院内に掲示しなければならない），【Step2】選定療養

49 DPC制度とはなにか，概要を述べよ．

　1983年米国ではレーガン大統領により，医療保険の包括払制度DRG/PPS (Diagnosis Related Goups/Prospective Payment System) が導入された．これにより3年後の1986年を境に医療費の伸びが劇的に抑制された．DRG/PPSの成功は世界に広がり，欧州はいち早く包括払い制度を取り入れることになった．わが国では2003年（平成15年），特定機能病院の一般病床を対象にDPC（Diagnosis Procedure Combination：診断群分類包括評価）制度が導入された．DPCはDRG/PPSとは異なり，包括払いと出来高払いとの組合せで構成されている．

　DPCの包括評価の考え方は，入院基本料を高く設定し，その中に投薬，注射や検査，画像診断，処置などの料金も含むというものである．手術や麻酔，リハビリテーション，病理診断，内視鏡検査などは従来どおり出来高評価となっている．入院基本料は逓減性になっていて，早期退院をうながす仕組みになっている．

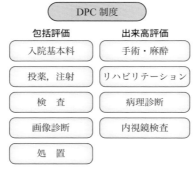

DPCの包括評価と出来高評価

療養病棟入院基本料（点数）の例

	医療区分1	医療区分2	医療区分3
ADL区分1	785	1,191	1,424
ADL区分2	887	1,342	1,705
ADL区分3	934	1,369	1,758

【算定要件】20：1配置

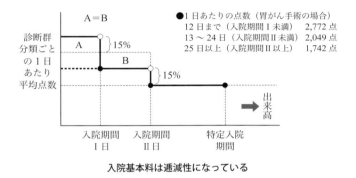

● 1日あたりの点数（胃がん手術の場合）
12日まで（入院期間I未満） 2,772点
13〜24日（入院期間II未満） 2,049点
25日以上（入院期間II以上） 1,742点

入院基本料は逓減性になっている

Step1. 次の選択肢のうち，正解の番号を（　）に記入せよ．

包括払いについて，正しいのはどれか．（　）
a. 療養病棟入院基本料は，医療区分・ADL区分などによって異なる．
b. DPCは包括評価部分のみで構成される．
c. 入院時に医療資源をもっとも投入した傷病名が疾患名となる．
d. 2011年（平成23年）現在約1,449の病院がDPC対象となっている．
1.（a，b）　2.（a，c）　3.（b，c）　4.（c，d）　5.（a，d）

Step2. （　）に適切な語句を記入せよ．

DPCの包括評価には，（　），投薬や注射，検査，画像診断，処置が含まれている．

答え　【Step1】5（b．包括評価と出来高払い，c．入院時→退院時），【Step2】入院基本料

50 診療報酬の審査支払機関とはなにか，また電子レセプトを説明せよ．

　医療機関の診療報酬の請求は，保険者に直接ではなく審査支払機関に対して行う．都道府県ごとにおかれている審査支払機関は，保険者から審査と支払の委託を受けており，保険者は審査支払機関に対し事務手数料を診療報酬明細書（レセプト）1件ごとに約100円支払っている．保険医療機関や保険薬局は，毎月10日を提出期限として，審査支払機関に電子レセプト（2015年（平成27年）からは義務化）をオンラインで提出する．
　審査支払機関には，国民健康保険と後期高齢者医療を扱う国民健康保険団体連合会（国保連）と，それ以外（協会けんぽ，組合健保，共済組合，医療扶助など）を扱う社会保険診療報酬支払基金（支払基金）とがある．レセプトのうち高額なもの（医科40万点，歯科20万点，調剤4,000点以上）は，特別審査委員会で特別に審査される（重点審査は8万点以上）．

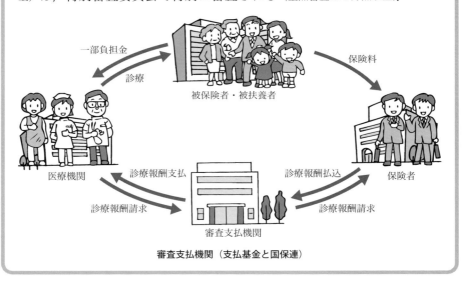

審査支払機関（支払基金と国保連）

Step1. 次の選択肢のうち，正解の番号を（　）に記入せよ．

診療報酬の審査支払について，正しいのはどれか．（　）
   a. 審査支払機関には，支払基金と国保連がある．
   b. 審査支払の手数料は，医療機関が払う．
   c. 重点審査は8万点以上，特別審査は20万点（医科）以上となっている．
   d. 2015年（平成27年）からは電子レセプト請求が義務づけられた．

	a	b	c	d
1.	正	正	正	誤
2.	誤	正	誤	正
3.	正	誤	正	正
4.	誤	正	正	誤
5.	正	誤	誤	正

Step2. （　）に適切な語句を記入せよ．

診療報酬の審査支払について，重点審査は8万点以上，特別審査は（　）点（医科）以上となっている．

Memo

答え　【Step1】5（b．医療機関 → 保険者，c．20万点 → 40万点），【Step2】40万

練習問題

■ 次の文章で，正しいものには1，間違っているものには2と（　）内に記入せよ．

問1　一次医療圏は，医療法によりプライマリーケアを行う地域単位として規定されている．（　）

問2　高齢者医療では，在院日数と医療費の相関性が高く，地域連携クリニカルパスの導入で在院日数の短縮が図られている．（　）

問3　医師の自己診察は，療養の給付から除かれる．（　）

問4　介護認定審査会の委員は，市町村区長が任命する．（　）

問5　精神病床，結核病床は都道府県ごとに，感染症病床は国際空港ごとに基準病床数が設定されている．（　）

問6　「基準薬局」は，都道府県知事が認定する．（　）

問7　平成20年の国民所得は，およそ550兆円である．（　）

問8　療養費は，保険者がやむをえないと認めたときは，患者が負担した全額を償還払いすることになっている．（　）

問9　体外診断用医薬品は，薬価基準に収載されている．（　）

問10　介護判定は，「要介護認定等基準時間」の合計のみによって行われる．（　）

問11　合計特殊出生率とは，わが国の年間の出生数が総人口に占める割合のことをいう．（　）

問12　歯科医師の臨床研修は1年間以上となっている．（　）

問13　フリーアクセスとは，被保険者が保険者の制限を受けずに自由に保険医療機関を選択して受診できることをいう．（　）

問14　後期高齢者医療では，薬剤比率は低い．（　）

問15　製薬企業が薬価算定案に不服の場合は，「不服意見書」を提出し再検討を受けることができる．（　）

問16　2008年の1人当たりの社会保障給付費は，予算ベースで75万円である．（　）

問17　一般用医薬品のリスク分類には，第1類，第2類，第3類のほかに指定第2類がある．（　）

問18　協会けんぽの財源のうち，国庫負担は給付費などの16.4％になっている．（　）

問19　保険薬局が保険調剤を行ううえで守るべき規則を，療担規則という．（　）

問20　差額ベッドは，選定療養に分類される．（　）

問21　社会保障費の一般会計予算に占める割合は，30％を超えている．（　）

問22　特定機能病院と地域医療支援病院は，厚生労働大臣が承認する．（　）

問23　被保険者資格証明書では，療養の給付を受けることができない．（　）

問24　処方せんの使用期間は，交付の日を含めて4日間である．（　）

問25　DPCでは，投薬・注射は包括に含まれたが，入院基本料は別立てとなっている．（　）

問26　薬価基準の改定には，薬価調査に基づく改定と再算定との2種類がある．（　）

■ 次の問いに答えよ．

問27 わが国の社会保障制度において，生活保護は次のうちどれに含まれるか．（　　）
　1．保健医療・公衆衛生　　2．社会福祉　　3．公的扶助

問28 わが国の社会保障給付の区分のうち，雇用保険の失業給付や介護保険給付が含まれるのは次のうちどれか．（　　）
　1．年金　　2．医療　　3．福祉その他

問29 加入者数が最も多いのは，次のうちどれか．（　　）
　1．国民健康保険　　2．協会けんぽ　　3．組合管掌健康保険

問30 基準病床について，療養病床，一般病床の基準病床数単位はなにごとに設定されているか．（　　）
　1．地方単位（関東地方などのような）　　2．都道府県単位　　3．二次医療圏単位

問31 院内感染対策について，正しいのはどれか．（　　）
　a．「院内感染対策のための指針」策定が義務づけられている．
　b．平成23年の通知には，感染制御チームの設置がもり込まれている．
　c．感染対策は入院基本料の算定要件から外された．
　1．(a, b)　　2．(a, c)　　3．(b, c)

問32 わが国の診療所と病院の概数の組合せで正しいのは，次のうちどれか．（　　）
　1．GP10万院，HP9,000院　　2．GP20万院，HP18,000院
　3．GP30万院，HP27,000院

問33 わが国の医療提供体制の課題について，正しいのはどれか．（　　）
　a．病院勤務医の労働環境が悪化している．
　b．外来診療における診療所と病院の役割分担を構築する．
　c．大学を中心とした医師派遣機能を復活させる．
　1．(a, b)　　2．(a, c)　　3．(b, c)

問34 公費負担医療制度について，正しいのはどれか．（　　）
　a．65歳以上が対象となっている．
　b．疾病の種類や状態により公費で医療費を負担する．
　c．医療保険や後期高齢者医療制度と併用して用いられる．
　1．(a, b)　　2．(a, c)　　3．(b, c)

問35 協会けんぽについて，誤りはどれか．（　　）
　a．2008年，社会保険庁の解体により政管健保が協会けんぽに移管された．
　b．2010年から船員保険の労災部門が協会けんぽに移管された．
　c．保険料率は全国一律となっている．
　1．(a, b)　　2．(a, c)　　3．(b, c)

問36 国民医療費の総額（平成20年度）は，次のうちどれか．（　　）
　1．7兆7,000億円　　2．12兆100億円　　3．34兆8,000億円

問37 保険登録について，正しいのはどれか．（　　）
　a．保険薬局の薬剤師は，登録を受けなければ調剤できない．

    b．調剤をするには，院内薬局の薬剤師も登録を受けなければならない．
    c．他都道府県に移ったときなどには，登録の変更届を出す．
  1．(a, b)　　2．(a, c)　　3．(b, c)

問38 保険医療に関する監査後の措置について，正しいのはどれか．（　　）
重大な過失により，不正または不当な診療や請求をしばしば行ったものに対しては，（　　）の措置がとられる．
  1．注意　　2．戒告　　3．取消処分

問39 混合診療の禁止について，正しいのはどれか．（　　）
  1．保険診療と自由診療の混合はすべて療養の給付から外される．
  2．選定療養を除く混合診療は療養の給付から外される．
  3．選定療養と評価療養を除く混合診療は療養の給付から外される．

問40 高額介護合算療養費の申請は，次のうちどれか．（　　）
  1．医療保険の保険者に申請する．
  2．市町村の介護保険担当に申請する．
  3．医療保険の保険者と市町村の介護保険担当の両方に申請する．

問41 診療報酬の改定について，正しいのはどれか．（　　）
  a．厚生労働大臣は中医協に改定を諮問する．
  b．改定は2年ごとに行われている．
  c．中医協は，支払側7名，診療側7名，患者代表6名で構成されている．
  1．(a, b)　　2．(a, c)　　3．(b, c)

問42 医科診療の特別審査の対象となるのは，次のうちどのレセプトか．（　　）
  1．8万点以上　　2．20万点以上　　3．40万点以上

問43 薬価申請について，正しいのはどれか．（　　）
  a．総合機構へ申請書を提出する．　　b．厚労省はヒアリングを行う．
  c．中医協が承認したあと官報告示される．
  1．(a, b)　　2．(a, c)　　3．(b, c)

問44 後発品の薬価算定について，正しいのはどれか．（　　）
  a．内用薬も外用薬も，先発品の薬価に0.7を乗じる．
  b．すでに後発品が収載されている場合は，最低薬価と同じにする．
  c．同一規格の収載品が20を超えるときは，初回収載を除きさらに0.9を乗じる．
  1．(a, b)　　2．(a, c)　　3．(b, c)

問45 包装単位について，正しいのはどれか．（　　）
  a．医療用医薬品については，標準小包装や許容大包装を供給する義務がある．
  b．許容大包装は不当納入防止のために供給する．
  c．標準小包装は分業促進のために供給する．
  1．(a, b)　　2．(a, c)　　3．(b, c)

問46 介護サービスについて，正しいのはどれか．（　　）
  a．保険指定を受けた医療機関は，介護指定を受けたものとみなされる．
  b．利用者負担は，高額所得者を除き1割である．

c. 利用者負担は指定居宅サービス業者に支払う．
　1. （a, b）　　2. （a, c）　　3. （b, c）

問47　医療計画について，正しいのはどれか．（　　）
　　a. 医療計画は第5次医療法改正で初めて導入された．
　　b. 生活習慣病ほかの治療，予防に関する事業が規定されている．
　　c. 救急医療等確保事業が求められている．
　　d. 基準病床に関する規定はない．
　1. （a, b）　2. （a, c）　3. （b, c）　4. （b, d）　5. （c, d）

問48　医療計画に示された「5事業」について，誤りはどれか．（　　）
　1. 救急医療　　2. 災害医療　　3. 小児救急医療
　4. 産褥期医療　　5. へき地医療

問49　保険給付の対象とならないものは，次のうちどれか．（　　）
　1. 訪問看護療養費　　2. 移送費　　3. 受診のための患者の交通費
　4. 傷病手当　　5. 出産育児一時金

問50　補正加算について，誤りはどれか．（　　）
　1. 画期性加算　　2. 有用性加算　　3. 希少疾病用加算
　4. 市場性加算　　5. 小児加算

問51　社会保障制度の変遷で，「国民皆保険・皆年金と社会保障制度の発展」した時期は，次のうちどれか．（　　）
　1. 昭和20年代　　2. 昭和30・40年代　　3. 昭和50・60年代

問52　少子高齢化社会における保障制度の課題として，正しいのはどれか．（　　）
　　a. 年金給付の増加　　b. 国民医療費の増大　　c. 給付水準の低下
　1. （a, b）　　2. （a, c）　　3. （b, c）

問53　後期高齢者医療制度の保険者（広域連合）の数は，次のうちどれか．（　　）
　1. 1,473　　2. 77　　3. 47

問54　感染病床に入院する患者は，次のうちどれか．（　　）
　1. インフルエンザ感染者　　2. 麻疹患者　　3. 新感染症患者

問55　再教育制度について，正しいのはどれか．（　　）
　（　　）を受けた医療従事者には，再教育研修が義務化され，受けなければ免許が停止される．
　1. 刑事罰　　2. 損害賠償責任　　3. 行政処分

問56　正しいのはどれか．（　　）
　　a. 病院と診療所は病床数で分けられる．
　　b. 有床診療所は19床以下をいう．
　　c. 有床歯科診療所は9床以下をいう．
　1. （a, b）　　2. （a, c）　　3. （b, c）

問57　正しいのはどれか．（　　）
　高齢者医療について，（　　）を2012年から廃止する予定であったが老人保健施設や特養への転換が進まず，暫定存続となった．

1. 医療療養病床　2. 介護療養病床　3. 一般病床

問58　医療保険の仕組みについて，正しいのはどれか．（　　）
　　a. 保険の運営主体を保険者という．
　　b. 保険給付を受ける資格のある者を被保険者という．
　　c. 保険は被保険者から徴収される保険料で賄われている．
　　1. (a, b)　2. (a, c)　3. (b, c)

問59　単一健康保険組合について，正しいのはどれか．（　　）
　　その企業の事業所に（　　）以上の被保険者がいる場合に，事業主が健康保険組合を設立することができる．
　　1. 300名　2. 700名　3. 3,000名

問60　一般診療医療費のうちもっとも医療費の使われている疾患は，次のうちどれか．（　　）
　　1. 呼吸器疾患　2. 新生物　3. 循環器疾患

問61　療担，薬担について，正しいのはどれか．（　　）
　　a. 保険指定は公法上の契約であり，指定を受けたものは療担，薬担を守る．
　　b. 療担，薬担は厚労省から通知されたものであり行政指導である．
　　c. 療担，薬担ともに特定薬局への患者誘導を禁止している．
　　1. (a, b)　2. (a, c)　3. (b, c)

問62　医療保険による保険給付について，正しいのはどれか．（　　）
　　a. 療養の給付が保険給付される．
　　b. 死亡時の埋葬料などは保険給付外となっている．
　　c. 健康保健法と国民健康保健法は，保険給付の内容範囲が同様である．
　　1. (a, b)　2. (a, c)　3. (b, c)

問63　保険外併用療養費について，誤りはどれか．（　　）
　　a. 医療関係者の勧誘によって適用される．
　　b. 医療行為に直接関係のない類型もある．
　　c. 患者は受けたその費用の支払いを拒否できる．
　　1. (a, b)　2. (a, c)　3. (b, c)

問64　外来医療における包括払いについて，許可病床数が200床未満の医療機関が算定するのは，次のうちどれか．（　　）
　　1. 小児科外来診療料　2. 外来診療料　3. 生活習慣病指導管理料

問65　診療報酬点数表について，誤りはどれか．（　　）
　　a. 項目は基本診療料と特掲診療料とに分かれる．
　　b. 検査，処置，手術などは特掲診療料に入る．
　　c. 医科受診時に歯科を受診するときの初診・再診料は算定できない．
　　1. (a, b)　2. (a, c)　3. (b, c)

問66　レセプト審査について，正しいのはどれか．（　　）
　　a. 審査が終了したレセプトは保険者に送られ二次審査を受ける．
　　b. 審査結果に納得できないとき医療機関は，異議申請をすることができる．

c. 保険者による直接審査は認められていない．
　1．(a, b)　　2．(a, c)　　3．(b, c)

問67　薬価「算定案」を作成するのは，次のうちどれか．（　　）
　1．厚労省　　2．薬価算定組織　　3．中医協

問68　現在の薬価改定方式は，次のうちどれか．（　　）
　1．調整幅方式　　2．R幅方式　　3．バルクライン方式

問69　介護保険制度において示された「地域包括ケア」では，だれが高齢者を支えるのか．（　　）
　1．国　　2．都道府県　　3．地域

問70　介護認定の手順について，誤りはどれか．（　　）
　　a. 主治医に診断書を作成してもらう．
　　b. 職員が訪問して聞き取り調査を行う．
　　c. 一次判定は介護認定審査会が行う．
　1．(a, b)　　2．(a, c)　　3．(b, c)

問71　医療計画に掲げる「救急医療等確保事業」について，誤りはどれか．（　　）
　1．救急医療　　2．災害時における医療　　3．へき地の医療
　4．周産期医療　　5．高齢者医療

問72　日本の医療保険制度の特徴はなにか，次のうちから選べ．（　　）
　　a. 保健サービス方式　　b. フリーアクセス
　　c. 償還制　　　　　　　d. 国民皆保険
　1．(a, b)　　2．(a, c)　　3．(b, c)　　4．(b, d)　　5．(c, d)

問73　保険外併用療養費について，正しいのはどれか．（　　）
　　a. 医療技術の進歩や患者ニーズの多様化に対応する．
　　b. 保険外の部分があっても療養の給付との併用を認める．
　　c. この療養に要した費用すべてを保険外併用療養費として保険給付する．
　　d. 保険の対象とならない部分は3割負担する．

	a	b	c	d		a	b	c	d
1．	誤	正	誤	正	4．	誤	正	正	正
2．	正	正	誤	誤	5．	正	誤	誤	正
3．	正	誤	正	誤					

問74　社会保障について，昭和20年代に問題となっていたのは，次のうちどれか．（　　）
　1．老人医療　　2．介護　　3．感染症

問75　社会保障費について，一般会計予算額（2011年度）の概数は次のうちどれか．（　　）
　1．82兆円　　2．92兆円　　3．101兆円

問76　「医療制度改革大綱」について，正しいのはどれか．（　　）
　　a. 大綱では超高齢社会を展望した新たな医療保険体系の実現が謳われている．
　　b. 第5次医療法改正をうけて大綱がとりまとめられた．
　　c. 大綱の発表後，平成20年には後期高齢者医療制度が施行された．

1. (a, b)　　2. (a, c)　　3. (b, c)

問77 新医師臨床研修制度について，正しいのはどれか．（　　）
　a．スーパーローテイト方式による研修となった．
　b．大学病院の医師派遣機能が強化された．
　c．新制度導入後，大学より臨床研究病院で研修する医師が多い．
1. (a, b)　　2. (a, c)　　3. (b, c)

問78 医療法とはなにか，正しいのはどれか．（　　）
1. 医療の基本となる法律　　2. 医療と薬事の基本となる法律
3. 医療，薬事，介護の基本となる法律

問79 病院の種類として，次のうち誤りはどれか．（　　）
1. 一般病院　　2. 地域医療支援病院　　3. 精神科病院

問80 医薬分業について，正しいのはどれか．（　　）
　a．皇帝フリードリッヒ2世の定めた薬事に関する法律から始まった．
　b．日本の実質的な分業元年は，明治3年にさかのぼる．
　c．2010年の分業率は60％を超えている．
1. (a, b)　　2. (a, c)　　3. (b, c)

問81 保険給付の内容について，正しいのはどれか．（　　）
1. 法定給付のみ．　　2. 法定給付と付加給付がある．
3. 法定給付と付加給付と特別給付がある．

問82 組合健保について，正しいのはどれか．（　　）
　a．健康保険組合には，単一健康保険組合と総合健康保険組合とがある．
　b．保険料率は，3〜10％の範囲で組合が独自に決める．
　c．事業主は保険料の負担割合50％を減らすことができる．
1. (a, b)　　2. (a, c)　　3. (b, c)

問83 後期高齢者の一人あたりの医療費（平成20年度）は，次のうちどれか．（　　）
1. 18万6,000円　　2. 27万2,600円　　3. 86万5,000円

問84 保険指定を受けた保険薬局の担当の範囲について，誤りはどれか．（　　）
1. 保険診療で使用する薬剤または治療材料の給付
2. 居宅における世話その他の服薬管理　　3. 居宅における薬学的管理および指導

問85 保険給付について，誤りはどれか．（　　）
　a．健康保険も国民健康保険も業務上の疾病は，保険給付されない．
　b．保険給付を受ける権利は譲渡，担保，差し押さえできない．
　c．出産育児一時金は，税金控除の対象外である．
1. (a, b)　　2. (a, c)　　3. (b, c)

問86 選定療養は，次のうちどれか．（　　）
　a．医薬品の治験に係る診療　　b．180日以上の入院　　c．時間外診察
1. (a, b)　　2. (a, c)　　3. (b, c)

問87 療養病棟入院基本料について，正しいのはどれか．（　　）
　a．基本料に検査，リハビリは含まれるが投薬，注射は含まない．

b. 基本料は看護師比率，医療区分などによって異なる．
　　c. ADL区分は，日常生活動作の状況による区分する．
　1．(a, b)　　2．(a, c)　　3．(b, c)

問88　調剤報酬点数表について，正しいのはどれか．（　　）
　　a. 調剤技術料，薬学管理料，薬剤料，特定保険医療材料料に分かれる．
　　b. 特定保険材料料とは自己注射の注射針などをさす．
　　c. 薬袋，容器は点数があるが，お薬手帳などは基本料などに含まれる．
　1．(a, b)　　2．(a, c)　　3．(b, c)

問89　薬価基準を定めるのは，次のうちだれか．（　　）
　1．中央社会保険医療協議会　　2．厚生労働省　　3．厚生労働大臣

問90　薬価算定組織について，正しいのはどれか．（　　）
　　a. 薬価算定ルールと算定過程の透明化の目的で平成12年設立された．
　　b. 中医協の下部組織である．
　　c. 新医薬品の薬価設定および薬価改定を行う．
　1．(a, b)　　2．(a, c)　　3．(b, c)

問91　薬価調査による薬価改定について，正しいのはどれか．（　　）
　　a. 実勢価格を薬価調査で把握する．　　b. 加重平均値には消費税を付加する．
　　c. 調整幅は改定後算出した薬価の2%とする．
　1．(a, b)　　2．(a, c)　　3．(b, c)

問92　地域包括ケアにおいて介護予防を行うのは，次のうちどれか．（　　）
　1．市町村介護保険窓口　　2．地域包括センター　　3．居宅介護支援事業者

問93　社会保障について，安定成長への移行と社会保障制度の見直しが行われたのは次のうちどの時期か．（　　）
　1．第2次大戦以前　　2．昭和20年代　　3．昭和30・40年代
　4．昭和50・60年代　　5．平成以降

問94　「医薬品の安全使用のための業務に関する手順書の作成」の対象となっていないのは，次のうちどれか．（　　）
　1．病院　　2．診療所　　3．介護老人保健施設　　4．助産所　　5．薬局

問95　療養の給付などについて，正しいのはどれか．（　　）
　　a. 被保険者は療養の給付を受けたときは，保険者に一部負担金を払う．
　　b. 一部負担金は被災などの特別な場合には減免・免除することができる．
　　c. 国は被保険者に被保険者証を交付しなければならない．
　　d. 被保険者資格証明書でも3割負担で療養の給付を受けることができる．

	a	b	c	d		a	b	c	d
1．	正	正	誤	正	4．	誤	正	正	誤
2．	誤	正	誤	誤	5．	正	誤	誤	正
3．	正	誤	正	正					

解答・解説

問1　2：医療法による規定はない
問2　1
問3　1：保険がきかない
問4　1：学識経験者などのなかから任命する
問5　2：感染症病床も都道府県ごとに決められている
問6　2：「基準薬局制度」は，存続も含めて各都道府県薬剤師会に委ねられた
問7　2：351兆5,221億円
問8　2：患者が負担した全額 → 保険適用部分
問9　2：ほか一般用医薬品も収載されていない
問10　2：ほかに日常生活の自立度，特記事項，医師の意見書などをもとに判定する
問11　2：1人の女性が生涯に出産する子どもの推計値のこと，世界平均は2.5
問12　1：歯科医師法第16条の2
問13　1
問14　2：低い → 高い
問15　1：薬価算定組織で再検討される
問16　1
問17　2：指定第2類は第2類に含まれる
問18　1
問19　2：療担 → 薬担
問20　1：快適性，利便性に係るもの
問21　1：2011年で31.1％
問22　2：地域医療支援病院は知事の承認
問23　2：10割負担で給付を受けられる
問24　1：療養担当規則
問25　2：入院基本料も包括に含まれる
問26　2：長期収載品の特別引下げが抜けている
問27　3：公的扶助は生活困窮者に最低限の生活を保障する
問28　3
問29　1：1.が3,900万人，2.が3,500万人，3.が3,000万人
問30　3
問31　1：c.算定要件の1つになっており，対策が行われていない場合は減算となる
問32　1：平成21年GPが99,635院，HPは8,739院
問33　1：c.都道府県を中心とした医師派遣機能を構築する
問34　3：a.全国民が対象で医療費を税金で負担する
問35　3：b.労災部門 → 健康保険部門，c.一律 → 2009年から都道府県ごとに異なっている
問36　3：1.は介護保険総額（平成21年），2.は平成21年の後期高齢者医療費
問37　2：b.院内薬局の薬剤師は必ずしも登録する必要はない
問38　3：3.故意だった場合も取消となる
問39　3：混合診療禁止の原則という
問40　3：両者に申請する
問41　1：c.患者代表 → 公益代表
問42　3：1.は重点審査，2.は歯科点数の特別審査
問43　3：a.厚労省経済課に提出する
問44　3：a.内用薬は10を超える時は0.6掛け
問45　3：a.義務ではなく指導が行われている
問46　2：b.所得にかかわらず1割
問47　3：a.昭和60年第1次医療法改正は初めてで，第5次は20年ぶりの改正となった，d.基準病床に関する項目もある
問48　4：周産期医療，周産期とは妊娠22週〜出生後7日未満，産褥期とは出産後妊娠前の状態に戻るまでの6〜8週間
問49　3：3.は療養の給付に該当しない
問50　3：3.はない
問51　2：1.は戦後の混乱期，3.は安定成長と見直しの時期
問52　1：c.は課題というよりむしろ対策
問53　3：日本は47都道府県，広域連合は都道府県単位，1.は組合管掌健康保険の保険者数，2.は共済組合の保険者数
問54　3：新感染症ほか1類と2類感染症の患者を収容する
問55　3
問56　1：c.9床 → 19床
問57　2：医療と介護を合わせて38万床の療養病床うち，23万床を介護施設に変換する計画だった
問58　1：c.国庫および保険料で賄われている

問59　2：1. は国保組合設立の組合員数，3. は総合健康保険組合
問60　3：循環器 → 新生物 → 呼吸器の順
問61　2：b. 行政指導 → 厚生労働省令
問62　2：b. 埋葬料も給付の対象である
問63　2：a. 患者の選択による，b. 選定療養はサービスに相当する，c. 保険外は全額自己負担
問64　3：1. は小児科を標榜する医療機関，2. は一般病床が200床以上の医療機関
問65　2：a. 介護老人保健施設入所者に係る診療料と経過措置が抜けている，c. 別医療機関として算定できる
問66　1：c. 契約により直接審査をすることもできる
問67　2：1. 厚労省保険課は算定原案をつくり薬価算定組織へ送る，3. 中医協は算定案を承認する
問68　1：現在調整幅は2％
問69　3：広島県御調町の公立みつぎ総合病院が原点となっている
問70　2：a. 診断書 → 意見書，c. 一次判定はコンピュータが行う
問71　5：5. 高齢者 → 小児医療
問72　4：a. 英国，スウェーデンの方式，c. フランスの方式の特徴
問73　2：c. 費用すべて → 保険適用になる部分，d. 3割負担 → 全額自己負担
問74　3：1. は昭和50年代，2. は平成以降
問75　2：1. は自民党時代の額，3. は社会保障制度を支える財源の総額
問76　2：b. 逆，大綱（平成17年）に沿って第5次医療法改正（平成18年）が行われた
問77　2：b. 大学の派遣機能が低下した
問78　1：2. 医薬品医療機器等法，3. 介護保険法
問79　2：2. は特定機能病院とともに病院の機能分類であり，正解は結核療養所
問80　2：b. 昭和49年の処方せん料5倍，50点が分業元年
問81　2：2. 付加給付は通常25,000円を限度に自己負担分を補助してくれる，3. 特別給付は福祉の用語，福祉医療特別給付など
問82　1：c. 減らす → 増やす
問83　3：1. は75歳未満の1人あたりの医療費，2. は1人あたりの国民医療費
問84　2：2. このような項目はない
問85　2：a. 国民健康保険は業務上の疾病も対象にしている，c. 医療保険として給付されたものは控除の対象となる
問86　3
問87　3：a. 投薬や注射も含む，c. ADL＝activity of daily living
問88　1：c. 薬袋，容器も含まれる
問89　3
問90　1：c. 薬価改定は厚労省が行う
問91　1：c. 改定前薬価の2％
問92　2：1. は介護申請窓口，3. は介護ケアマネジメントを行う
問93　4：4. 高度経済成長の終えん，行財政改革
問94　3：3. は介護施設であり医薬品安全対策の対象外
問95　2：a. 保険者 → 医療機関，c. 国 → 保険者，d. 3割 → 10割

1 治験の限界について，ポイントを列挙せよ．

治験においては，治験対象医薬品の有効性と安全性を科学的に検証するため，さまざまな規制がかけられる．たとえば併用薬は原則として用いない，代謝や排泄に影響を与える機能異常は除外する，小児と妊産婦は除外する，長期の試験は避けるなどである．したがって，治験時の情報だけでは，製造販売後に広範な患者に使用された時に起こりうる副作用や感染症を予知するための情報として必ずしも十分とはいえない．このためとくに治験から除外されることの多い小児，高齢者，妊産婦，腎機能障害，肝機能障害を有する患者（これらを「特別な背景をもつ患者」という）などにおける情報を収集することが重要である．

市販後は圧倒的多数，多様な患者に使用されるため，その不足している情報の収集が適正使用のためには必須となる．

1	検討症例数が少ない
2	年齢，合併症，併用薬などに制限が加えられた患者
3	使用期間が長期でない
4	試験成績が集団としての評価である
5	専門医による評価である

治験の限界

Step1. 正しいものには○，間違っているものには×を（　）に記入せよ．

治験によって得られたデータは，厳格な管理のもとに収集されたものなので，実際の医療現場にとっても必要十分なものといえる．（　）

Step2. （　）に適切な語句を記入せよ．

治験では，小児，高齢者，（　），腎機能障害，肝機能障害患者などは除外されることが多い．

答え 【Step1】×（必ずしも十分とはいえない），【Step2】妊産婦

2 PMS制度の3本柱とはなにか.

　PMS（Post Marketing Surveillance）の目的は，医薬品の適正使用のために，製造販売後に医薬品の品質，有効性および安全性を確保することである．わが国のPMSが制度として導入されたのは，1967年（昭和42年）の「医薬品の製造承認等に関する基本方針」（厚生省（現：厚生労働省）薬務局通知）によって，新医薬品に承認後2年間の副作用報告義務が課せられたことに始まる．その後この基本方針の施行日を基準として，1971年（昭和46年）再評価制度が始まり，1979年（昭和54年）には再審査制度が導入された．3本柱である．

　再評価制度は，はじめは米国の医師会による自主制度としてスタートしたといわれているが，現在この制度を実施しているのはわが国だけである．

```
                    ┌─ 再審査制度（および安全性定期報告）
         PMS        │
       3つの制度     ├─ 再評価制度
                    │
                    └─ 副作用・感染症報告制度

                      ┌ 企業報告制度
                      ├ 感染症定期報告制度
                      ├ 医薬品・医療機器等安全性情報報告制度
                      └ WHO国際医薬品モニタリング制度
```
わが国のPMS

Step1. 正しいものには○，間違っているものには×を（　）に記入せよ．
　わが国のPMS制度は，再審査制度，安全性定期報告制度，副作用・感染症報告制度の3本柱で成り立っている．（　）

Step2. （　）に適切な語句を記入せよ．
　わが国のPMS制度は，再審査制度および安全性定期報告制度，（　），副作用・感染症報告制度の3本柱で成り立っている．

答え 【Step1】×（安全性定期報告制度 → 再評価制度），【Step2】再評価制度

3　再審査制度が導入されたのはいつか.

　1979年（昭和54年）薬事法（現：医薬品医療機器等法）大改正のときに導入された．再審査制度はわが国独自のものであり，新薬のいわば仮免許制度といえる．また，この期間中は特許が切れていてもジェネリック医薬品は申請できないので，独占販売期間としても機能している．

　通常，新医薬品（新有効成分医薬品）は8年後に有効性と安全性の再審査を受けなければならない．この再審査期間中に製薬企業は承認条件として付与された調査を行い，その結果を定期的に報告（安全性定期報告）し，また再審査期間が終了時には，再審査申請を行わなければならない．その結果は，医薬品医療機器等法第14条の4（新医薬品等の再審査）に該当するか否かで審査される．

> （新医薬品等の再審査）
> 第14条の4　次の各号に掲げる医薬品につき第14条の承認を受けた者は，当該医薬品について，当該各号に定める期間内に申請して，厚生労働大臣の再審査を受けなければならない．

医薬品医療機器等法第14条の4（新医薬品等の再審査）

Step1. 正しいものには○，間違っているものには×を（　）に記入せよ．
再審査制度は，1979年（昭和54年）に行政指導で導入された．（　）

Step2. （　）に適切な語句を記入せよ．
再審査制度は，（　）年に医薬品医療機器等法改正で導入された．

答え　【Step1】×（行政指導 → 薬事法（現：医薬品医療機器等法）改正），【Step2】1979または昭和54

4 再審査の対象となる新医薬品等とはなにか．

　再審査の対象となるのは，新医薬品および新医薬品等である．新医薬品とは新有効成分含有医薬品，新投与経路医薬品，新効能医薬品，新用量医薬品，新剤形医薬品，および新医療用配合剤の6種類である．

　一方新医薬品等とは，いわゆる「追っかけ新薬」であり，新医薬品と有効成分，分量，用法・用量，効能・効果などが同一であると認められた医薬品（いわば先行新薬の再審査期間中に申請されたジェネリック医薬品といえる）である．ジェネリック医薬品は再審査の対象とはならないが，追っかけ新薬は再審査の対象となるため，先行新薬と同様の再審査用の資料の提出が求められる．

> （新医薬品等の再審査）
> 第14条の4　次の各号に掲げる医薬品につき第14条の承認を受けた者は，当該医薬品について，当該各号に定める期間内に申請して，厚生労働大臣の再審査を受けなければならない．

医薬品医療機器等法第14条の4（新医薬品等の再審査）

新医薬品等
- ●いわゆる新医薬品
  すでに製造販売承認を与えられている医薬品と有効成分，分量，用法・用量，効能・効果などが明らかに異なる医薬品
- ●いわゆる追っかけ新薬
  新医薬品と有効成分，分量，用法・用量，効能・効果等が同一性を有すると認められる医薬品として厚生労働大臣がその製造販売の際に指示したもの

再審査の対象となる医薬品（医薬品医療機器等法第14条の4の1〜2）

Step1. 正しいものには○，間違っているものには×を（　）に記入せよ．
再審査の対象となるのは，新医薬品等である．（　）

Step2. （　）に適切な語句を記入せよ．
再審査の対象となるのは，（　）である．

答え　【Step1】○，【Step2】新医薬品等

5 再審査制度の必要性を説明せよ．

　治験の限界で示されているとおり，承認段階でのデータは限定されたものである．とくに，市販後使用される可能性が高い高齢者や腎機能障害，肝機能障害患者（治験では小児や妊産婦とともに除外規定になっていることが多い）でのデータは，皆無といってよい．この空白を補うためには，追加の有効性と安全性に関するデータが必要なる．また使用実態に沿ったものでなければならないので，使用生成調査，特定使用成績調査などが重要な役割を果たすことになる．承認時には使用実態に沿ったデータが不足している．

○再審査（医薬品医療機器等法第 14 条の 4）
　<u>新薬</u>について，承認後一定期間が経過した後に，企業が実際に医療機関で使用されたデータを集め，承認された効能効果，安全性について，再度確認する制度
○再審査の指定
　医薬品の承認（効能効果等の一部変更承認を含む）に際して，厚生労働大臣が薬事・食品衛生審議会の意見を聴いて指定する．

○必要性
①治験の症例数には限りがあり，市販後多くの患者に使用された場合に未知の副作用が発現する．
②治験では，患者の症状，年齢，併発している疾病，使用量，併用薬などがコントロールされているのに対し，治験での使用法と実際の医療の場での医薬品の使われ方が同じではない．

（厚生労働省資料より）

再審査制度

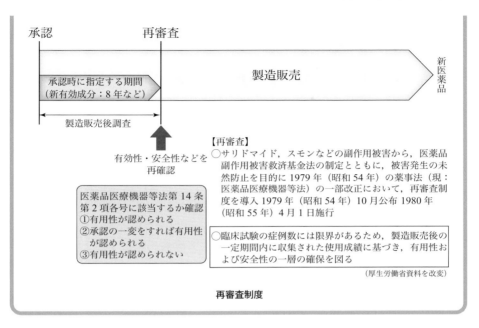

再審査制度

Step1. 正しいものには○，間違っているものには×を（ ）に記入せよ．

治験において，腎機能障害患者，肝機能障害患者に関する安全性などは十分に検討されている．（ ）

Step2. （ ）に適切な語句を記入せよ．

再審査制度とは，製造販売承認後，通常8年間使用の成績などに関する調査を行い，（ ）を再確認することである．

Memo

答え 【Step1】×（小児，高齢者，妊産婦，腎機能障害，肝機能障害については除外規定になりデータはほとんどない），【Step2】有効性および安全性

6 PBRERとはなにか.

　2012年（平成24年）11月のICHにおいて定期的ベネフィット・リスク評価報告PBRERのガイドラインが合意され，2014年（平成25年）から導入された．PBRERとは，当該医薬品のオリジナル開発企業が，当該医薬品と同一成分を販売している各国の提携企業から安全性情報や有効性/有用性情報を収集し，ベネフィット・リスクについて分析・評価を行った結果について合意されたガイドラインに準じ作成する「報告書」である．

　わが国においては，国内における新薬の使用状況にPBRERの情報を盛り込んで，「安全性定期報告」として，2年間は半年ごと，その後は1年ごとに新薬の国内・海外使用状況を厚生労働省へ報告するよう製薬企業に義務づけられている．

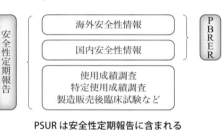

PSURは安全性定期報告に含まれる

Step1. 正しいものには○，間違っているものには×を（　）に記入せよ．
　安全性定期報告書の内容には，PBRERからの情報も含まれる．（　）

Step2. （　）に適切な語句を記入せよ．
　安全性定期報告書の内容には，使用成績調査などの情報，副作用報告などのほか，（　）からの情報も含まれる．

答え　【Step1】○，【Step2】定期的安全性最新報告（PBRER）

7　第一次再評価の対象となった医薬品はなにか，なぜか．

　再評価制度は，1967年（昭和42年）の「基本方針」を境に9月30日までが第一次再評価，10月1日以降が第二次再評価として始まった．

　1961年（昭和36年）のサリドマイド事件から続いていた薬効および安全に対する疑念について，胎児への影響に関する動物試験法，二重盲検法などによる客観性の高い，症例数を増大させた臨床試験，1965年（昭和40年）に吸収・排泄に関する資料の要求など，学問の進歩などに対応し逐次改善が図られた．そして，1967年（昭和42年）これらの方針を集大成し，体系的に明確化することとし，「基本方針」が通知された．

　薬効問題懇談会の答申に基づき，基本方針以前に承認されたものについてはすべてが再評価の対象となり，10月1日時点で試験が始まっていたものについてはスクリーニングのうえで再評価対象が決められた．「基本方針」以降，わが国の承認制度は現在に通じる厳格なものとなった．

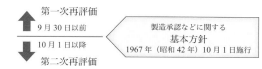

「基本方針」が境になる

再評価結果

	第一次再評価	第二次再評価	新再評価
再評価品目数	19,849	1,860	8,851
有用性が認められる	11,098	105	4,606
承認事項の一部を変更すればよい	7,330	1,579	3,315
有用性の根拠がない	1,116	42	66
申請後の承認整理したもの	305	134	864

（2010年（平成22年）5月）

Step1. 正しいものには○，間違っているものには×を（　）に記入せよ．

　第一次再評価では，昭和42年9月30日以前に承認された医療用単味剤と医療用配合剤が指定された．（　）

Step2. （　）に適切な語句を記入せよ．

　（　）再評価では，昭和42年9月30日以前に承認された医療用単味剤と医療用配合剤が指定された．

答え☞【Step1】○（昭和42年10月1日から「基本方針」が施行された），【Step2】第一次

8 品質再評価のポイントを述べよ.

　後発医薬品のあり方について「21世紀の医薬品のあり方に関する懇談会」の最終報告（1993年（平成5年）5月）において，後発医薬品の製造管理および品質管理の徹底の必要性が示唆され，それらを確認する日常的な方法として溶出試験法が提言され，医薬品の品質を保証することを目的とした「品質再評価」を行うことになった．溶出試験を承認書に規定することによって，内服固形製剤の品質の確保を目的としている．

　具体的には，「後発医薬品の製造承認に必要な情報は，少人数の健康成人にて確認される生物学的同等性試験の結果であったが，溶出試験法が開発されその情報が申請時に必要とされるようになった．そのため錠剤やカプセル剤などで溶出試験法が示されていない1995年（平成7年）3月以前に承認されたすべての医薬品については再確認する」こととなった．

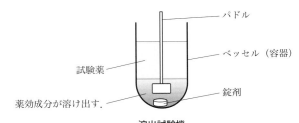

溶出試験機

※ 溶出試験とは，決められた時間内に溶け出す有効成分の量をin vitro（試験管内）で測定する方法．

Step1. 正しいものには○，間違っているものには×を（　）に記入せよ．

品質再評価は，医療用医薬品の内用固形製剤および注射剤を対象に溶出試験によって行われる．（　）

Step2. （　）に適切な語句を記入せよ．

品質再評価は，医療用医薬品の内用固形製剤を対象に（　）試験によって行われる．

答え　【Step1】×（注射剤は対象外），【Step2】溶出

❾ 感染症定期報告を行わなければならないのは，だれか．

感染症定期報告制度は，生物由来製品の製造販売業者が，定期的に報告するものである．原材料または製品による感染リスクの可能性を常に認識するとともに，個別報告の集積による頻度・傾向などの把握が容易となるよう，2003年（平成15年）感染症定期報告制度が導入された．その制度の趣旨は以下の通りである．

> ①生物由来製品の原材料が，細胞組織などであることから，未知の感染因子（細菌，ウイルスなど）を含有している可能性が否定できないこと．
> ②平成8年（1996年）の薬事法（現：医薬品医療機器等法）改正で，感染症に関して製品との関連が否定できない症例の報告・研究報告義務が製造業者などに対して，明確化されたこと．
> ③感染症対策をより綿密に行うために，製品に直接的な影響が未だ不明の原料動物などの感染症に関する最新の知見を常に把握・集積したうえで，感染症のリスクを多角的に評価・検討すること．

1996年（平成8年）	CJD（クロイツフェルト・ヤコブ病）の発症率が急激に高くなる
1997年（平成9年）	ヒト乾燥硬膜が使用禁止
	AIDS（acquired immunodeficiency syndrome：エイズ）患者が2,000人に拡大
	感染症報告が義務化された
2002年（平成14年）	薬事法（現：医薬品医療機器等法）改正
2003年（平成15年）	感染症定期報告制度スタート

感染症定期報告制度

Step1. 正しいものには○，間違っているものには×を（　）に記入せよ．
すべての製薬企業には，感染症定期報告の義務がある．（　）

Step2. （　）に適切な語句を記入せよ．
すべての（　）の製造販売業者には，感染症定期報告の義務がある．

答え ☞【Step1】×（すべての製薬企業 → 生物由来製品の製造販売業者），【Step2】生物由来製品

10 医薬品・医療機器等安全性情報報告制度とはなにか，報告者はだれか．

　副作用・感染症情報集収は製薬企業が中心となって行う（企業報告制度）ものであるが，医療関係者においてもそれぞれ情報収集（医薬品・医療機器等安全性情報報告制度）を行い，国も独自の情報収集や外国政府機関との情報交換（WHO（世界保健機関）国際医薬品モニタリング制度）を行っている．これらの各種の情報を国に集積し，評価した後，必要なものを情報提供する体制が構築されている．これを副作用・感染症報告制度という．

　このうち，医療機関報告（医薬品・医療機器等安全性情報報告制度）は，当初厚生労働省から医療機関および薬局への協力要請に基づいてきたが，2003年（平成15年）7月より医薬品医療機器等法に基づく報告義務制度となった．その対象施設はすべての医療機関および薬局であり，報告者は病院・診療所の開設者，薬局開設者，医師，歯科医師，薬剤師等の医薬関係者である．医療機関報告の内容は企業報告の内容とほぼ同様であるが，医療機関報告には15日報告や30日報告のような期限が設定されていない．

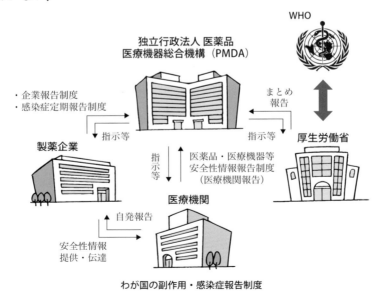

わが国の副作用・感染症報告制度

Step1. 正しいものには○，間違っているものには×を（　）に記入せよ．

医薬品・医療機器等安全性情報報告制度の対象施設は，すべての医療機関および薬局である．（　）

Step2. （　）に適切な語句を記入せよ．

医薬品・医療機器等安全性情報報告制度の対象施設は，（　）の医療機関および薬局である．

Memo

答え 【Step1】○，【Step2】すべて

11 副作用に基づく安全対策にはどのようなものがあるか，6つ列挙せよ．

　報告された副作用・感染症情報に対しては，行政措置としては，①医薬品の製造販売中止，②承認の取消し，③効能・効果，用法・用量などの変更，④使用上の注意の改訂，⑤毒薬・劇薬・習慣性医薬品などへの規制区分の変更などのほか，⑥企業に対する調査研究の実施指導，などがある．

　このうち，⑥企業に対する調査研究としては，特定使用成績調査や製造販売後臨床試験の実施などが指示されるが，場合によっては副作用や相互作用の発生機序，薬理作用，催奇形性や発がん性などの毒性を調べるために，動物実験の実施や文献調査の実施などが指示されることがある．

1	製造販売の中止
2	承認の取消し
3	効能・効果，用法・用量の変更・削除
4	使用上の注意の改訂
5	規制区分の変更
6	製造販売後調査など，動物実験や文献調査の実施

安全確保措置の安全対策

Step1. 正しいものには○，間違っているものには×を（　）に記入せよ．

　安全確保措置として，副作用によっては特定使用成績調査や製造販売後臨床試験，動物実験の実施，文献調査などが指示される．（　）

Step2. （　）に適切な語句を記入せよ．

　安全確保措置として，副作用によっては特定使用成績調査や製造販売後臨床試験，（　）の実施，文献調査などが指示される．

答え ☞【Step1】○，【Step2】動物実験

12 医薬品・医療機器等安全性情報はどこが発行しているのか.

　独立行政法人医薬品医療機器総合機構（総合機構）のホームページには，厚生労働省から発行された「医薬品・医療機器等安全性情報」（2005年（平成17年）4月27日 No.212以降）を電子化したものが掲載されている．以前の名称は「医薬品等安全性情報」，2000年（平成12年）1月14日 No.158以降は「医薬品・医療用具等安全性情報」である．

　医薬品・医療機器等安全性情報は，「厚生労働省において収集された副作用情報をもとに，医薬品等のより安全な使用に役立てていただくために，医療関係者に対して情報提供される」ものである．約1ヵ月ごとに（年10回程度）発行される．内容は，副作用や安全性に関する情報がわかりやすく掲載されており，見やすい内容となっている．

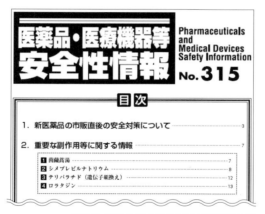

(2014年（平成26年）8月 No.315 総合機構HPより)

医薬品・医療機器等安全性情報

Step1. 正しいものには○，間違っているものには×を（　）に記入せよ．

　医薬品・医療機器等安全性情報は，総合機構が毎月発行している安全性情報である．（　）

Step2. （　）に適切な語句を記入せよ．

　医薬品・医療機器等安全性情報は，（　）が毎月発行している安全性情報である．

答え　【Step1】×（総合機構 → 厚生労働省），【Step2】厚生労働省

13 行政が行う定点観測事業とはなにか.

医薬品などの市販後安全対策については，医療現場で発生した副作用などの情報をいかに迅速かつ正確に収集するかが重要であり，医薬品医療機器等法において製造販売業者らおよび医療関係者からの副作用報告制度（企業報告制度と医療機関報告制度）が設けられている（医薬品医療機器等法第68条の10第1項）．

さらに厚生労働省は，（情報収集の複線化の観点から）平成18年度からは独自の調査として市販直後安全性情報収集事業（定点観測事業）を実施している．この事業は，新たに承認される医薬品のうち，新規性が高いものや国内外における使用経験が少ないものなどについて，（とくに市販直後の安全性確保が必要と判断されることから）原則として市販後6ヵ月間は，使用状況や副作用などの発現状況など，臨床現場の情報を国が直接収集・評価するものであり，安全対策の充実・強化を図ることを目的としている．

定点観測事業は，全国6ヵ所程度の医療機関の医師および薬剤師（当医療機関の処方せんを応需している薬局などを含む）に協力を依頼する．本事業については，原則として，対象医薬品の市販後6ヵ月間実施する．本事業の終了後には，その概要を直近の薬事・食品衛生審議会医薬品等安全対策部会に報告するとされている．

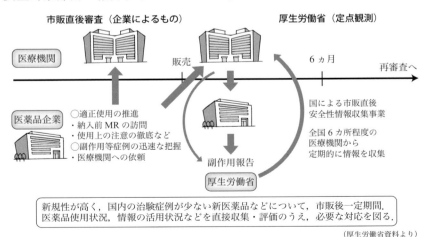

(厚生労働省資料より)

市販直後調査と定点観測

Step1. 正しいものには○,間違っているものには×を( )に記入せよ.

重点監視医薬品などについて,行政は定点観測事業を行っているが,観測期間は市販後の原則6ヵ月間である.( )

Step2. ( )に適切な語句を記入せよ.

重点監視医薬品などについて,行政は定点観測事業を行っているが,観測期間は市販後の原則( )である.

Memo

答え ☞【Step1】○,【Step2】6ヶ月間

14　製造販売後安全管理業務手順書はだれが作成するのか，どこに配備するのか．

　GVP（Good Vigilance Practice：医薬品製造販売後安全管理の基準）第5条の1に安全管理業務手順書作成の義務が記載されている．「製造販売業者は，製造販売後安全管理を適正かつ円滑に行うため，製造販売後安全管理業務手順書を作成しなければならない．また安全確保業務に必要な文書を総括製造販売責任者または安全管理責任者に作成させなければならない」とされており，安全管理手順書作成は製造販売業者に課された義務である．

　またGVP第5条の6は，「手順書等は，総括製造販売責任者が業務を行う事務所に備えつけるとともに，それらの写しを，安全確保業務を行うその他の事務所にも備えつけなければならない」としている．その他の事務所とは安全管理統括部門，支店，営業所などをさす．

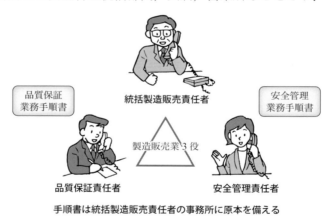

手順書は統括製造販売責任者の事務所に原本を備える

Step1. 正しいものには○，間違っているものには×を（　）に記入せよ．

　製造販売後安全管理業務手順書は，安全管理統括部門に備えつけるとともに，その写しを支店などにも備える．（　）

Step2. （　）に適切な語句を記入せよ．

　製造販売後安全管理業務手順書は，（　）に備えつけるとともに，その写しを支店などにも備える．

答え☞【Step1】×（安全管理統括部門→総括製造販売責任者の事務所），【Step2】総括製造販売責任者の事務所

15 安全確保措置の実施において，MRはだれの指示に従うのか．

　安全確保措置の実施はGVP第9条の1に規定されており，製造販売業者は安全確保措置を総括製造販売責任者，安全管理責任者，安全管理実施責任者に実施させることになっている．したがって，MRは，安全管理実施責任者の指示に従い，安全確保措置（「緊急安全性情報」，「安全性速報」や「使用上の注意改訂のお知らせ」の配付などの医療機関への情報提供など）を定められた期限内に適正に実施しなければならない．

　安全管理実施責任者は通常，支店長あるいは営業所長等が任命される．

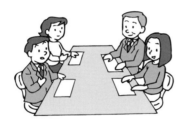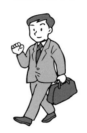

MRは安全管理実施責任者の指示に従い，安全確保措置を実施する．

- 廃棄，回収，販売の停止
- 緊急安全性情報や安全性速報の配布
- 使用上の注意の改訂，その他，添付文書の改訂
- MRによる医療関係者への情報の提供
- 医薬品医療機器等法に基づく総合機構への報告
  （副作用・感染症の報告，感染症定期報告など）

安全確保措置の種類

Step1. 正しいものには○，間違っているものには×を（　）に記入せよ．
MRは直属の上司の指示に従い，安全確保措置を実施する．（　）

Step2. （　）に適切な語句を記入せよ．
MRは直属の（　）の指示に従い，安全確保措置を実施する．

答え　【Step1】×（直属の上司 → 安全管理実施責任者），【Step2】安全管理実施責任者

16　GPSP適合性調査の対象者はなにか，列挙せよ．

　GPSP（Good Post-marketing Study Practice）は，製造販売後調査・試験を実施する際に求められる遵守事項であり，医療用医薬品の再審査および再評価にかかわる使用成績調査，特定使用成績調査および製造販売後臨床試験に適用される．そしてGPSPが適切に遵守されているかどうかを確認するために，適合性調査と遵守状況調査とが行われる．

　このうち適合性調査は，申請者および受託者ならびに製造販売後臨床試験実施医療機関が調査の対象となる．原則として機構の職員で構成する調査班が調査を行う．適合価は，「適合，不適合」の2段階に分類される．不適合となった場合，厚生労働省は，承認の取消しまたは承認の一部変更を命ずることがある．

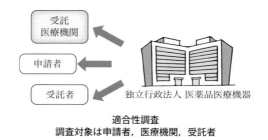

適合性調査
調査対象は申請者，医療機関，受託者

Step1. 正しいものには○，間違っているものには×を（　）に記入せよ．
　GPSP適合性調査は，申請者，受託医療機関に対して行われる．（　）

Step2. （　）に適切な語句を記入せよ．
　GPSP適合性調査は，申請者，（　），受託医療機関に対して行われる．

答え☞【Step1】×（受託者が抜けている），【Step2】受託者

17 GPSP遵守状況調査とはなにか，いつ行われるのか．

　GPSP（Good Post-marketing Study Practice）調査のうち遵守状況調査は，厚生労働大臣が必要と判断した場合に，製造販売業者等に対してGPSP遵守状況調査が行われる．通常，教育訓練が規定どおりされているか，手順書などの書類は完備しているか，手順書に則って業務が遂行されているか，などに関して疑義が生じた場合に行われる．

　遵守状況の評価は，「遵守，不遵守」の2段階に分類される．不遵守の場合，改善を要する事項が製造販売業者等に通知され，15日以内に改善の実施またはその計画の文書報告が求められる．

　遵守状況調査は，製造販売業者等およびその受託者を対象とする（薬食機発1224第1号2009年（平成21年）12月24日）．原則として，厚生労働省医薬食品局の職員で構成する調査班が調査を行う．

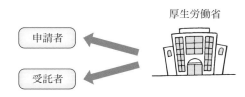

遵守状況調査は申請者と受託者に対して行われる

Step1. 正しいものには〇，間違っているものには×を（　）に記入せよ．

　再審査申請後には必ずGPSP遵守状況調査が行われ，15日以内の改善が求められる．（　）

Step2. （　）に適切な語句を記入せよ．

　再審査申請後，（　）GPSP遵守状況調査が行われ，必要な場合は15日以内の改善が求められる．

答え　【Step1】×（必ず→厚生労働大臣が必要と判断した場合），【Step2】厚生労働大臣が必要と判断した場合に

18 使用成績調査実施前の留意点をまとめよ．

　GPSP（Good Post-marketing Study Practice）に基づいて，製造販売後に実施する調査および試験には，使用成績調査，特定使用成績調査，製造販売後臨床試験があるが，これらはすべて1つの調査または試験でさまざまな情報を得ようとすると，結果が曖昧になってしまう可能性があるので，調査または試験は目的を明らかにし，目的ごとに行うことが基本となっている．

　使用成績調査は，①未知の副作用（とくに重要な副作用について），②医薬品の使用実態下における副作用の発生状況の把握，③安全性または有効性などに影響を与えると考えられる要因，を把握することが主な目的である．

　また，使用成績調査の実施前の留意事項としては，①安全性に焦点をあてた調査を行う，②調査症例数は医薬品の特性に応じて設定する，③症例の抽出に偏りのない方法で調査を行う，となっている．

1	安全性に焦点を当てた調査を行う
2	調査症例数は医薬品の特性に応じて設定する
3	症例の抽出に偏りのない方法で調査を行う

中央登録方式	使用を開始した時点で患者を登録し，登録した患者すべてを調査票に記載する．
連続調査方式	予定した症例数に達するまで連続して調査票に記載する．
前例調査方式	一定の期間中に使用した全例を調査票に記載する．

偏りのない調査方法

Step1. 正しいものには○，間違っているものには×を（　）に記入せよ．
　使用成績調査は，主として安全性に焦点を当てた調査を行う．（　）

Step2. （　）に適切な語句を記入せよ．
　使用成績調査は，主として（　）に焦点を当てた調査を行う．

答え　【Step1】○，【Step2】安全性

19　PMSの目的を簡潔に述べよ．

　PMS（Post Marketing Surveillance）の目的は，製造販売後の医薬品の適正な使用方法を確立することである．医薬品の適正使用を確立するためには，「副作用情報のみでは不十分であり，副作用の発現を最小限に抑え，有効性を最大限に発揮させる使い方に関する情報」が必要である．すなわち，副作用情報を集めただけでは何の役にも立たず，その原因を究明し安全な使用方法を考えなくてはならない．そのため，製造販売後のいろいろな病態の患者に，さまざまなかたちで使用される「医薬品の実態についての情報を適正に収集する」ことは，PMSにとってきわめて重要となる．同時に評価・分析された情報は，適切に医療関係者に伝達されなければならない．PMSは，いわばこのサイクルの繰返しということになる．

```
PMSの目的
適正な使用法の確立
────────────────
副作用の発現を最小限に抑え，有効性を
最大限に発揮させる使い方に関する情報
────────────────
副作用情報の収集（副作用・感染症報告、使用成績調査など）
```

PMSの目的

Step1. 次の選択肢のうち，正解の番号を（　）に記入せよ．

PMSの目的は，次のうちどれか．（　）
1. 申請資料の信頼性の確保
2. 適正な使用方法を確立すること
3. 一連のサイクルの実現

Step2. （　）に適切な語句を記入せよ．

PMSの目的は，（　）を確立することである．

答え　【Step1】2（1. はGPSP（Good Post-marketing Study Practice）の目的，3. は適正使用の説明），【Step2】適正な使用方法

20 医薬品安全対策の推移を，ポイントに絞って述べよ．

　昭和40年代にはさまざまな薬害事件が発生した．主なものだけでも，1965年（昭和40年）アンプル入りかぜ薬によるショック死，1967年（昭和42年）クロロキンによる視力障害，1970年（昭和45年）キノホルムによるスモン病などがある．その後も1985年（昭和60年）エイズ事件，血液製剤によるC型肝炎，1993年（平成5年）ソリブジンの併用禍，1996年（平成8年）CJD（クロイツフェルト・ヤコブ病）などがある．

　これらの薬の事件に対しては，その都度安全対策が講じられた．1967年（昭和42年）「基本方針」が通知された．1979年（昭和54年）スモンの被害者が1万人を超えたことから大きな社会問題となり，救済のために医薬品副作用被害救済基金が発足した．2003年（平成15年）には副作用の医療機関報告（医薬品等安全性情報報告制度）が義務化された．2005年（平成17年）ICH（日米EU医療品規制調和国際会議）ガイドラインに基づき副作用報告基準が見直された．

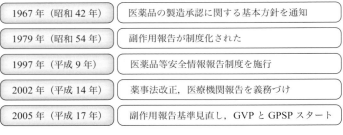

主な医薬品安全対策の推移

Step1. 次の選択肢のうち，正解の番号を（　）に記入せよ．
「医薬品の製造承認に関する基本方針」が通知されたのは，次のうちいつか．（　）
　　1．1967年（昭和42年）　　2．1979年（昭和54年）
　　3．1993年（平成5年）

Step2. （　）に適切な語句を記入せよ．
　昭和（　）年，「医薬品の製造承認に関する基本方針」が通知された．

答え　【Step1】1（2．は薬事法（現：医薬品医療機器等法）大改正，3．はソリブジン事件），
　　　【Step2】42

21　再審査期間の延長について説明せよ．

再審査期間の延長については，医薬品医療機器等法第 14 条の 4 第 2 項（再審査期間の延長）に，「厚生労働大臣は，新医薬品の再審査を適正に行うため特に必要があると認めるときは，薬事・食品衛生審議会の意見を聴いて，調査期間を，その製造販売の承認のあった日後 10 年を超えない範囲内において延長することができる」と規定されている．

具体的には，①オーファンドラッグ（希少疾病用医薬品）となる効能が追加される場合，②小児の用法・用量設定のために試験が必要な場合，の 2 つである．

| 1 | 承認後の効能・効果の追加などにより**希少疾病用医薬品**または長期の薬剤疫学的調査が必要となったもの |
| 2 | **小児の用法・用量設定**のために治験または製造販売後臨床試験を行う必要があると認められた場合 |

再審査期間の延長

Step1　次の選択肢のうち，正解の番号を（　）に記入せよ．
再審査期間の延長について，正しいのはどれか．（　）
　a．承認のあった日から 10 年を超えない範囲内で延長できる．
　b．長期の疫学的調査が必要となったもの．
　c．小児の効能・効果設定のため治験が必要になった場合．
　1．（a, b）　　2．（a, c）　　3．（b, c）

Step2　（　）に適切な語句を記入せよ．
再審査期間の延長について，（　）から 10 年を超えない範囲内で延長できる．

答え　【Step1】1（c．効能・効果 → 用法・用量），【Step2】承認のあった日

22 再審査の手順を述べよ．

再審査の申請は，再審査期間中に実施した調査事項をとりまとめて再審査申請資料を作成し，「再審査期間終了日から起算して3ヵ月以内に」(医薬品医療機器等法第14の4第1項) 独立行政法人 医薬品医療機器総合機構（機構）に再審査申請を行わなければならない．提出された資料は機構による再審査申請資料適合性調査および評価の後，厚生労働省に提出され薬事・食品衛生審議会において審議される．その結果は，カテゴリー1～3の区分に従い申請者に通知される．

カテゴリー1では，有用性が認められ承認事項の変更は必要がない．カテゴリー2の「承認事項の一部を変更」では，効能・効果，用法・用量の表示を評価結果に適合するように申請を行い，その結果を医療機関などに伝達する．カテゴリー3の「承認の取消し」となった場合には，製薬企業はただちに製造販売を中止し，市場から回収する措置を講じなければならない．

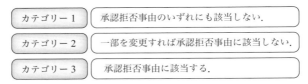

審査結果の分類

Step1. 次の選択肢のうち，正解の番号を（　）に記入せよ．
再審査申請について，誤りはどれか．（　）
1. 再審査期間終了後3ヵ月以内に申請する．
2. 厚生労働省による適合性調査が行われる．
3. 承認拒否事由に該当した場合は，承認の取消しか整理届を提出する．

Step2. （　）に適切な語句を記入せよ．
再審査申請について，再審査期間終了後（　）以内に申請する．

答え　【Step1】2（2. 厚生労働省 → 機構），【Step2】3ヵ月

23 再評価指定するのはだれか.

　再評価制度は1971年（昭和46年）から始まり，第一次再評価，第二次再評価，新再評価を経て現在に至っている．現在では「医療用医薬品再評価の在り方検討会」の提言により，臨時再評価を中心に実施する必要があるとされている．臨時の再評価は通常，対象となる医薬品に問題があったときにのみ指定されるものなので，企業にとってはありがたくない指摘ということになる．

　具体的には，厚生労働大臣は，薬事・食品衛生審議会の意見を聴いて再評価が必要とされた医薬品について，再評価を受けるべき旨の公示を行う．この公示では再評価の対象となる医薬品の範囲，提出すべき資料，資料提出の時期などが示される．再評価を行う医薬品は，厚生労働大臣が指定したもので，今後とも販売意志のある品目であり，薬局製剤および製造のために用いられる医薬品は対象外である．

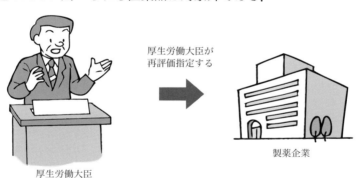

再評価指定

Step1. 次の選択肢のうち，正解の番号を（　）に記入せよ．
再評価指定をするのは，次のうちだれか．（　）
1. 独立行政法人 医薬品医療機器総合機構
2. 薬事・食品衛生審議会
3. 厚生労働大臣

Step2. （　）に適切な語句を記入せよ．
再評価指定を受けるべき医薬品は，（　）の指定によって行われる．

答え　【Step1】3，【Step2】厚生労働大臣

24　DSU とはなにか.

　DSU（Drug Safety Update）は 1992 年（平成 4 年）11 月に発刊された．DSU は，日本製薬団体連合会（日薬連）が「使用上の注意」の改訂について，厚生労働省の指示から 1ヵ月以内に全国すべての医療機関に郵送する事業を行っている（年 10 回発行）ものである．

　掲載される情報は，日薬連の安全対策情報部会に参加している製薬企業の改訂情報であり，当該企業が製造または輸入している医療用医薬品の「使用上の注意」改訂に関する情報（改訂内容および参考文献など）である．安全対策情報部会への参加企業は現在 287 社となっている．また DSU の配布先は，病院，診療所など約 237,000 施設が対象となっており，これらの施設へ直接郵送されている．

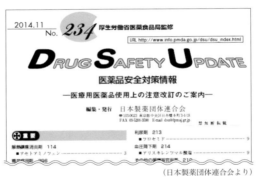

DSU は日薬連が（年 10 回）発行している

Step1. 次の選択肢のうち，正解の番号を（　）に記入せよ．

DSU について，正しいのはどれか．（　）
- a. 日薬連が発行している．
- b. 厚生労働省の指示から 1ヵ月以内にすべての病院・診療所に郵送する．
- c. 年 10 回発行する．

1.（a，b）　　2.（a，c）　　3.（b，c）

Step2.（　）に適切な語句を記入せよ．

　DSU は（　）が，厚生労働省の指示から 1ヵ月以内にすべての医療機関に郵送している．

答え 🖙【Step1】2（b．すべての病院・診療所 → すべての医療機関），【Step2】日薬連

25　市販直後調査とはなにか．

　市販直後調査は2001年（平成13年）に始まった．市販直後調査とは，「安全確保業務のうち，医薬品の製造販売業者が販売を開始した後の6ヵ月間，診療において，医薬品の適正使用を促し，重篤な副作用症例などの発生を迅速に把握するために行うものであって，承認に際し承認条件として付与されるものをいう」（改正前GVP（Good Vigilance Practice：医薬品製造販売後安全管理の基準）第2条第3項）であったが，2013年（平成25年）の「医薬品リスク管理計画」の実施に伴いGVPが改正された（「承認条件として付与される」については変更されていない）．

　市販直後調査期間中は，医薬品納入後2ヵ月間はおおむね2週間以内に1回，その後もおおむね1ヵ月以内に1回の頻度で訪問し，「製品情報概要」や「新医薬品使用上の注意の解説」などにより繰り返し注意喚起と協力依頼を行う．

> GVP第10条（市販直後調査）抜粋
> 　市販直後調査とは，医薬品の販売を開始した後の6ヶ月間，診療において，医薬品の適正な使用を促し，規則第253条第1項第1号に掲げる副作用症例等の発生を迅速に把握するために行うものであって，**医薬品リスク管理**として行うものをいう．
> 　その行う市販直後調査ごとに，医薬品リスク管理計画書に基づき，実施計画書（市販直後調査**実施計画書**という）を作成すること．

市販直後調査

Step1. 次の選択肢のうち，正解の番号を（　）に記入せよ．
直後調査について，正しいのはどれか．（　）
1. 調査期間は，承認後6ヵ月間である．
2. 承認に際し承認条件として付与される．
3. 実施にあたっては医療機関と契約を交わす．

Step2. （　）に適切な語句を記入せよ．
直後調査は，承認に際し（　）として付与される．

答え　【Step1】2（1. 承認後→販売開始後，3. 契約を交わす必要はない），【Step2】承認条件

26 調査等管理責任者の要件を述べよ．

　GPSP（Good Post-marketing Study Practice）の実施体制として製造販売業者らに求められているのは，製造販売後調査等管理責任者（調査等管理責任者）の設置である．調査等管理責任者は，調査などを統括することから各社1名（複数の設置は不可）であり，販売にかかわる部門に属する者であってはならない．したがって，品目ごとに調査等管理責任者を設置することはできない．ただし，兼務・兼任の制限はないので，GVP（Good Vigilance Practice：医薬品製造販売後安全管理の基準）の安全管理責任者との兼任など各社の事情に合わせて組織を構築できることになっており，多くの企業が調査等責任者は安全管理責任者が兼任している．

> （製造販売後調査等管理責任者）
> 第4条　製造販売業者等は，製造販売後調査等に係る業務を統括する者（以下「製造販売後調査等管理責任者」という．）を置かなければならない．
> 2　製造販売後調査等管理責任者は，販売に係る部門に属する者であってはならない．

調査等責任者に兼任の規制はない（GPSP省令第4条）

Step1. 次の選択肢のうち，正解の番号を（　）に記入せよ．
　調査等管理責任者について，正しいのはどれか．（　）
　a. 品目ごとに調査等責任者を設置する．
　b. 販売にかかわる部門に属してはならない．
　c. 兼任・兼務の制限はない．
　1.（a, b）　　2.（a, c）　　3.（b, c）

Step2. （　）に適切な語句を記入せよ．
　調査等管理責任者は，調査などを統括することから複数の設置は（　）である．

答え 【Step1】3（a. 各社1名で複数の設置は不可），【Step2】不可

27　6つの薬害事件とその安全対策についてまとめよ．

　現在，独立行政法人 医薬品医療機器総合機構を中心に，予測予防型の安全対策が進行中であるが，生物学的製剤による感染症の発生までは，いわば事後処理型安全対策であった．主なものだけでも，1956年（昭和31年）ペニシリンによるショックで死亡例が発生した．1961年（昭和36年）サリドマイドによる四肢奇形は世界に大きな衝撃を与えた．1970年（昭和45年）キノホルムとスモンとの関係が明らかになった．1993年（平成5年）ソリブジンと抗がん薬フルオロウラシルとの併用で16人もの患者が死亡した．1996年（平成8年）CJD（クロイツフェルト・ヤコブ病）の発生にヒト乾燥硬膜の関与が明らかとなった．1997年（平成9年）AIDS（Acquired Immunodeficiency Syndrome：エイズ）患者が2,000人を超えた．

　なかでも，昭和30年代より原因不明の神経炎症状，下半身麻痺や眼障害が報告されるようになり，その被害者は11,000人に及んだ．1970年（昭和45年）になって，整腸薬キノホルムとスモンの関係が明らかとなり，キノホルムは販売中止された．これが契機となって，1979年（昭和54年）に医薬品副作用被害救済基金が設立された．これが現在の機構による救済給付の始まりとなっている．

薬害事件の歴史

1956年（昭和31年）ペニシリン	ペニシリンによるアナフイラキシー・ショックが原因で死亡例が報告され，使用上の注意に既往歴の問診や応急処置の準備を行うよう記載することが義務づけられた．
1961年（昭和36年）サリドマイド	西ドイツのレンツ（Lenz）博士がサリドマイドと四肢奇形との関係を報告した．日本では約300人が報告され，欧州をはじめ日本でも販売中止，製品回収が行われた．
1970年（昭和45年）キノホルム	整腸薬キノホルムとスモンの関係が明らかとなり，キノホルムは販売中止された．
1993年（平成5年）ソリブジン	ソリブジンとフルオロウラシル系抗がん薬の相互作用による無顆粒球症（白血球分画の顆粒球が500/mm^{3}以下に低下）などの重篤な血液障害による死亡が15例も報告された．
1996年（平成8年）CJD	平成8年頃からCJD（クロイツフェルト・ヤコブ病）の発症率が急に高くなり，安全確保措置が必要となった．その原因は，ヒト乾燥硬膜を脳外科手術時の硬膜移植に使用したことによるCJDの発症であった．
1997年（平成9年）AIDS・フィブリノゲン	AIDS患者が2,000人を超え，また血漿分画製剤（フィブリノゲン製剤）によるC型肝炎患者も報告されるようになった．この年から副作用報告に加えて感染症症例報告が義務づけられた．

Step1. 次の選択肢のうち，正解の番号を（　）に記入せよ．

医薬品副作用救済基金設立のきっかけになったのは，次のうちどれか．（　　）

1. ペニシリンによるアナフィラキシー・ショック
2. サリドマイドによる催奇形性
3. キノホルムによるスモン
4. ソリブジンとフルオロウラシルによる無顆粒症
5. 血液製剤によるエイズや肝炎

Step2.（　）に適切な語句を記入せよ．

薬害事件のうち（　　）が契機となって，医薬品副作用救済基金が設立された．

Memo

答え 【Step1】3（被害者が1万人を超えた），【Step2】キノホルムによるスモン

28　再審査期間について,簡潔にまとめよ.

再審査期間は承認の際に,厚生労働大臣によって指定される.再審査期間は通常8年であるが,オーファンドラッグおよび薬剤疫学的調査が必要なものは10年,新投与経路医薬品および新医療用配合剤は6年,新効能・効果および新用法・用量医薬品は4年,オーファンドラッグが一般の効能・効果を追加する場合は5年10ヵ月,追っかけ新薬は先行新薬の残余期間,となっている.このうち,追加効能の再審査期間については下表のとおりである.

再審査期間(実質的な独占販売期間)

期　間	新医薬品の種類
10年	a. 希少疾病用医薬品(オーファンドラッグ) b. 長期の薬剤疫学的調査が必要なもの
8年	c. 新有効成分含有医薬品
6年	d. 新医療用配合剤 e. 新投与経路医薬品
5年10ヵ月	f. 新効能・効果医薬品,新用法・用量(オーファンドラッグの追加)
4年	g. 新効能・効果医薬品(fを除く) h. 新用法・用量医薬品(fを除く)
先行新薬の再審査期間の残余期間	i. 先行する新医薬品の再審査期間中に承認された追っかけ新薬

Step1. 次の選択肢のうち,正解の番号を(　)に記入せよ.

再審査期間について,正しいのはどれか.(　)
- a. 再審査期間は,新薬の種類によって自動的に決まる.
- b. おっかけ新薬は5年10ヵ月
- c. 新投与経路医薬品は6年
- d. オーファンドラッグは10年

	a	b	c	d
1.	正	正	正	誤
2.	誤	正	誤	正
3.	誤	誤	正	正

Step2. (　)に適切な語句を記入せよ.

おっかけ新薬の再審査期間は,(　)である.

答え ☞【Step1】3(a. 厚生労働大臣が指示する,b. おっかけ新薬は残余期間),【Step2】残余期間

29 副作用情報の収集と評価について、ポイントをまとめよ．

　MR は副作用の内容を連絡票に記載して安全管理統括部門に第一報報告を行う．

1. **重篤性**：医薬品医療機器等法施行規則第 273 条（薬物に係る治験に関する副作用等の報告）により，下記の場合には副作用や感染症を重篤と判断する．

    > ①死亡
    > ②障害
    > ③死亡または障害につながるおそれのある症例
    > ④治療のために病院または診療所への入院または入院期間の延長が必要とされる症例
    > ⑤①〜④までに掲げる症例に準じて重篤である症例
    > ⑥後世代における先天性の疾病または異常

2. **予測性**：「使用上の注意」から予測できない副作用を「未知」と判断する．

3. **因果関係**：医薬品との関連が「明らかに否定できる」以外のすべての有害事象が報告の対象であり，「関連不明」のものも報告の対象となる．

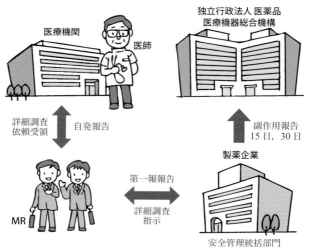

MR の副作用報告は安全管理統括部門へ

Step1. 次の選択肢のうち，正解の番号を（　）に記入せよ．

副作用情報の収集と評価について，正しいのはどれか．（　）
- a．MRは第一報を本社の営業部門に報告する．
- b．先天性の疾病または異常は重篤と判断する．
- c．未知とは添付文書から予測できない副作用をさす．
- d．医薬品との関連不明の副作用は報告対象である

1．(a, b)　　2．(a, c)　　3．(b, c)　　4．(c, d)　　5．(b, d)

Step2. （　）に適切な語句を記入せよ．

副作用情報の収集と評価について，未知とは（　）から予測できない副作用をさす．

Memo

答え 【Step1】5（a．営業部門→安全管理統括部門，c．添付文書→使用上の注意），【Step2】使用上の注意

30　緊急安全性情報への対応の要点をまとめよ．

　2011年（平成23年）医薬食品局安全対策課長通知によって，緊急安全性情報の取扱い指針が変更になった．「近年，緊急安全性情報や，医薬関係者等に対する一般的な添付文書改訂の情報伝達のみならず，迅速に注意情報を伝達することが必要となる場合があるなど情報提供をとりまく環境が著しく変化している．同時に，医薬関係者だけではなく，患者や一般国民に対してもわかりやすい情報の提供が求められていることや，後発医薬品，一般用医薬品及び医療機器の製造販売業者も含めて実施可能な情報提供の在り方も考慮しなければならない」として，緊急安全性情報など（「安全性速報」も導入された）の作成，配布にあたり指針を改定した．

　大きく変わった点は，これまでMRによる医療関係者への直接説明以外が認められていなかったのに対して，さまざまなメディアも利用するようになったこと，また，学会や患者団体などへも情報伝達するようになったこと，などが挙げられる．

1	厚労省は速やかに報道発表を行う．
2	製薬企業は新聞の社告へ掲載を考慮する．
3	MRによる直接の配布を原則とする．
4	迅速性・網羅性のためダイレクトメール（DM），ファクシミリ（FAX），メールなどを活用する．
5	決定した日から1ヵ月以内に情報が到達していることを確認する．
6	医学学会などへ情報伝達する．
7	患者団体などへも情報伝達する．
8	独立行政法人 医薬品医療機器総合機構（PMDA）はホームページに掲載し，メディナビを配信する．
9	製薬企業はホームページに掲載する．

緊急安全性情報への対応

Step1. 次の選択肢のうち，正解の番号を（ ）に記入せよ．

緊急安全性情報について，誤りはどれか．（ ）
1. 製薬企業は，医療関係者向けに限定して情報を作成する．
2. 製薬企業および厚生労働省は，速やかに報道発表を行う．
3. 企業は，通知日あるいは配付決定日から1ヵ月以内に情報到達を確認する．
4. 機構は，PMDAメディナビにて配信する．
5. 製薬企業は，患者団体への情報伝達も考慮する．

Step2. （ ）に適切な語句を記入せよ．

緊急安全性情報について，企業は，通知日あるいは配付決定日から1ヵ月以内に（ ）を確認する．

Memo

答え 【Step1】1（1．患者向けの情報も作成する），【Step2】情報到達

練習問題

■ 次の文章で,正しいものには1,間違っているものには2と( )内に記入せよ.

問1 医薬品リスク管理は,医薬品の製造販売後のリスクを適正に管理するためのものである.( )

問2 再審査結果カテゴリー2の場合,製造販売業者等はただちに一部変更申請を行う.( )

問3 緊急安全性情報は,医学,薬学などの関係団体や患者団体にも情報提供を行う.( )

問4 「安全性監視活動」と「リスク最小化活動」は,通常の活動と追加の活動で構成される.( )

問5 DSUは,日薬連が厚労省の指示から1ヵ月以内にすべての医療機関にメールで配信している.( )

問6 2012年1月より,ICHでは「PBRER」のガイドラインが合意され,それまでのPSURと並行して作製されることになった.( )

問7 品質再評価は,医療用医薬品の内用剤について溶出試験が行われる.( )

問8 機構の情報提供ホームページに掲載される情報のうち,承認情報や回収情報は厚労省が情報提供している.( )

問9 再評価制度は,昭和54年に導入された.( )

問10 未知,非重篤副作用症例は,報告対象外となっている.( )

問11 リスク管理計画は,承認条件として付与される.( )

問12 ベネフィットとリスクの評価対象となるのは,製造販売後であり,開発段階や承認審査時は対象とならない.( )

問13 WHO国際医薬品モニタリング制度は,サリドマイド事件が契機となっている.( )

問14 市販直後調査は,納入後6ヵ月間実施する.( )

問15 製造販売後調査の基本計画書の作成は,リスク管理計画書とは別に行う.( )

■ 次の問いに答えよ.

問16 次のうち報告主体が医療機関であるものは,どれか.( )
　1.医薬品・医療機器等安全性情報報告制度
　2.WHOモニタリング制度　3.感染症定期報告制度

問17 再評価指定について,正しいのはどれか.( )
　　a.厚生労働大臣は再評価範囲を公示する.
　　b.今後販売する意志のないものも再評価を実施する.
　　c.申請資料はGPSPを遵守して収集する.
　1.(a, b)　2.(a, c)　3.(b, c)

問18 医薬品医療機器情報配信サービス(メディナビ)を出しているのは,次のうちど

こか．（　）
  1．厚労省　　2．総合機構　　3．製薬協
問19　安全管理業務のうち外部委託できないのは，次のうちどれか．（　）
  1．安全管理情報の解析　　2．安全管理情報に基づく措置の実施
  3．安全管理情報の評価
問20　副作用・感染症報告制度について，誤りはどれか．（　）
  1．医薬品・医療機器等安全性情報報告制度　　2．感染症定期報告制度
  3．WHO国際医薬品モニタリング制度　　　　　4．安全性定期報告制度
  5．企業報告制度
問21　再審査の対象となる「新医薬品と有効成分，分量，用法・用量，効能・効果等が同一性を有すると認められる医薬品」とは，次のうちどれか．（　）
  1．新医薬品　　2．新医薬品等　　3．後発医薬品
問22　企業報告制度について，正しいのはどれか．（　）
  a．企業報告には15日，30日などの期限が設けられている．
  b．企業が報告を怠った場合は，営業停止などになる．
  c．副作用の発生傾向が著しく変化したことを示す研究報告は15日報告である．
  1．(a, b)　　2．(a, c)　　3．(b, c)
問23　安全性情報の伝達について，正しいのはどれか．（　）
  a．安全性速報は，一般的な注意喚起より迅速性が要求される．
  b．使用上の注意改訂の情報では，改訂内容を明らかにした文書を作成する．
  c．医薬品・医療機器等安全性情報は，日薬連が年10回発行している．
  1．(a, b)　　2．(a, c)　　3．(b, c)
問24　GVPの適合性評価は，だれが行うのか．（　）
  1．総合機構　　2．都道府県　　3．厚労省
問25　治験の限界について，誤りはどれか．（　）
  a．年齢，合併症，併用薬などに制限が加えられた患者群での成績である．
  b．使用期間が長期でない．
  c．試験成績が個別の評価である．
  d．専門医でないものの評価が加わっている．
  e．検討症例数が少ない．
  1．(a, b)　　2．(b, c)　　3．(c, d)　　4．(a, e)　　5．(d, e)
問26　安全対策について，報告された副作用が著しく有害なもので，被害の拡大を早急に防止する必要がある場合には，どの措置がとられるか．（　）
  1．効能・効果，用法・用量の変更・削除　　2．製造販売の中止
  3．使用上の注意の改訂　　4．規制区分の変更　　5．承認の取消し
問27　PMSの目的について，正しいのはどれか．（　）
  PMSの目的は，製造販売後の医薬品の（　）を確立することである．
  1．副作用の発現を最小限に抑える使い方
  2．有効性を最大限に発揮させる使い方　　3．適正な使用方法

問28 希少疾病用医薬品について，正しいのはどれか．（　　）
   a．わが国において対象患者数が年間5万人未満．
   b．すぐれた使用価値を有する．
   c．患者数か使用価値のどちらかの条件を満たす必要がある．
   1．(a, b)　　2．(a, c)　　3．(b, c)

問29 感染症定期報告について，正しいのはどれか．（　　）
   a．生物由来製品の製造販売業者が6カ月ごとに行う．
   b．ヒトには感染しない疾病も対象となる．
   c．外国で使用された場合の感染症も含まれる．
   1．(a, b)　　2．(a, c)　　3．(b, c)

問30 「安全性検討事項」のうち，「医薬品との関連性が疑われる要因はあるが，臨床データなどからの確認が十分でない有害な事象のうち重要なもの」は次のうちどれに該当するか．（　　）
   1．重要な特定されたリスク　　2．重要な不足情報　　3．重要な潜在的リスク

問31 直後調査の手順について，正しいのはどれか．（　　）
   a．納入後2週間以内を目安として，MRが訪問して直接説明を行う．
   b．調査期間開始後はおおむね1ヵ月に1回の頻度で訪問する．
   c．調査期間終了後2ヵ月以内に，実施報告書を計画書とともに提出する．
   1．(a, b)　　2．(a, c)　　3．(b, c)

問32 薬害事件と安全対策との関連で，誤りはどれか．（　　）
   a．キノホルムによるスモン ― 感染症報告の義務づけ（平成9年）
   b．血液製剤によるエイズや肝炎 ― 医薬品副作用被害救済基金設立（昭和54年）
   c．ソリブジンとフルオロウラシル ― 添付文書記載要領改定（平成9年）
   d．ペニシリンショック ― 皮内反応検査の実施（昭和31年）
   1．(a, b)　　2．(a, c)　　3．(b, c)　　4．(b, d)　　5．(c, d)

問33 緊急安全性情報について，誤りはどれか．（　　）
   a．医療関係者のみならず国民（患者）向けの情報も作成する．
   b．報道発表を行い，新聞の社告などを考慮する．
   c．1ヵ月以内に情報を提供する．
   d．厚労省からの命令，指示，企業の自主的な決定などで作成する．
   e．MRが直接配布して説明する．
   1．(a, b)　　2．(b, c)　　3．(c, d)　　4．(b, e)　　5．(c, e)

問34 正しいのはどれか．（　　）
   PMSの目的を達成するためには，いろいろな病態の患者にさまざまなかたちで使用される医薬品の（　　）を適正に収集することはきわめて重要である．
   1．評価・分析された情報　　2．実態についての情報
   3．適応外使用についての情報

問35 再審査期間の延長について，正しいのはどれか．（　　）
   a．小児の用法・用量設定の試験が必要な場合などに延長される．

b．厚生労働大臣の指定した日から 10 年を超えない範囲内で延長する．
　　c．再審査期間の延長は，厚生労働大臣が行う．
　1．(a，b)　　2．(a，c)　　3．(b，c)

問 36　医薬品・医療機器等安全性報告制度について，正しいのはどれか．（　　）
　　a．平成 15 年から医薬品医療機器等法による報告義務制度となっている．
　　b．報告対象施設は，すべての医療機関および薬局などである．
　　c．機構に報告を行う．
　1．(a，b)　　2．(a，c)　　3．(b，c)

問 37　GVP について，正しいのはどれか．（　　）
　　a．GVP の目的は，安全管理情報の収集，検討，措置の適正な実施である．
　　b．安全管理統括部門の設置は，第 1 種，第 2 種，第 3 種ともに必要である．
　　c．第 3 種製造販売業者とは，医薬部外品または化粧品の製造販売業者である．
　1．(a，b)　　2．(a，c)　　3．(b，c)

問 38　RMP の適用範囲などについて，正しいのはどれか．（　　）
　　a．バイオ後続品は先行バイオ医薬品と同等/同質な品質，安全性，有効性を有する．
　　b．バイオ後続品の承認申請時も RMP の適用となる．
　　c．販売後に新たな安全性の懸念が判明した場合は，RMP の適用範囲ではない．
　1．(a，b)　　2．(b，c)　　3．(a，c)

問 39　再審査期間の組合せで，誤りはどれか．（　　）
　　a．QOL の改善などの評価に薬剤疫学的手法が必要なもの―10 年
　　b．新効能・効果医薬品―4 年　　c．新医療用配合剤―5 年 10 ヵ月
　　d．希少疾病用医薬品の新効能・効果医薬品―残余期間
　1．(a，b)　　2．(a，c)　　3．(b，c)　　4．(b，d)　　5．(c，d)

問 40　安全確保措置について，誤りはどれか．（　　）
　　a．安全管理業務手順書は，安全管理統括部門に備えつける．
　　b．安全管理情報には，他の製造販売業者からの情報も含まれる．
　　c．安全管理責任者は安全確保措置を立案する．
　　d．MR は支店長の指示に従い安全確保措置を実施する．
　1．(a，b)　　2．(b，c)　　3．(c，d)　　4．(b，d)　　5．(a，d)

問 41　PMS の必要性について，正しいのはどれか．（　　）
　　a．小児，高齢者，妊産婦，腎機能障害，肝機能障害患者に関する情報が少ない．
　　b．長期投与時の有効性，安全性に関する情報が少ない．
　　c．治験時の情報は，副作用・感染症を予知するには十分だが措置情報が少ない．
　1．(a，b)　　2．(a，c)　　3．(b，c)

問 42　安全性定期報告について，正しいのはどれか．（　　）
　　a．承認日から 2 年間は 6 ヵ月ごと，それ以降は 1 年ごとに報告する．
　　b．定期的安全性最新報告 PSUR からの情報も含まれる．
　　c．PSUR は ICH の合意に基づいて導入された．
　1．(a，b)　　2．(a，c)　　3．(b，c)

問43　リスク最小化活動において，「追加の活動」とされるのは次のうちどれか．（　　）
1. 添付文書の作成・改訂およびその情報提供
2. 患者向け医薬品ガイド　　3. 医薬品の使用条件の設定

問44　安全管理統括部門について，正しいのはどれか．（　　）
a. 安全管理統括部門は販売にかかわる部門から独立していなければならない．
b. 安全管理責任者になるには3年以上の業務経験が必要である．
c. 安全管理責任者および実施責任者は，販売にかかわる部門に属さない．
1. (a, b)　　2. (a, c)　　3. (b, c)

問45　GPSPの調査について，正しいのはどれか．（　　）
a. 適合性調査は製造販売後臨床試験の受託医療機関に対しても行われる．
b. 適合性調査で結果が不適合の場合，15日以内に改善の実施が求められる．
c. 遵守状況調査は，厚生労働大臣が必要と判断した場合に実施される．
1. (a, b)　　2. (a, c)　　3. (b, c)

問46　再審査について，正しい組合せはどれか．（　　）
a. 医薬品医療機器等法施行規則によって承認取得者には調査が義務づけられている．
b. 調査には使用成績調査，特定使用成績調査，製造販売後臨床試験がある．
c. 再審査申請資料には文献学会情報などの研究報告も添付される．
d. 再審査結果は官報に告示される．

	a	b	c	d		a	b	c	d
1.	正	正	誤	正	4.	誤	誤	正	正
2.	誤	正	誤	誤	5.	正	誤	誤	正
3.	正	正	正	誤					

問47　製造販売後調査について，正しいのはどれか．（　　）
a. GPSPの目的は，調査の適正な実施と申請資料の信頼性の確保である．
b. 調査等管理責任者は安全管理責任者が兼任することができる．
c. 調査等管理責任者は品目ごとに設置する．
d. 調査の手順は，安全管理業務手順書を準用する．
1. (a, b)　　2. (a, c)　　3. (b, c)　　4. (b, d)　　5. (c, d)

問48　リスク管理計画について，正しいのはどれか．（　　）
a. リスク管理計画書は安全管理責任者が作成してもかまわない．
b. リスク管理計画書は，総括製造販売責任者の事務所に備え付ける．
c. MRは安全性監視活動には関わらない．
1. (a, b)　　2. (b, c)　　3. (a, c)

解答・解説

問1　1：開発段階ではなく製造販売後のリスクで正しい
問2　1：さらに再審査結果受領後1ヵ月以内に新内容を記載した文書を配布する
問3　1：2011年安全対策課長通知による
問4　1：両者に通常の活動と追加の活動とがある
問5　2：メール→郵送
問6　2：PSURは廃止された
問7　2：内用剤→内用固形剤
問8　2：厚労省→製薬企業
問9　2：昭和46年導入，昭和54年は再審査の導入と再評価の法制化
問10　2：安全性定期報告と同じか1年ごと
問11　1：承認に際して付与される
問12　2：すべての期間が対象となる
問13　1：わが国は昭和47年4月から本制度に参加
問14　2：納入後→販売開始後
問15　2：リスク管理計画書があれば基本計画書は不要
問16　1：2. は厚労省，3. は製薬企業
問17　2：b. 販売する意志のないものは再評価対象から外される
問18　2：通称PMDAメディナビという
問19　3：3. 判断を伴う業務は外部委託できない
問20　4：4. は再審査制度の一部
問21　2：2. 追っかけ新薬という，3. は再審査の対象とはならない
問22　1：c. 15日→30日報告
問23　1：c. 厚労省が毎月発行している
問24　2：4段階評価
問25　3：c. 個別の→集団としての，d. 専門医の評価である
問26　2
問27　3
問28　1：c. 両方の条件を満たす必要がある
問29　2：b. ヒトに感染する疾病についての研究報告である
問30　3：1. は関連性が示されているもの，2. は医薬品リスク管理計画を策定した時点では十分な情報が得られていないもの
問31　2：b. 調査期間開始後，1ヵ月に1回→納入後，2ヵ月間は2週に1回
問32　1：a. とb. が逆
問33　5：c. 配布を決定した日から1ヵ月以内に情報が到達していることを確認する，e. 直接配布のほか，ダイレクトメールや電子メールなどを活用する
問34　2：1. は伝達する情報，3. は不適切
問35　2：b. 承認のあった日から10年，c. 薬事食品衛生審議会の意見を聞いて厚生労働大臣が行う
問36　1：c. 厚生労働大臣に報告する
問37　2：b. 必要なのは第1種製造販売業者のみ
問38　1：c. RMPは一度策定したら終わりというものではなく，常に見直しを行う必要がある
問39　5：c. 6年，d. 5年10ヵ月
問40　5：a. 総括製造販売責任者の事務所に備えつける，d. 支店長→安全管理実施責任者
問41　1：c. 予知するには不十分
問42　3：a. 厚生労働大臣が指定した日から2年間
問43　3：3. 使用医師の登録や研修プログラムの設定などの条件
問44　1：c. 安全管理実施責任者は属しても構わない
問45　2：b. 申請資料の一部が対象から除外される
問46　3：d. 申請者に通知される
問47　1：c. 複数の設置は不可，d. 調査等業務手順書の作成が義務づけられている
問48　1：e. MRは安全性監視活動およびリスク最小化活動を行う

Memo

付録
重要用語一覧

- 医薬品情報 ……………………………… p.380
- 医薬概論 ………………………………… p.382
- 疾病と治療（基礎）……………………… p.384
- 疾病と治療（臨床）……………………… p.388

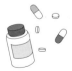

できる MR のための付録（重要用語一覧）

	医薬品情報	
	重要用語	解説
1	パターナリズム	父権主義，医師中心の医療
2	アドヒアランス	患者中心の薬物治療，治療方針決定への参加
3	PDCA サイクル	Plan, Do, Check, Action
4	EBM	Evidence Based Medicine
5	OTC	Over the Counter, 一般用医薬品，大衆薬
6	MR の仕事の目的	医療用医薬品の適正な使用と普及
7	プレゼンテーションの目的	相手に行動を促すこと
8	ハインリッヒの法則	300 件のヒヤリ・ハット
9	適正使用	一連のサイクルの実現，21 世紀のあり方懇談会
10	DSU	Drug Safty Update，医薬品安全対策情報，日薬連
11	日薬連	日本製薬団体連合会（1,400 社）
12	製薬協	日本製薬工業協会（150 社）
13	プロテオーム解析	発現したタンパク質を網羅的に解析する
14	ハイスループットスクリーニング	ロボットによる化合物の選択
15	一般毒性試験	単回投与試験，反復投与試験
16	特殊毒性試験	生殖発生毒性試験，依存性試験，抗原性試験，局所刺激性試験，遺伝毒性試験，がん原性試験
17	IRB	Institutional Review Board，治験審査委員会
18	規格試験	確認試験，純度試験，定量法
19	安定性試験	長期保存試験（25°C，65%），加速試験（40°C，75%），苛酷試験
20	記載義務事項　第 52 条	用法・用量，使用上の注意，取扱い上の注意
21	記載禁止事項　第 54 条	承認を受けていない効能・効果，危険がある用法・用量，使用期間
22	抗がん剤エベロリムス	吸収率が食事により低下する（mTOR 阻害）
23	エアロゾル	粒子径 10 μm 以下
24	ニコチンパッチ	経皮吸収型製剤
25	鼻粘膜投与［全身作用］	スマトリプタン片頭痛，ブセレリン子宮内膜症
26	メンブランフィルター	孔径 0.22 μm 以下
27	乳濁性	粒子径 7 μm 以下

28	懸濁性	粒子径 150 μm 以下
29	輸液	100 mL 以上の注射剤
30	油脂性基剤	ワセリン，流動パラフィン
31	水溶性基剤	マクロゴール
32	遮光容器	波長 450 nm 以下を遮断（可視光線 400〜800 nm）
33	モノクローナル抗体製剤	トラスツズマブ（ハセプチン），TNF-α 抗体，インフリキシマブ（リウマチ）
34	リポソーム	7 μm 以上毛細血管に詰まる，0.2 μm 以上マクロファージに貪食される，0.2 μm 以下ドキソルビシン製剤
35	放射標識体	原子の一部を放射性同位体に置き換えたもの
36	GER	胃内容排出速度
37	排出輸送担体	P-糖タンパク，MRPs，MATE1
38	膜動輸送トランスサイトーシス	エンドサイトーシス，エキソサイトーシス
39	分布容積	体内薬物量 ÷ 血中濃度
40	α1-酸性糖タンパク質（AGP）	塩基性薬物と結合（アルブミンは酸性薬物と結合）
41	アルブミン結合サイト	ワルファリンサイト，ジアゼパムサイト，ジギトキシンサイト
42	胎盤膜	トロホブラスト細胞
43	尿細管分泌	アニオン輸送担体 OATs（−），カチオン輸送担体 OCTs（＋）
44	GABA$_A$ 受容体	陰イオンチャネル，興奮性低下
45	GDP	グアノシン二リン酸
46	GTP	グアノシン三リン酸
47	Gs（促進性 G タンパク）	アデニル酸シクラーゼ（ATP → cAMP）活性化
48	Gi（抑制性 G タンパク）	アデニル酸シクラーゼ（ATP → cAMP）阻害
49	Gq（活性化 G タンパク）	ホスホリパーゼ C（IP3，DAG を生成する）活性化
50	シグモイド曲線	用量−反応曲線（片対数）
51	腎障害	エダラボン（脳保護）
52	肝障害	フルタミド（前立腺がん），ベンズブロマロン（痛風）
53	血液障害	チクロピジン（抗血小板）
54	間質性肺炎	小柴胡湯，ゲフィチニブ，インターフェロン，ブレオマイシン
55	横紋筋融解症	スタチン，ニューキノロン，ACE 阻害薬
56	血糖値上昇	オランザピン，クエチアピン（抗精神病薬）

57	アスピリン酸性薬物	クラリスロマイシン塩基性
58	胃内pH上昇で溶解性低下	テトラサイクリン，イトラコナゾール（水虫）
59	胃内で分解されやすい	レボドパ，クロルプロマジン（抗精神病薬）
60	胃内で分解されにくい	ジギタリス，グリセオフルビン（内服水虫薬発売中止）
61	消化管運動亢進	モサプリド（制吐薬），メトクロプラミド（制吐薬，ドンペリドン）
62	キレート形成	テトラ，ニューキノロン，ビスホスホネート（骨粗鬆症薬）
63	P-糖タンパク誘導	リファンピシン（結核薬）
64	トルブタミド（糖尿病薬）	NSAIDsでタンパク結合解除
65	酵素阻害	リトナビル（エイズ），トリアゾラム（抗精神病薬）
66	酵素誘導	フェノバルビタール，リファンピシン，フェニトイン，カルバマゼピン
67	グレープフルーツジュース酵素阻害	セイヨウオトギリソウ酵素誘導
68	メトトレキサート分泌阻害	NSAIDs，プロベネシド（痛風）
69	エノキサシン（ニューキノロン）	けいれん誘発，フルルビプロフェン（NSAIDs）
70	競合的拮抗	ジフェンヒドラミン（抗ヒスタミン薬），ファモチジン
71	非競合的拮抗	フェノキシベンザミン（抗α受容体薬），パパベリン（鎮痙薬）
72	ダウンレギュレーション	リュープロレリン（LH-RHアナログ薬），前立腺がん，乳がん治療
73	タキフィラキシー	エフェドリン，間接型
74	EBM実践3つの要素	科学的根拠，患者の価値観，臨床経験

医薬概論		
	重要用語	解説
1	MR	Medical Representatives
2	利益相反	COI：Conflict of Interest
3	ミッション・マネジメント	理念経営
4	CSR	Corporate Social Resposibility，企業の社会的責任
5	サーベンス・オクスリー法	SOX法，金融商品取引法
6	製薬企業倫理綱領［日薬連］	企業行動憲章［製薬協］
7	IFPMA	国際製薬団体連合会
8	公正競争規約（公競規）	公正取引協議会（公取協）
9	債務不履行責任	不法行為責任

10	大慈惻隠の心	大いなる慈悲，いたわりの心
11	ジュネーブ宣言	ニュールンベルグ綱領，ナチスの人体実験
12	ヘルシンキ宣言	被験者の同意
13	リスボン宣言	患者の権利
14	ベルモント・レポート	タスキギー梅毒研究
15	生命倫理の4原則	自律，無危害（回避），善行，正義
16	国民皆保険・皆年金	昭和36年（サリドマイド）
17	ドラッグ・ラグ問題	新薬創出・適応外薬解消等促進加算
18	産業財産権	特許権，実用新案権，意匠権，商標権（著作権は含まない）
19	医薬品生産金額	6兆9,874億円（平成23年）
20	輸出入	輸出：1,384億円，輸入：2兆5,313億円（平成23年）
21	GLP	Good Laboratory Practice
22	GCP	Good Clinical Practice
23	GVP	Good Vigilance Practice
24	GQP	Good Quality Practice
25	GMP	Good Manufacturing Practice
26	GPSP	Good Post Marketing Study Practice
27	製造販売業三役	総括製造販売責任者，品質保証責任者，安全管理責任者
28	覚せい剤	アンフェタミン，メタンフェタミン
29	覚せい剤原料	エフェドリン，メチルエフェドリン，セレギリン，ノルエフェドリン
30	高齢者［65歳以上］	2,958万人（平成22年）
31	病院の種類	一般病院，精神科病院，結核療養所
32	病床の種類	一般病床，療養病床，結核病床，感染病床，精神病床
33	5疾病	がん，脳卒中，糖尿病，心筋梗塞，精神疾患
34	5事業	救急，災害，小児，周産期，へき地医療，在宅医療
35	国民医療費	34兆8,084億円（平成20年）
36	後期高齢者医療費	12兆108億円（平成21年）
37	一般診療医療費上位5傷病	循環器，新生物，呼吸器，腎，骨格筋疾患
38	骨太の方針2005	医療制度改革大綱（小泉内閣 平成13～18年）
39	保険指定，保険登録	地方厚生局長
40	保険外併用療養費	評価療養，選定療養
41	高額介護合算療養費	医療保険者と介護担当者へ申請する

42	DPC	Diagnosis Procedure Combination（ダイアグノーシス・プロシージャー・コンビネーション）
43	中央社会保険医療協議会	支払側：7名，診療側：7名，公益代表：6名
44	重点審査	8万点以上
45	特別審査	40万点以上
46	類似薬効比較方式	効能・効果，構造式，薬理作用
47	補正加算	画期性加算，有用性加算，市場性加算，小児加算，先駆導入加算
48	標準小包装［分業促進］	許容大包装，不当納入防止
49	地域包括支援センター	予防ケアプラン：要支援1～2（地域包括ケアシステム）
50	居宅介護支援事業者	ケアプラン：要介護1～5
51	PMSの目的	適正使用の確立
52	すべての医療機関，薬局	医薬品・医療機器等安全性情報報告制度
53	未知	使用上の注意から予測できない
54	GPSPの目的	適正な実施と信頼性の確保
55	特別な背景を有する患者	小児，高齢者，妊産婦，腎機能障害，肝機能障害
<業許可申請>		
56	製造販売業［5年］	知事に申請，総括責任者所在地の知事
57	製造業［5年］	知事に申請（除く：生物学，放射線，検定，遺伝子，細胞，特生）
58	薬局・販売業［6年］	知事に申請
59	保険指定・登録［6年］	地方厚生局長に申請
60	回収報告	知事に報告（知事が大臣へ）
61	薬価収載申請	厚労省（経済課）に申請
62	PBRER	Periodic Benefit Risk Evaluation Report
63	再生医療等製品	iPS細胞，自己脂肪幹細胞，活性化リンパ球（LAK，CTL）

疾病と治療（基礎）		
	重要用語	解説
1	単糖類	グルコース，フルクトース（果糖），ガラクトース　二糖類（スクロースショ糖，ラクトース乳糖）
2	トリグリセライド	グリセリン1，脂肪酸3分子
3	塩基	アデニン，チミン，グアニン，シトシン
4	相同染色体	対立遺伝子
5	細胞質	サイトゾル
6	グリア細胞	神経膠細胞

7	ランビエの絞輪	跳躍伝導，秒速100 m
8	間脳	視床，視床下部
9	脳幹	中脳，橋，延髄
10	髄膜	硬膜，クモ膜，軟膜
11	ウイリス動脈輪	内頸動脈，椎骨動脈（脳底動脈）
12	鰓弓神経	エラに由来する脳神経5種類
13	体循環55秒	肺循環5秒
14	上大静脈，洞房結節	下大静脈，冠静脈洞
15	筋性動脈，抵抗血管	弾性動脈，大動脈
16	静脈還流	血液の3/4は静脈内
17	門脈	上腸間膜静脈，下腸間膜静脈，脾静脈
18	昇圧物質	ANG II，エンドセリン（血管内皮細胞），バソプレシン，トロンボキサンA2
19	降圧物質	ANP，NO，ヒスタミン
20	三叉神経，顔面感覚	顔面神経，表情筋
21	ワルダイエルの咽頭輪	リンパ性咽頭輪
22	1回換気量 500 cc	肺活量 4 L
23	酸素分圧 100/40 mmHg	二酸化炭素分圧 40/46 mmHg
24	肺サーファクタント	表面張力を弱める
25	腸肝循環	胆汁再利用（胆汁酸）
26	脂溶性ビタミン	ADEK
27	肝小葉	洞様毛細血管（類洞）
28	グルクロン酸抱合	直接ビリルビン生成（間接ビリルビンは生体毒）
29	骨単位	層板，ハバース管
30	椎骨	頸椎7，胸椎12，腰椎5，仙骨（5），尾骨（3〜5）
31	寛骨	腸骨，恥骨，坐骨
32	橈骨，尺骨	脛骨，腓骨
33	ヒドロキシアパタイト	リン酸カルシウム
34	筋小胞体	Ca^{2+}貯蔵放出
35	クレアチンリン酸	ATP生成，100 m走
36	尿の輸送	尿管の蠕動運動，腎杯の平滑筋細胞ペースメーカー
37	傍糸球体装置	血管極，輸入細動脈，レニン
38	ネフロン	糸球体，近位尿細管，ヘンレループ，遠位尿細管（集合管は含まない）
39	糸球体濾過	分子量7万以下

40	浸透圧利尿	尿細管最大輸送量（糖尿病）
41	RAAS系	レニン・アンジオテンシン・アルドステロン系
42	カウパー腺	アルカリ透明粘稠液（10%）
43	アクロソーム	精子頭部（ずぶ），卵子透明帯を貫く
44	乳腺	12個，アポクリン腺
45	解糖系［TCA回路］	グルコース，ピルビン酸，アセチルCoA
46	生体内脂質	トリグリセライド，脂肪酸，リン脂質，コレステロール
47	β酸化	脂肪酸からアセチルCoA
48	ケトン体	アセトン，アセト酢酸，β-ヒドロキシ酪酸
49	リポタンパク	カイロミクロン，VLDL，IDL（レムナント），LDL，HDL
50	必須アミノ酸	バリン，ロイシン，イソロイシン，トレオニン，リシン，メチオニン，フェニルアラニン，トリプトファン，（アルギニン，ヒスチジン）
51	プリン塩基	アデニン，グアニン，（尿酸）
52	ピリミジン塩基	チミン，シトシン，（尿素）
53	TSH（甲状腺刺激ホルモン）	thyroid stimulating hormone（サイロイド・スティミュレイティング・ホルモン）
54	ACTH（副腎皮質刺激ホルモン）	adreno cortico tropic hormone（アドレノ・コルティコ・トロピック・ホルモン）
55	FSH（卵胞刺激ホルモン）	follicle stimulating hormone（フォリクル・スティミュレイティング・ホルモン）
56	LH（黄体化ホルモン）	luteinizing hormone（ルーテナイジング・ホルモン）
57	ADH（バソプレシン）	antidiuretic hormone（アンチダイウーレティック・ホルモン）
58	PTH（副甲状腺ホルモン）	para thyroid hormone（パラ・サイロイド・ホルモン）
59	アロマターゼ	エストロゲン合成酵素（テストステロンからエストロゲンへ）
60	膠質浸透圧	アルブミン
61	$CO_2 + H_2O$	H^+（水素イオン）＋HCO_3^-（重炭酸イオン）
62	エリスロポエチン［赤血球］	トロンボポエチン［巨核球（血小板）］
63	G-CSF［顆粒球］	M-CSF［単球］
64	HLA	ヒト白血球抗原，第6染色体短腕
65	ビタミンD	紫外線，コレステロールから生成
66	錐体細胞，色	杆体細胞，光，ロドプシン
67	前庭	平衡斑，卵形嚢（水平），球形嚢（垂直）
68	カウプ指数（幼稚園）	ローレル指数（小学校）

69	モロー反射	原始反射：脊髄, 脳幹
70	ランドー反射	姿勢反射：中脳, 視床, 小脳
71	リゾチーム, ラクトフェリン	唾液, 涙液, 抗菌性タンパク（デフェンシン）
72	NK細胞	がん細胞破壊
73	スカベンジャー	清掃細胞, マクロファージ, 好中球
74	キラーT細胞	細胞性免疫, 結核菌, サルモネラ, ウイルス
75	炎症の4徴候（5徴候）	発赤, 熱感, 腫脹, 疼痛, （機能障害）
76	慢性炎症	弱毒菌細胞内持続感染, 異常代謝物, 飽和脂肪酸
77	急性炎症	増加：CRP, フェリチン（鉄貯蔵） 減少：アルブミン, トランスフェリン（鉄を運ぶ）
78	MRSA	methicillin resisitant, スタフィロコッカス（ブドウ球菌）, オーレウス（黄色ブドウ球菌）, バンコ, アルベ, テイコ, リネゾ, ダプトマイシン
79	MICクリープ	2 μg/mL（バンコ）
80	MDRP	multi drug resistant, シュードモナス（陰性桿菌）, エルギノーサ（緑膿菌）
81	ESBL	extended spectrum β lactamase（イクステンディッド・スペクトラム・ベータラクタマーゼ）
82	メタロBL	NDM-1, New Deli metallo（ESBLカルバ無効）
83	肺炎球菌	ストレプトコッカス（連鎖球菌）, ニューモニエ
84	KPC	クレブシエラ（肺炎桿菌）, ニューモニエ（pneumoniae：肺炎）, カルバペネマーゼ（Carbapenemase）
85	VRE	vancomycine resisitant エンテロコッカス（腸内の球菌：腸球菌）
86	NF-GNR	non-fermenting gram-negative rod ブドウ糖非発酵グラム陰性桿菌, 緑膿菌, アシネトバクター
87	MDR-TB	multi drug resistant, ツベルクローシス, テーベー, （デラマニド）
88	XDR-TB	extensively drug resistant, ツベルクローシス, テーベー
89	空気感染	5 μm以下, 結核, 麻疹, 水痘
90	デフェンシン	抗菌ペプチド（減少はクローン病）
91	PCR	ポリメラーゼ連鎖反応法
92	CDK	サイクリン依存性キナーゼ, 細胞周期促進（p53, RBはがん抑制遺伝子）
93	キネトコア	染色体セントロメア
94	アポトーシス	細胞死
95	エピジェネティクス	DNAメチル化, ヒストン脱アセチル化

96	がん遺伝子	点突然変異，染色体転座，遺伝子増幅
97	VEGF	血管内皮増殖因子
98	パパニコウロ分類	細胞診評価，クラスI〜V
99	センチネルリンパ節	最初に転移するリンパ節，見張りリンパ節
100	ピットパターン分類	大腸がん，I〜V型
101	TNM分類	がん病期分類
102	チニブ，マブ	チロシンキナーゼ阻害薬，モノクローナル抗体
103	CTCAE	Common Terminology Criteria for Adverse Event，がん有害事象評価基準アメリカ
104	NAC	ネオアジュバンド療法，術前化学療法
副作用（CTCAE）		
105	血液毒性	ほとんどの抗がん薬，（発熱性好中球減少症）輸血，G-CSF
106	消化器毒性	多くの抗がん薬，悪心嘔吐，5HT-3受容体拮抗薬，ニューロキニン1受容体拮抗薬
107	肺毒性	間質性肺炎，ブレオマイシン，ゲフィチニブ，（エルロチニブ，ボルテゾミブ）
108	心毒性	不可逆的心不全，アントラサイクリン系
109	腎毒性	糸球体内皮障害，VEGF阻害薬（ベバシズマブ），VEGFR阻害薬（スニチニブ）
110	神経毒性	白質脳症 メトトレキサート，フッ化ピリミジン系，末梢神経障害（瓶アルカロイド，タキサン，白金製剤）
111	皮膚障害	EGFR阻害薬（セツキシマブ），フッ化ピリミジン系，ドキタキセル，（カペシタビン，スニチニブ，ソラフェニブ）

疾病と治療（臨床）		
	重要用語	解説
1	DSM	Diagnostic and Statistical Manual of mental disorders，アメリカ精神医学会
2	気分障害	モノアミン仮説
3	ハミルトンうつ病評価尺度	治療の評価
4	SSRI	selective serotonin reuptake inhibitor
5	SNRI	serotonin noradrenaline reuptake inhibitor
6	NaSSA	noradrenergic and specific serotonergic antidepressant
7	アクチベーション症候群	中枢性過剰刺激症状
8	セロトニン	5-HT：5-ハイドロキシ・トリプタミン（hydroxy tryptamine）

9	セロトニン症候群	不安，焦燥，錯乱，興奮
10	統合失調症	ドパミン仮説，セロトニン仮説，グルタミン酸仮説
11	カタレプシー	意志発動低下
12	バイタルサイン	血圧，脈拍，呼吸，体温，（意識，反射など）
13	TIA	transient ischemic attack（トランジェント・イシケミック・アタック），一過性脳虚血発作
14	脳梗塞	ラクナ梗塞，アテローム脳梗塞，脳塞栓
15	$ABCD^2$ スコア	TIA リスク評価
16	脳出血 4 大好発部位	被殻，視床，橋，小脳
17	early CT sign	早期虚血性変化（広範囲脳梗塞）
18	H&K 重症度分類	Hunt & Kosnik（クモ膜下出血）
19	パーキンソン病	中脳黒質線条体，ドパミン不足
20	高血圧	140/90 mmHg 以上
21	ボーン・ウイリアムス分類	I 群 Na チャネルブロッカー，II 群 β ブロッカー，III 群 K チャネルブロッカー，IV 群カルシウム拮抗薬
22	アテローム	粥腫（じゅくしゅ）
23	ACS	acute coronary syndrome（アキュート・コロナリー・シンドローム），急性冠症候群
24	PCI	経皮的（percutaneous）冠動脈インターベンション
25	CABG	冠動脈バイパス術
26	DES	drug eluting stent（ドラッグ・エルーティング・ステント），薬剤溶出性ステント
27	ANP	心房性利尿ペプチド
28	BNP	脳性利尿ペプチド
29	NYHA 心機能分類	心不全重症度分類
30	呼気 NO（一酸化窒素）	喘息で上昇
31	好中球エラスターゼ	喫煙，肺胞破壊，COPD
32	ゾーリンジャーエリソン症候群	ガストリン産生性腫瘍
33	崎田・三輪のステージ分類	胃潰瘍の病期分類
34	ウレアーゼ	尿素をアンモニアに分解，ピロリ菌，（尿素 $(NH_2)_2CO + H_2O →$ アンモニア $2NH_3 + CO_2$）
35	1 次除菌	PPI ＋アモキシシリン＋クラリスロマイシン
36	2 次除菌	PPI ＋アモキシシリン＋メトロニダゾール（抗原虫薬）
37	胆道系酵素	ALP（アルカリホスファターゼ），γ-GTP
38	チャイルド・ピュー	肝硬変重症度判定分類

39	GERD	胃食道逆流症
40	IBS	irritable bowel syndrome（イリタブル・バウエル・シンドローム），過敏性腸症候群
41	パンヌス	増殖した滑膜
42	CRP	炎症マーカー，C反応性タンパク
43	メトトレキサート	MTX，葉酸代謝拮抗薬，DNA合成阻害
44	炎症性サイトカイン	TNF（ツモール・ネクローシス・ファクター），IL-6（インターロイキン-6）
45	ロコモーティブシンドローム	運動器症候群，骨粗鬆症
46	PAD	peripheral arterial disease（ペリフェラル・アーテリアル・ディジィーズ），末梢動脈疾患
47	CKD	chronic kidney disease（クロニック・キドゥニー・ディジィーズ），慢性腎臓病
48	GFR	糸球体濾過値
49	トーヌス	筋緊張（筋トーヌス）
50	子宮内膜症	ブルーベリースポット，チョコレート嚢胞，rASRM分類（revised American Society for Reproductive Medicine）
51	HbA_{1c}	6.5％以上（ヘモグロビン・エイ・ワン・シーと読む）
52	インクレチン	GLP-1，GIP，DPP-4阻害薬
53	糖尿病合併症	腎症，眼症，神経症
54	脂質の種類	リン脂質，コレステロール，トリグリセライド，脂肪酸
55	コレステロール逆転送系	HDL，善玉コレステロール
56	スタチン	HMG-CoA還元酵素阻害薬
57	痛風	尿酸値 7 mg/dL 超
58	ハンター舌炎	悪性貧血，ビタミンB_{12}，内因子抗体
59	LDH	乳酸脱水素酵素（組織破壊のマーカー）
60	ハプトグロビン	ヘモグロビン結合タンパク（遊離ヘモグロビンは生体に有毒）
61	DIC	播種性血管内凝固症候群（はしゅせい）
62	ITP	特発性血小板減少性紫斑病
63	新生血管緑内障	糖尿病，網膜虚血による血管新生
64	シェーグレン症候群	涙腺と唾液腺を障害する自己免疫疾患
65	ダウン症候群	21番染色体トリソミー
66	ファロー四徴症	肺動脈狭窄，心室中隔欠損，右室肥大，大動脈騎乗
67	SIDS（シッズ）	sudden infant death syndrome，乳幼児突然死症候群
68	川崎病	冠動脈瘤，アスピリン，ライ症候群，イチゴ舌

69	H1N1	スペインかぜ，ヘマグルチニン（赤血球凝集素），ノイラミニダーゼ
70	普通感冒	ライノウイルス，コロナウイルス
71	扁桃炎	A群β溶血性連鎖球菌（溶連菌）
72	エストロゲンサージ	乳がん，未婚，高齢初産
73	HER2タンパク	乳がん遺伝子
74	ベンツピレン	タバコ発がん成分（コールタール，排ガス）
75	EGFR（阻害薬）	上皮成長因子受容体，チロシンキナーゼ型受容体（ゲフィチニブ）
76	バレット上皮	（食道の）胃上皮化成（腸上皮化成）
77	スキルス胃がん	最難治，腹膜播種（ギリシア語 skirrhos 硬い腫瘍）
78	デノボ発がん	(de novo ギリシア語　初期から) 非腺腫性大腸がん
79	ヒトパピローマウイルス	子宮頸がんウイルス，HPV16.18，（前がん病変 CIN）
80	FAB分類	French American British，急性白血病
81	トレチノイン	分化誘導療法（M3 前骨髄球性白血病 → 好中球へ分化させる）
82	フィラデルフィア染色体	慢性骨髄性白血病，9番・22番染色体転座，BCR-ABL1遺伝子
83	アン・アーバー分類	悪性リンパ腫
84	ベンズ・ジョーンズタンパク	多発性骨髄腫，形質細胞腫瘍，Mタンパク
85	ベルクロ・ラ音	間質性肺炎の捻髪聴診音（パチパチ）
86	KL-6，サーファクタントプロテインA，D	間質性肺炎で増加するバイオマーカー
87	ミオグロビン尿	横紋筋融解症
88	悪性症候群	抗精神病薬副作用，けいれん，意識障害
89	TEN，SJS	中毒性表皮壊死融解症，スティーブンス・ジョンソン症候群
90	DIHS	薬剤性過敏症症候群，ヘルペスウイルス6型（フェニトイン症候群）
91	JCS	ジャパン・コーマスケール，意識障害評価
92	ニューロパチー	神経障害（神経炎）
93	急性白血病の診断	芽球が20%以上（安全寛解5%未満）
94	M3 好中球	M5 マクロファージ，M6 赤血球，M7 血小板
95	FLT3遺伝子異常	急性骨髄性白血病の30%に認められる
96	ザンクトガレン	乳がん，コンセンサス会議
97	NOAC	経口凝固薬

Memo

〈著者略歴〉

下川　徹（しもかわ　とおる）
1972 年	早稲田大学 政治経済学部 経済学科 卒業
1972 年	パークデービス三共株式会社 営業部
2000 年	株式会社CIM 教育研修事業部長
2001 年	MR教育センターの教育研修施設認定 取得
2009 年	株式会社医薬情報教育研究所 設立
現　在	株式会社医薬情報教育研究所 代表取締役 兼 講師

- 本書の内容に関する質問は，オーム社書籍編集局「（書名を明記）」係宛に，書状または FAX(03-3293-2824)，E-mail(shoseki@ohmsha.co.jp)にてお願いします．お受けできる質問は本書で紹介した内容に限らせていただきます．なお，電話での質問にはお答えできませんので，あらかじめご了承ください．
- 万一，落丁・乱丁の場合は，送料当社負担でお取替えいたします．当社販売課宛にお送りください．
- 本書の一部の複写複製を希望される場合は，本書扉裏を参照してください．

JCOPY ＜(社)出版者著作権管理機構 委託出版物＞

MR認定試験対策　要点整理
－医薬品情報と医薬概論－

平成 27 年 8 月 25 日　　第 1 版第 1 刷発行

著　者　　下川　徹
発行者　　村上和夫
発行所　　株式会社 オーム社
　　　　　郵便番号　101-8460
　　　　　東京都千代田区神田錦町 3-1
　　　　　電 話　03(3233)0641(代表)
　　　　　URL http://www.ohmsha.co.jp/

© 下川　徹 2015

印刷・製本　小宮山印刷工業
ISBN978-4-274-21773-9　Printed in Japan

関連書籍のご案内

下川　徹 著

MR認定試験対策　要点整理 ―医薬品情報と医薬概論―
◎A5判・404頁　　◎定価（本体3700円【税別】）

MR認定試験対策　要点整理 ―疾病と治療―
◎A5判・450頁　　◎定価（本体3900円【税別】）

1テーマごとのわかりやすい図と丁寧な解説で効率よく学習！
1テーマごとのわかりやすい図と丁寧な解説で、効率よく理解できるようになっており、ポイント集や練習問題から傾向と対策がひと目でわかるようになっている。試験の直前対策にも有効な一冊。

NPO法人　システム薬学研究機構　編

薬効力 ―72の分子標的と薬の作用―
◎A5判・192頁　　◎定価（本体2500円【税別】）

目では見えない「くすり」の秘めた働きがわかる！
本書は、薬がどのような仕組みで効くのかをできるだけ新しい薬を中心に病気別に解説。さらに、くすりにまつわる基礎的知識や最新の話題も豊富に掲載。薬剤師や薬学部の学生、医師や看護師にも有効な一冊。

主要目次

第1部　72の分子標的と薬の作用
痛みを和らげる／炎症・アレルギーを抑える／侵入微生物と戦う／生活習慣病を治す／血の巡りを正常に／呼吸をスムーズに／視力を守る／老化を改善する／心を癒す etc…

第2部　くすりアラカルト
創薬技術―「経験・勘」から「理論的アプローチ」へ／剤型開発・DDSからの創薬／妊婦とくすり／副作用とは？／個別化医療―患者一人ひとりに合わせた薬・医療／スイッチOTC薬 etc…

薬物名一覧（一般名／販売名）

遺伝子力 ―ヒトを支える50の遺伝子―
◎A5判・146頁　　◎定価（本体1800円【税別】）

目では見えない「遺伝子」の隠された働きがわかる！
生命誕生から現在に至るまで、私たちを支える身近な50の遺伝子を、医学分野での科学的根拠を交えながら、驚きの働き、意外な働きをイラスト入りでやさしく紹介。さらに遺伝子アラカルトとして遺伝学関係の研究情報も掲載した、知的好奇心を刺激する一冊。

主要目次

第1部　私たちを支える50の遺伝子
瞳の色を決める遺伝子／美肌の遺伝子／花粉症を発症させる遺伝子／血圧を調節する遺伝子／老廃物を処理する遺伝子／人格に影響する遺伝子／脂肪をためる遺伝子／長生きの遺伝子 etc…

第2部　遺伝子アラカルト
チンパンジーとヒトの遺伝子はどれだけ違う？／遺伝子治療／遺伝子多型とオーダーメイド医療／体内時計と薬の効かせ方／再生医療の道―細胞治療におけるES細胞／iPS細胞への展開 etc…

もっと詳しい情報をお届けできます。
※書店に商品がない場合または直接ご注文の場合は右記宛にご連絡ください。

ホームページ http://www.ohmsha.co.jp/
TEL／FAX TEL.03-3233-0643　FAX.03-3233-3440

（定価は変更される場合があります）